D1849045

Die Wahrheit über Krebs

Dieses Buch soll lediglich als Informationsquelle dienen und spiegelt die Meinung des Autors über Krebstherapien wider; es soll keine medizinischen Ratschläge erteilen. Es soll die individuelle Diagnose und Behandlung durch einen qualifizierten Arzt nicht ersetzen. Bevor Sie eine der in diesem Buch beschriebenen Therapien anwenden, sollten Sie daher einen fachkundigen Mediziner konsultieren, der Ihnen auf der Grundlage Ihrer persönlichen medizinischen Vorgeschichte und Ihres derzeitigen Gesundheitszustands eine Behandlung vorschlagen wird.

1. Auflage August 2017

Copyright © 2016 by Ty M. Bollinger
Originally published in 2016 by Hay House Inc. USA
Copyright © 2017 für die deutschsprachige Ausgabe bei
Kopp Verlag, Bertha-Benz-Straße 10, D-72108 Rottenburg
Titel der amerikanischen Originalausgabe: *The Truth about Cancer*

Alle Rechte vorbehalten

Umschlaggestaltung: Nicole Lechner
Übersetzung: Linde Wiesner
Lektorat und Satz: Helmut Kunkel

ISBN: 978-3-86445-491-2

MIX
Papier aus verantwortungsvollen Quellen
FSC® C014496

Gerne senden wir Ihnen unser Verlagsverzeichnis
Kopp Verlag
Bertha-Benz-Straße 10
D-72108 Rottenburg
E-Mail: info@kopp-verlag.de
Tel.: (0 74 72) 98 06-0
Fax: (0 74 72) 98 06-11

Unser Buchprogramm finden Sie auch im Internet unter:
www.kopp-verlag.de

Ty Bollinger

Die Wahrheit über Krebs

Was Sie über die Geschichte und die Behandlung von Krebs wissen sollten

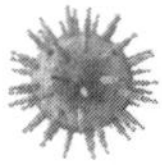

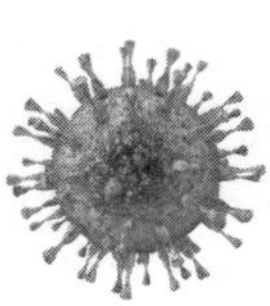

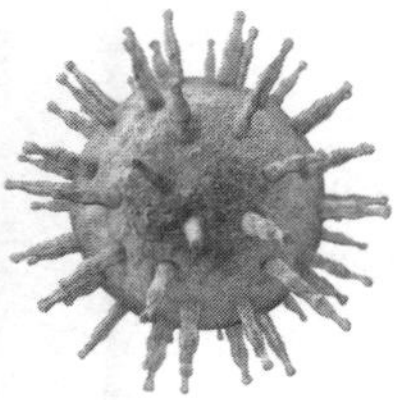

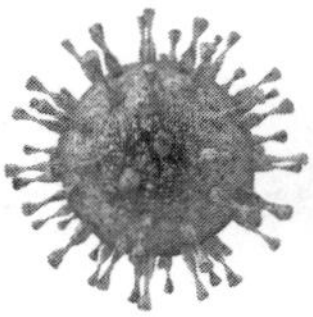

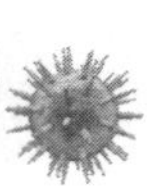

KOPP VERLAG

Kritikerstimmen zu diesem Buch

»Ein für alle unerlässlicher Leitfaden. Das in diesem Buch vermittelte, kaum bekannte Wissen kann dazu beitragen, das menschliche Leid überall auf der Welt zu beenden und Menschen aus den Fängen der gescheiterten Krebsindustrie zu retten.«

— Mike Adams, »Health Ranger«
und wissenschaftlicher Direktor von CWC Labs

»Und wieder hat Ty Bollinger zugeschlagen! Nach seinem bahnbrechenden Dokumentarfilm *Die Wahrheit über Krebs* legt er nunmehr ein allumfassendes Buch über die Krebsepidemie und deren ganzheitliche Lösung vor. Besonders interessant ist, wie Klang, Licht und Elektrizität die Immunfunktionen ankurbeln und den Körper heilen können. Dieses Buch ist die perfekte Lektüre für alle, die Krebs vorbeugen oder ihn auf natürliche Weise heilen wollen.«

— Jack Wolfson, Doktor der Osteopathie und Kardiologie

»Ty Bollinger liefert Patienten, Wissenschaftlern und Medizinern eine exzellente Erklärung, warum unser derzeitiges Krebsmodell mangelhaft ist und wie Krebs verhindert werden kann. Er bietet eine umfassende Übersicht über Behandlungsoptionen, die hinsichtlich des Risiko-Nutzen-Kosten-Verhältnisses den meisten onkologischen Standardmethoden vorzuziehen sind. Verwenden Sie dieses Buch als Ihre Schatzkarte, um Krebs vorzubeugen und ihn zu heilen. Krebs kann bekämpft werden, und Ty zeigt uns, wie.«

— Patrick Quillin, Arzt, Ernährungsexperte
und Autor von *Beating Cancer with Nutrition*

»*Die Wahrheit über Krebs* ist ein Wegweiser, mit Gottes Medizinkästchen Krebs erfolgreich zu vermeiden, zu behandeln und zu heilen. In diesem zukunftsweisenden Buch gibt Ty Bollinger Aufschluss über die Fülle an natürlichen Methoden, das Immunsystem zu stärken, den Körper zu nähren und Krebs zu bekämpfen. Lesen Sie dieses Buch – es könnte schlicht Ihr Leben retten.«

— Josh Axe, Doktor der Chiropraktik
und Autor von *Eat Dirt* (dt. Titel: *Dreck macht gesund*)

»Mit *Die Wahrheit über Krebs* hat Ty Bollinger einen Grand Slam hingelegt. Durch seine Ergründung der Krebspolitik wirft er einen mutigen Blick auf eine aussichtslose Situation, die Millionen Menschen überall auf der Welt betrifft. Weil er die umfassenden Informationen in klarer, leicht verständlicher Sprache präsentiert, sind seine erfrischenden, denkwürdigen Einsichten jedermann zugänglich. Falls Sie selbst oder eine Ihnen nahestehende Person von Krebs betroffen ist, ist dieses Buch für Sie Pflichtlektüre.«

— Edward F. Group III, Doktor der Chiropraktik

»Ein wahrhaft ermutigendes Buch. Es bietet Patienten Hoffnung auf die Zukunft und die nötigen Informationen, um ihren Krebs zu bekämpfen. Der erste Schritt zur Heilung besteht in der Selbstheilung, und in dieser Hinsicht ist dieses Buch eines der besten auf dem Markt.«

— Leigh Erin Connealy, praktische Ärztin

»Ein überwältigendes und ambitioniertes Buch. Ty Bollinger gibt sich nicht mit einer medizinischen Abhandlung zufrieden; er nimmt uns mit auf eine Reise durch die Geschichte der Medizin und zeigt uns anhand von Jahrhunderten der Manipulation und des wissenschaftlichen Missbrauchs, wie wir zu dem Punkt gelangt sind, an dem wir in Sachen Krebs heute stehen. Ich sage schon seit Jahren: ›Wir alle haben mit dem Krebs zu kämpfen.‹ (Sie selbst oder jemand aus Ihrem nahen Umfeld wird diese Krankheit wahrscheinlich bekommen.) Daher rate ich jedem, Tys umfassende Abhandlung, die *Die Wahrheit über Krebs* wirklich ans Licht bringt, unbedingt zu lesen.«

— Keith Scott-Mumby, Doktor der Medizin,
Chirurgie und Ganzheitlichen Medizin

»Alles, was Sie schon immer über Krebs und die Krebsindustrie wissen wollten, und vieles mehr: Ty Bollingers neues Werk enthüllt, wie wir Krebs bekommen, wie diese Krankheit von der Pharmaindustrie vermarktet und von den ›Standardtherapien‹ des medizinischen Establishments am Leben gehalten wird. Es zeigt uns die vielen heute verfügbaren Optionen jenseits von Chemotherapie, Bestrahlung und Operationen! Ty Bollingers *Die Wahrheit über Krebs* ist ein stets aktueller Krebs-Leitfaden, der die Zeiten überdauern wird.«

— Ben Johnson, Doktor der Medizin, Osteopathie und Naturheilkunde,
Koautor des Bestsellers *The Healing Code* und Autor von
The Secret of Health: Breast Wisdom* und *No Ma'am-ograms!

Widmung

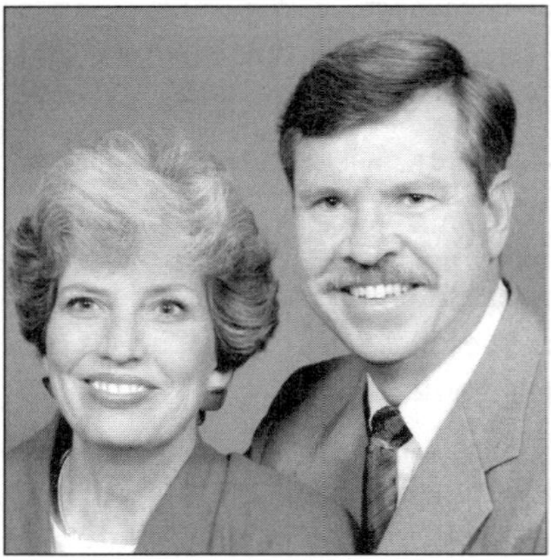

Das letzte Foto von meinen Eltern, aufgenommen 1995

Dieses Buch widme ich meiner Mutter, Jerry Jean Bollinger-Taylor, und meinem Vater, Charles Graham Bollinger. Sie waren die besten Eltern, die ich mir hätte wünschen können, und sie liebten mich bedingungslos. Ich verlor diese beiden wunderbaren Menschen an den Krebs und die erfolglosen Therapien dagegen. Beide sind auf ihre eigene Art meine Helden. Wenn ich auf mein Leben zurückblicke, kann ich wirklich sagen, dass ich an meine Mutter und meinen Vater keine einzige schlechte Erinnerung habe. Ihr Lächeln war ansteckend, ebenso ihre Lebensfreude.

Nun, da beide gegangen sind, habe ich zwei Lücken in meinem Herzen, die nie mehr geschlossen werden können. Aber ich werde sie beide im Himmel wiedersehen. Darauf hoffe ich.

Dank

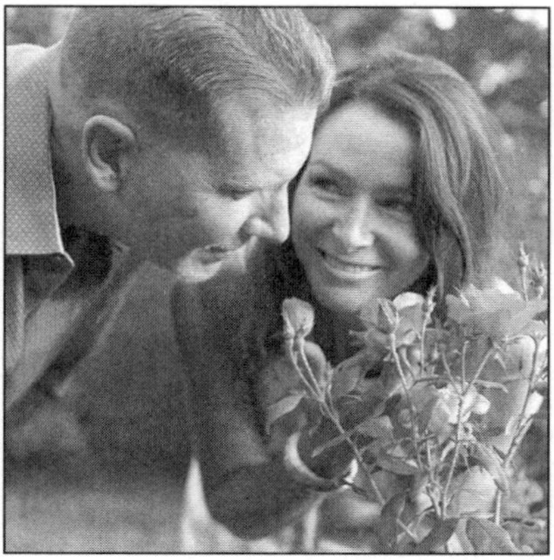

Ty und Charlene Bollinger

Dank gebührt meiner wunderbaren Frau, Charlene, die meine »Prinzessin« und mein bester Freund ist. Sie ist seit 20 Jahren mein »Traumgirl«, meine Geschäftspartnerin und die Mutter unserer vier Kinder: Brianna, Bryce, Tabitha und Charity. Sie ist meine Inspiration, ein Geschenk Gottes, für mich das glänzendste Beispiel seiner Gnade und meine leidenschaftlichste Unterstützerin. Sie ist wahrlich der »Wind unter meinen Flügeln«. Danke, meine Prinzessin, für alles, was du bist, für alles, was du tust, und für unsere vier prächtigen Kinder!

Mein Freund Dr. Nicholas Gonzalez war vermutlich der brillanteste Krebsexperte der Welt, der häufig von anderen alternativen Ärzten empfohlen wurde, weil er bei »todgeweihten« Krebspatienten die größten Erfolge erzielte. Er liebte es, den Menschen zu helfen und sein Wissen mitzuteilen. Dr. Nick, du wirst schmerzlich vermisst!

Auch unserem Geschäftspartner des Projekts The Truth About Cancer, Jonathan Hunsaker, möchte ich danken. 2014 hatten wir keine Ahnung, welche Auswirkung wir auf die ganze Welt haben würden. Wir haben uns auf eine fantastische Reise begeben, und das war erst der Anfang. Ich bin mir sicher, dass Gott uns zusammengebracht hat, indem er dafür sorgte, dass sich unsere Wege kreuzten. Ohne deine Sachkenntnis im Marketing und deinen Geschäftssinn wären wir niemals in der Lage gewesen, zigmillionen Menschen die Wahrheit über Krebs nahezubringen. Danke, mein Freund! Wir verändern die Welt und retten Leben! Weiter so!

Inhalt

Vorwort

Ty Bollinger ist ein Mann mit einer Mission. Seine eindringliche Botschaft – dass Krebs kein Todesurteil ist und dass jeder, egal wo er lebt, das wunderbare, gottgegebene Heilpotenzial des eigenen Körpers aktivieren kann – gibt Millionen von Menschen überall auf der Welt Hoffnung.

Der Ansatz, Krebs mit natürlichen Heilkräften zu begegnen, ist in meiner Familie tief verwurzelt.

Vor über 100 Jahren entkam mein Urgroßvater Moshe der russischen Armee, als der Zar die Juden auslöschen wollte, und wanderte in die Vereinigten Staaten aus (wo er seinen Namen in Max änderte). Er verließ Russland völlig mittellos – alles, was er bei seiner Ankunft auf Staten Island dabeihatte, war seine Kleidung. Irgendwie schaffte er es, Zahntechniker zu werden, und eröffnete in Brooklyn sogar sein eigenes zahntechnisches Labor.

Beim Abschleifen der Gussformen für künstliche Zähne und Brücken kam es zu reichlicher Staubbildung, und beim Einatmen bekam er einen trockenen Hals. Gegen die Reizung trank er Limonade – bis zu acht Dosen am Tag. Nach einiger Zeit klagte Max über schlimme Magenschmerzen und Sodbrennen. Er bekam eine Gastritis und schließlich Magengeschwüre. Trotz dieser Symptome hörte er nicht auf, Limonade zu trinken. Als die Geschwüre bluteten, ging Max ins Krankenhaus, und nach einer Reihe von Untersuchungen erhielt er die Diagnose: Magenkrebs.

Die Ärzte konnten ihm nichts anbieten, aber irgendwie erfuhr mein Urgroßvater von einem deutschen Arzt namens Max Gerson, der Krebs mit einem ungewöhnlichen Ernährungsprogramm behandelte. Gerson betrieb in Hyde Park im US-Bundesstaat New York, nur 1½ Fahrstunden von Max' Wohnort New York City entfernt, eine Klinik für natürliche Heilverfahren. Nach wenigen Monaten mit dem Gerson-Programm war Max krebsfrei.

Mein Großvater wurde Zahnarzt, mein Vater Heil- und Chiropraktiker. Ich wuchs in einer Familie auf, die natürliche Heilmethoden anwandte. Doch erst als bei mir »unheilbarer« Morbus Crohn diagnostiziert wurde und 69 Experten in Schul- und Naturmedizin mir nicht helfen konnten, erkannte ich meine Mission: Ich musste anderen Menschen, die in der gleichen Lage waren wie ich, dabei helfen, Krankheiten zu überwinden. Ich wurde wieder gesund, nachdem ich einen Mann kennengelernt hatte, der mich lehrte, mich von echten Lebensmitteln zu ernähren – auf der Bibel basierend, in der Geschichte bewährt und von der Wissenschaft bestätigt.

Nachdem ich also meine Krankheit überwunden hatte, begann ich mich beruflich mit natürlichen Wegen zu mehr Gesundheit zu beschäftigen. Ich studierte Sportmedizin, Naturheilkunde und Ernährungswissenschaften, veröffentlichte Schriften über Gesundheit und Wellness und gründete mehrere Ernährungsunternehmen. In der Anfangszeit meiner diesbezüglichen Laufbahn wurde bei meiner Großmutter Rose metastasierender Krebs diagnostiziert, und nach einer Operation, bei der der Tumor größtenteils entfernt wurde, entschied sie sich gegen weitere Therapien. Sie wandte sich stattdessen an mich. Aufgrund der unsicheren Prognose, die ihr erstellt worden war, befürchtete ich, sie könnte meine anstehende Hochzeit nicht mehr miterleben.

Ich suchte nach natürlichen Mitteln, die ihr Immunsystem stärken könnten. Ich riet Großmutter Rose, roh gepresste Säfte und fermentierte Lebensmittel zu sich zu nehmen und ihren Körper mit speziellen Methoden zu entgiften. Ich erstellte für sie Rezepte aus heilkräftigen Pilzen, Probiotika und fermentiertem Gemüse, die sie täglich zu sich nahm. Nach ein paar Monaten war sie krebsfrei. Den Rest ihres Lebens war sie voller Schwung und Elan.

Im Sommer 2008 lernte ich die Bestie, die wir Krebs nennen, persönlich kennen – bei einem chirurgischen Eingriff, um einen vermuteten Leistenbruch zu korrigieren, wurde ein bösartiger Tumor gefunden. Als weitere Untersuchungen zur Diagnose »aggressiver metastasierender Krebs« führten, der mich ohne einschneidende Therapie innerhalb weniger Monate das Leben kosten würde, wurde ich aktiv.

Mit der leistungsstarken Kombination aus meinem Glauben an Gott, meinen Heiler, und einem proaktiven Ernährungs- und Entgiftungsprogramm bezwang ich den Krebs. Inzwischen liegt das »Todesurteil«

des Arztes 8 Jahre zurück, und ich bin weiter auf meinem Kreuzzug unterwegs, um Gesundheit und Hoffnung in die Welt zu bringen.

Vor ein paar Jahren hatte ich das Privileg, Ty Bollinger kennenzulernen, doch erst als ich an seinem bahnbrechenden Dokumentarfilm mitarbeitete, konnte ich mit diesem wahrhaften Gesundheits-Kreuzritter längere Zeit verbringen. Seitdem haben wir unzählige Stunden zusammengesessen, und bei jedem Besuch bin ich mir mehr und mehr sicher: Dieser Mann hat eine Mission.

Das vorliegende Buch, *Die Wahrheit über Krebs,* ist ein phänomenaler Ratgeber für alle, die die aktuellsten Programme der Ernährungsverbesserung und gleichzeitigen Giftstoffreduktion verstehen wollen – beides sind wichtige Schritte, um Krebs zu überwinden. Es ist eine Pflichtlektüre für jeden, der Krebs verhindern oder bezwingen möchte.

Das Buch wird Ihnen eine Welt voller Möglichkeiten offenbaren, um Ihr Immunsystem zu stärken und Entzündungen zu mindern, und es unterstützt Sie beim Kampf um Ihre Gesundheit und Ihr Leben. Es ist Ihr Leitfaden zu mehr Gesundheit und einem ausgefüllteren Leben. Wenn Sie selbst – oder jemand aus Ihrem näheren Umfeld – gegen die Bestie Krebs ankämpfen, kann *Die Wahrheit über Kreb*s Sie mit stichhaltigen Informationen und vor allem mit Hoffnung wappnen.

Wenn Sie selbst – oder einer Ihrer Angehörigen – sich im Kampf gegen Krebs befinden oder in Ihrer Familiengeschichte Krebs ein Thema ist und Sie für eine gesunde Zukunft sorgen wollen, empfehle ich Ihnen dringend, die natürlichen Behandlungsmethoden in diesem bahnbrechenden Buch sorgfältig zu erkunden.

Damit können Sie schlicht Ihre Gesundheit und Ihr Leben retten.

—Jordan Rubin,
Autor von *Planet Heal Thyself,*
Mitbegründer von Ancient Nutrition

Einleitung

Vor 100 Jahren wurde im Schnitt bei gerade einmal einem von achtzig Amerikanern Krebs diagnostiziert. Heute werden laut Weltgesundheitsorganisation einer von zwei Männern und eine von drei Frauen mit der Diagnose Krebs konfrontiert.[1]

Die meisten Familien sind irgendwie von Krebs betroffen. Meine eigene ist da keine Ausnahme. Seit meine Frau Charlene und ich 1995 geheiratet haben, erlebten wir durch Krebs mehrere niederschmetternde persönliche Verluste. Mein Vater, Graham Bollinger, war das erste Todesopfer. Bei ihm wurde am 1. Juli 1996 Magenkrebs diagnostiziert, und am 25. Juli, nur 24 Tage später, starb er – mit gerade einmal 52 Jahren. Im Verlauf der nächsten 8 Jahre verlor ich meine beiden Großväter, eine Großmutter, einen Cousin, einen Onkel und schließlich meine geliebte Mutter, Jerry Bollinger-Taylor. Sie alle wurden durch den Krebs dahingerafft, ohne dass ihnen die ärztlich verordneten Therapien helfen konnten.

In den Wochen vor dem Tode meines Vaters begann ich mich intensiv mit Krebs zu beschäftigen. Ich ging in Bibliotheken, um Bücher und Magazine zu lesen – das Internet bot 1996 noch nicht so viele Informationen wie heute. Schließlich forschte ich in medizinischen Zeitschriften, in der Datenbank PubMed, in der National Library of Medicine und anderen renommierten Informationsquellen. Ich befragte Krebspatienten, die erfolgreich natürliche Methoden gegen ihre Krankheit angewandt hatten.

Doch damit nicht genug. In den vergangenen Jahren bin ich um die ganze Welt gereist und habe alle möglichen Leute aus der Welt der Medizin getroffen – von Ärzten bis Patienten, von Nordamerika bis Europa und Australien – und mit ihnen Interviews darüber geführt, welche Therapien aktuell in ihren jeweiligen Ländern angewandt werden. Diese Interviews und Konversationen sowie meine Entdeckungen habe ich in dieses Buch aufgenommen.

Die Erkenntnisse aus tausenden Stunden der Recherche in den letzten 20 Jahren haben mich wirklich erstaunt. Nicht nur habe ich von der unglaublichen Wirksamkeit vieler alternativer Krebstherapien und den erstaunlichen Genesungsgeschichten tausender angeblich unheilbarer Krebspatienten erfahren, ich habe auch herausbekommen, wie die Pharmaindustrie ebendiese Therapien unterdrückt und wie die mutigen und innovativen medizinischen Querdenker, die diese Therapien entwickelt haben, verfolgt werden. Zudem habe ich die politische Dimension des Krebses und die Gier der Pharmaunternehmen kennengelernt. Ich habe vom Krieg zwischen den Verfechtern konventioneller und alternativer Krebstherapien erfahren. Und ich bin tieftraurig, weil meine Eltern wohl noch am Leben wären, wenn die breite Masse Kenntnis von diesen alternativen Krebstherapien gehabt hätte.

Weiter fand ich heraus, dass alternative Krebstherapien viel, viel mehr beinhalten als den Gang zum Naturkostladen um die Ecke, um ein paar Packungen Vitamine und Mineralstoffe zu kaufen. Die wissenschaftliche Fundiertheit dieser Therapien und deren jeweilige Wirkungsweise im Kampf gegen den Krebs sind bemerkenswert. Tatsächlich wurden mehrere alternative Krebstherapien von Nobelpreisträgern entwickelt.

Dieses Buch besteht aus drei Teilen. Der erste Teil legt das Fundament für den Rest des Buches. Er handelt von der Geschichte der Medizin und der politischen Komponente der Krebstherapien. Der zweite Teil liefert Informationen zu Krebsdiagnose, -erkennung und -ursachen, und im dritten Teil erkläre ich detailliert die Möglichkeiten der Krebsbehandlung, die sich als wirksam erwiesen haben. Jedes Kapitel in diesem dritten Teil endet mit einer Liste praktischer Kernpunkte mit der Überschrift »Das sollten Sie wissen«. Wenn Sie mit einer Krebsdiagnose konfrontiert sind, möchten Sie wahrscheinlich gleich zu Teil III blättern und die Methoden kennenlernen.

In der Bibel heißt es in Hosea 4:6: »Mein Volk stirbt aus Mangel an Erkenntnis.« Auf meinen Reisen durch die Welt und bei der Lektüre zum Thema Krebs sehe ich immer wieder, dass die meisten Menschen zwar die »konventionellen Optionen« der Krebsbehandlung (wie Chemotherapie und Bestrahlungen) kennen, aber nur ein kleiner Prozentsatz sich überhaupt dessen bewusst ist, dass es andere, »natürliche Optionen« gibt. Das Ziel dieses Buches ist es, Ihnen diese natürlichen Optionen vorzustellen und Sie in die Lage zu versetzen, sich ein eigenes

Urteil zu bilden, nicht, Sie von etwas zu überzeugen oder Sie zu etwas zu überreden. Ich glaube an die Freiheit, dass jeder sich seinen eigenen Behandlungsplan wählen sollte – aber es wäre keine echte Wahl, wenn nicht alle Möglichkeiten auf dem Tisch lägen.

Dieses Buch richtet sich sowohl an Mediziner als auch an Laien, an Krebspatienten und Nicht-Krebspatienten. Und im Besonderen richtet es sich an Krebspatienten, die gerade konventionell – beispielsweise mit Chemotherapie – behandelt werden oder wurden, denn viele der hier vorgestellten Therapien können in Kombination mit konventionellen Methoden eingesetzt werden, um diese effektiver zu machen. Es gibt viele gute Ärzte, die für einen integrativen Ansatz in der Krebsbehandlung offen sind. Ich rate Ihnen, sich einen Arzt zu suchen, der Ihnen hilft, einen integrativen Behandlungsplan zu erstellen, wenn Sie das wünschen.

Die meisten Menschen haben weder das Geld noch die Zeit, um zahlreiche Bücher über die medizinischen, finanziellen und politischen Aspekte von Krebs sowie die effektiven natürlichen und integrativen Therapieansätze zu kaufen und zu lesen. Ich bin zuversichtlich, dass dieses Buch hier als prägnante, aber umfassende Informationsquelle dienen kann.

Ich wünsche mir, dass andere Familien nicht so viele Verluste verkraften müssen wie meine eigene. Deshalb habe ich dieses Buch geschrieben. Meine Liebe zur Menschheit hat mich dazu gebracht, mein Leben der weltweiten Verbreitung der Wahrheit über Krebs zu widmen. Das ist meine Mission.

Denken Sie stets daran: Krebs ist kein Todesurteil. Es gibt immer Hoffnung.

Viel Spaß bei der Lektüre!

— Ty Bollinger

Teil I

Die Geschichte der Medizin und die politische Agenda hinter dem Krebs

KAPITEL 1

Hippokrates, Jenner und Pasteur: Die Anfänge der Medizin

> »Der Körper des Menschen enthält in sich Blut und Schleim sowie gelbe und schwarze Galle; diese machen die natürliche Beschaffenheit des Körpers aus, und durch sie empfindet man Schmerz oder genießt Gesundheit.«

Dieses prägnante Credo des berühmten griechischen Arztes Hippokrates von Kos (460 bis ca. 370 v. Chr.), der weithin als »Urvater der westlichen Medizin« gilt, war für die Entwicklung der modernen Medizin von grundlegender Bedeutung. Er betrachtete die menschliche Gesundheit aus holistischer Perspektive statt als Anhäufung isolierter Teile. Seinem System verdanken wir auch das Konzept der ganzheitlichen Heilung, das bei der Krebsvorsorge und -behandlung ausschlaggebend ist.[1]

Viele Menschen sind sich dessen nicht bewusst, aber vor Hippokrates war Medizin im Wesentlichen ein Mischmasch aus Tradition, Aberglaube und Zauberei – nicht eben das, was Sie Ihren Kindern in einer lebensbedrohlichen Situation zumuten möchten. Viele Leute glaubten fälschlicherweise, Krankheit sei eine Art Strafe der Götter und das einzige Heilmittel bestünde in Beten und Hoffen. Faktoren wie Ernährung, Bewegung, Hygiene und Lebensgewohnheiten lagen in puncto Gesundheit überhaupt nicht im Blickfeld, und kaum jemand war darauf spezialisiert, Krankheiten mit echter Medizin zu behandeln.

Im Gesundheitswesen herrschten chaotische Zustände, bis eben Hippokrates kam und alles änderte. Dank seines weitreichenden Einflusses haben wir heute Ärzte, die als gut ausgebildete Mediziner fungieren und nach soliden wissenschaftlichen Prinzipien arbeiten,

Prinzipien, die auf klinischen Tests und rationalen Betrachtungen beruhen statt lediglich auf Bräuchen. Anders gesagt: Es gibt heute *Regeln*, wie Krankheiten behandelt werden, und Hippokrates war der Pionier, der den Ball ins Rollen brachte.

Dieser und andere Beiträge des Hippokrates veränderten die Medizin auf positive Weise, weil sie die ärztliche Tätigkeit strukturierten und standardisierten. Aber wie Sie bald sehen werden, hat diese Geschichte kein glückliches Ende wie im Märchen. Äußere Einflüsse korrumpierten Hippokrates' gute Absichten und machten die Medizin zu einer profitorientierten Maschinerie, die sich auf Krankheitsmanagement fokussierte statt auf Heilung.

Wir begeben uns nun gemeinsam auf eine Reise, auf der wir die Geschichte der Medizin und ihre dramatischen Veränderungen seit der klassischen Antike erkunden. Achten Sie darauf, wie Krankheit und Gesundheit immer wieder neu definiert wurden, um die jeweils geltende Ansicht zu stützen. Nur in diesem Licht werden Sie verstehen, wie wir dahin gelangt sind, wo wir heute stehen, und warum es so wichtig ist, dass wir den eingeschlagenen Kurs schnellstens ändern.

Geometrie, Natur und klinische Medizin: die hippokratische Lehre

Ehe wir zum Hier und Heute kommen, wollen wir uns genauer anschauen, wie alles anfing. Kern der Philosophie hinter der hippokratischen Lehre ist ein geometrisches Konzept, bekannt als Satz des Pythagoras: In einem rechtwinkligen Dreieck ist das Quadrat der Hypotenuse gleich der Summe der Quadrate der beiden Katheten, die den rechten Winkel bilden. In der Natur wird dieses Konzept auf die vier Elemente angewandt, die die physische Welt bilden, wie wir sie wahrnehmen: Wasser, Erde, Luft und Feuer.

In der Medizin entwickelte Hippokrates ein Konzept, das der Anwendung des pythagoreischen Lehrsatzes auf die Natur entsprach und das er als Basis für seine Lehre der Heilkunst heranzog. Der menschliche Körper, so seine Hypothese, besteht aus vier Säften, *hūmorēs,* die im rechten Verhältnis zueinander stehen müssen, damit der Körper gesund ist: Blut, Schleim, gelbe Galle und schwarze Galle. Hippokrates glaubte auch, dass es vier elementare Qualitäten des menschlichen Körpers gibt: kalt, warm, trocken und feucht.

Nach Hippokrates ist ein gesunder Körper auf ein harmonisches Gleichgewicht dieser zwar separaten, aber im Wesen eng verwobenen Teile angewiesen, von denen keines ohne die anderen richtig funktionieren kann. Heute würden wir diesen Denkansatz »ganzheitliche« Medizin nennen – nach dieser Philosophie wird ein Kranker in seiner Gesamtheit behandelt – nicht nur einzelne Symptome. Hippokrates' Methoden, um dies zu erreichen, waren zu seiner Zeit wohl vielen suspekt, aber sie sind im Grunde die gleichen, die wir noch heute in der Medizin anwenden.

Begriffe wie *Symptome* oder sogar *Diagnose* haben ihren Ursprung in der hippokratischen Medizin, die tatsächlich *klinische* Medizin in ihrer frühesten, primitivsten Form war. Für Hippokrates war die Medizin eine Kunst – mit der Natur als Künstlerin. Die Aufgabe des Arztes sah er schlicht darin, die Natur dabei zu unterstützen, den Körper zu reparieren und zu heilen, indem er zusammen mit dem Patienten der Natur das dafür nötige Werkzeug zur Verfügung stellte.

Hippokrates selbst brachte es einfach und schön auf den Punkt: »Die Kunst hat es mit drei Faktoren zu tun: Krankheit, Kranker, Arzt. Der Arzt ist der Diener der Kunst. Der Kranke muss sich der Krankheit entgegenstellen, zusammen mit dem Arzt.«[2]

Zum unglaublichen Vermächtnis des Hippokrates gehört auch sein zeitloser ethischer Kodex, der nach wie vor als »Hippokratischer Eid« oder »Eid des Hippokrates« in der Medizin höchstes Ansehen genießt. Demnach ist es die Aufgabe des Arztes, den Kranken, so gut es ihm möglich ist, zu behandeln, die Privatsphäre des Patienten zu wahren, medizinisches Wissen an die nächste Generation weiterzugeben und vor allem niemandem, den er behandelt, Schaden zuzufügen.[3]

Der tiefe Sinn von Hippokrates' frühen medizinischen Erkenntnissen lebte noch lange nach seinem Tod weiter, und viele, die nach ihm kamen, stimmten ihnen zu – darunter Asklepiades von Bithynien (um 124–40 v. Chr.). Diesem weniger bekannten griechischen Arzt wird Pionierarbeit in dem Feld, das wir heute Molekularmedizin nennen, zugeschrieben. Und diese entwickelte er auf der Grundlage dessen, was Hippokrates zuvor aufgebaut hatte.[4]

Mitgefühl, Güte und Moleküle: Der Denkansatz des Asklepiades

Asklepiades verwarf zwar viele hippokratische Doktrinen – wie etwa die der vier Elemente, die der vier Säfte und die Vorstellung, dass die Natur im Heilungsprozess wohlwollend wirkt –, die hinter seinem Ansatz der Medizin stehende Philosophie jedoch hatte bereits Hippokrates entwickelt. Zudem brachte Asklepiades mit seiner gütigen und natürlichen Herangehensweise in der Medizin den Aspekt des »Keinen-Schaden-Zufügens« aus dem Hippokratischen Eid auf die nächste Ebene.

Laut historischen Berichten war Asklepiades einer der ersten Ärzte, die die Verwendung von Heilkräutern, Lichttherapie, Massage und Sport im klinischen Rahmen propagierten; mehr dazu später in diesem Buch. Er unterschied außerdem als Erster zwischen akuter und chronischer Erkrankung, die er aus einer Position der »Sympathie, Fürsorge und Güte« behandelte, wie es in einem Buch über sein Leben, *Vorschriften,* heißt, das im *Corpus Hippocraticum* enthalten ist.

Die epikureische Lehre des Denkens hatte auf Asklepiades großen Einfluss, weshalb er so großen Wert darauf legte, dass die Patienten sich während des Heilungsprozesses geliebt und glücklich fühlten. Zudem erklärt es, warum er Hippokrates' Hypothese von der wohlwollenden Natur ablehnte und eine aktivere Herangehensweise in der Medizin favorisierte. Um bei Hippokrates' Kunstanalogie zu bleiben, hätte Asklepiades eher den Arzt denn die Natur als Künstler gesehen.

Sein Name geriet zwar nach seinem Tod großenteils in Vergessenheit, doch das Vermächtnis des Asklepiades lebte in zahlreichen Werken seiner Schüler weiter, darunter im Buch *De Re Medica.* Dieser berühmte medizinische Text aus der Feder von Titus Aufidius aus Sizilien war ab seiner Erstveröffentlichung bis ins 19. Jahrhundert hoch angesehen, obwohl ihn immer wieder philosophische und religiöse Schulen weit von sich wiesen.

Viele Theorien des Asklepiades, wie etwa die Anwendung der Atomlehre in seiner Solidarpathologie, sind im Krankheitsverständnis der modernen Medizin nach wie vor relevant. Und hätte er selbst es wohl auch nie zugegeben, aber sein medizinischer Ansatz war dem des

Hippokrates doch erstaunlich ähnlich – schließlich erkannten beide das ganzheitliche Wesen der menschlichen Gesundheit und Heilung.

Dr. Christos Yapijakis, Genetiker, Biologe und Wissenschaftler an der medizinischen Fakultät der Universität Athen, fasste den Vergleich der beiden in einem 2009 im *International Journal of Experimental and Clinical Pathophysiology and Drug Research* erschienenen Artikel schön zusammen:

> »Der richtungsweisende Hippokrates von Kos legte das Fundament für ärztliche Tätigkeit und Ethik. Der brillante Asklepiades von Bithynien bot eine realistischere und menschlichere Verfeinerung der Heilkunst, die erst jetzt richtig geschätzt wird. Es ist an der Zeit, Asklepiades für seine Beiträge als den Vater der Molekularmedizin anzuerkennen und ihm den ihm gebührenden Platz als richtungweisender Arzt zuzuweisen, gleich neben Hippokrates, der zu Recht als Vater der klinischen Medizin gilt.«[5]

Immunologie und die Angst vor Mikroben

Auch nach seinem Tod um 370 v. Chr. lebte Hippokrates durch sein Vermächtnis weiter, und seine ethischen und moralischen Werte wurden in aller Welt zu Kernkomponenten der ärztlichen Tätigkeit. Der Code of Medical Ethics der American Medical Association (AMA) baut auf den Vorstellungen auf, die Hippokrates als Erster formulierte, darunter seine Prämisse, Kranken »nicht zu schaden« und ihren gesundheitlichen Zustand privat und geheim zu halten.[6]

Die wichtigsten Glaubenssätze der hippokratischen Philosophie der Krankheiten jedoch verblassten und wurden von neuen Theorien abgelöst, etwa der, dass Keime und Mikroben Krankheiten verursachen. Der sogenannten »Keimtheorie« liegt die Vorstellung zugrunde, dass man sich Krankheiten »einfängt«, wenn bestimmte Erreger in den Körper gelangen und sich dort reproduzieren. Fangen Sie sich etwa einen »Erkältungsbazillus« ein, entwickelt Ihr Körper möglicherweise Erkältungssymptome, Sie verschleimen immer mehr und werden krank. Diese Ideologie, die heute oft vertreten wird, tauchte lange nach Hippokrates auf und gewann zwischen 1850 und 1920 in ganz Europa und Nordamerika an Boden. Die Keimtheorie unterscheidet sich drastisch von der Viersäfte-Philosophie der Krankheiten, die Hippokrates und viele seiner Schüler vertraten, wurde aber schließlich zum Maßstab der ärztlichen Tätigkeit des 20. Jahrhunderts und darüber hinaus.

Ein Grund für die Popularität der Keimtheorie liegt darin, dass sie all die komplexen Details der Säfte- und anderer früher Theorien über Krankheiten, für deren Kenntnis und Anwendung ein gewisses Maß an kritischem »Über-den-Tellerrand-Schauen« erforderlich ist, effektiv abschaffte. Ärzte mussten nicht mehr unzählige komplizierte Faktoren berücksichtigen, die zu einer bestimmten Krankheit beitragen könnten, und sie mussten auch keinen Gedanken mehr an die supranaturalistischen Elemente der hippokratischen Theorie verschwenden. Wer es mit Keimen zu tun hat, »fängt sie sich ein« oder eben nicht – so einfach ist das!

»Die Keimtheorie sorgte dafür, dass Krankheiten auf simple Interaktionen zwischen Mikroorganismus und Wirtskörper reduziert wurden, ohne dass Umwelteinflüssen, Ernährung, Klima, Atmung und so fort große Aufmerksamkeit geschenkt wurde, die jedoch im früheren Verständnis von Gesundheit und Krankheit essenziell gewesen waren«, erklärt eine historische Abhandlung in *Contagion: Historical Views of Diseases and Epidemics* der Harvard University.

Genau genommen schoss bereits im 17. Jahrhundert eine ganze Reihe von Keimtheorien aus dem Boden – also mehrere Jahrhunderte bevor die heute gängige Version sich offiziell durchsetzte. Mit jenen früheren Keimtheorien über »Kleinstlebewesen« (*animalcules*) probierten die besten Geistesgrößen ihrer Zeit herum, bis eine einheitliche Keimtheorie, die zu den veränderlichen Gesellschaftsnormen passte, gefunden war.

»Die Keimtheorie wurde in einem sozialen, kulturellen und wirtschaftlichen Milieu entwickelt, das sich immer mehr auf die Werte der Massenproduktion, des Massenkonsums, der Standardisierung und der Effizienz konzentrierte. All das war mit der Wissenschaft und der Popularisierung der Keimtheorie vereinbar«, erläutert die Harvard-Abhandlung, die diesen Kernpunkt hervorkehrte.[7]

Stark vereinfachend wollte man nun alle Krankheiten auf nur noch eine Ursache zurückführen, nämlich die den Körper befallenden, krankheitserregenden Pathogene. So trugen die Grundsätze, die die Keimtheorie untermauerten, dazu bei, dass in der Medizin bald ein völlig neues Paradigma dominierte, das schnell zum ärztlichen Standard wurde: Symptommanagement durch den Einsatz patentierter Medikamente auf petrochemischer Basis.

»Big Pharma«, wie die pharmazeutische Industrie häufig genannt wird, ist das Resultat der *Keimtheorie* wie auch der *Impfforschung* – der Theorie, dass Menschen durch den Kontakt mit Krankheitserregern in Form von Impfungen gegen Krankheiten immun gemacht werden können. Beide Schulen beruhen auf der feindseligen Sichtweise der Keimtheorie gegenüber ansteckenden »Bazillen« und zielen darauf ab, diese Bazillen mithilfe von Arzneistoffen und chemischen Injektionen zu beseitigen.

Dem britischen Physiker und Wissenschaftler Edward Jenner (1749–1823) wird die Entwicklung des weltweit ersten Impfstoffs zugeschrieben – eines Impfstoffs gegen Pocken. In Jenners Zeit griffen die Pocken in der ganzen Bevölkerung um sich – angeblich mit Ausnahme von Melkerinnen, die durch ihre Tätigkeit ständig mit Kuhpocken in Kontakt kamen. Jenner nahm an, dass die Melkerinnen durch den Kontakt mit dem Eiter der infizierten Kühe irgendwie eine einzigartige Form der Immunität entwickelt hätten. Und aus diesem Eiter kreierte er schließlich die erste von der Regierung gebilligte Schutzimpfung für den Menschen.

Jenners Faszination für das immunologische Potenzial des absichtlichen Kontakts mit Krankheiten, um im menschlichen Körper eine Immunantwort zu provozieren und somit eine natürliche Immunität hervorzurufen, führte zu einer ganzen Reihe von Experimenten, mit denen er seine Theorie schließlich festigen konnte. Rasch kam er dahinter, dass für die Immunität der Kontakt mit sehr geringen Mengen Pockenviren ausreicht – eine Prämisse, die ihm in der aufstrebenden Welt der kommerzialisierten Impfforschung Akzeptanz einbringen sollte.

»Jenner veröffentlichte viele Fallstudien, um sicherzustellen, dass die ganze Welt erfuhr, was er entdeckt hatte«, dokumentiert die in Dr. Jenner's House (Berkeley/Gloucestershire) ansässige historische Gesellschaft. »Die Forschungen führten schließlich zum Begriff *vaccination* [englisch für Impfung] für diesen bahnbrechenden Prozess. Der Begriff wurde aus Jenners Studien entnommen: *Vacca* ist im Lateinischen die Kuh.«[8]

Jenners Ideen waren aus immunologischer Sicht gar nicht so neu, denn einige der ältesten Beschreibungen von Immunität gehen zurück ins Jahr 430 v. Chr. Zudem gab es auch schon vor Jenner Menschen, die vermutet hatten, dass Schutzimpfungen Krankheiten verhindern könnten, wenngleich ihre Methoden primitiver und weit weniger effektiv gewesen waren.

Nach historischen Berichten testete ein britischer Bauer namens Benjamin Jesty (1736-1816) seinen eigenen provisorischen Pockenimpfstoff an seiner Frau – ganze 20 Jahre bevor Jenner seine populärere Version entwickelte.[9] Manch einer spekuliert sogar, dass nicht Jenner, sondern Jesty ein Großteil des Ruhms für die Entwicklung eines wirksamen Pockenimpfstoffs gebührt, weil er Jahrzehnte vor Jenner sowohl seine Frau als auch zwei Söhne erfolgreich behandelt hatte.[10]

Doch Jenner wurde schließlich die Ehre als »Vater der Impfungen und der Immunologie« zuteil, und viele schreiben dies der Tatsache zu, dass er als Erster die Sicherheit und Wirksamkeit eines Pockenimpfstoffs mithilfe einer Methode, die wir heute als wissenschaftlich anerkennen, erforschte – ein Fortschritt, der ihm den Respekt zahlreicher Bildungsgesellschaften in ganz Europa einbrachte.

Doch schon dem alten China gebührt eine Erwähnung in der Geschichte der Immunologie: Aufzeichnungen aus dem 10. Jahrhundert weisen darauf hin, dass damals Ärzte bei Patienten mit einer Methode namens »Variolation« das Immunsystem anregten – lange Zeit bevor Jenner zur Welt kam. Bei der Variolation wurden Menschen ganz ähnlich wie bei der heutigen Impfung in Kontakt mit Krankheitsherden gebracht, entweder intramuskulär oder durch die Nasenhöhle, wodurch sich eine Immunität – beziehungsweise, wie es im alten Griechenland genannt wurde, eine »Verschonung« vor der Krankheit – entwickelte.[11]

Dass die Variolation jedoch damals keine Verbreitung fand, hat einen Grund: Sie wurde nie richtig normiert, und in vielen Fällen blieb sie wirkungslos. Im Osmanischen Reich versuchte man, mit dieser Methode Bürger gegen ansteckende Krankheiten wie Pocken zu impfen, aber viele bekamen schlimme Nebenwirkungen oder starben aufgrund der primitiven Gewinnungs- und Verabreichungsmethoden des Impfstoffs.

Jenner schließlich gelang es durch seine vielen Fortschritte auf diesem Gebiet, darunter umfangreiche wissenschaftliche Tests, etwas zu entwickeln, was viele ihm als seine ureigene Erfindung zuschreiben: die weltweit erste wissenschaftlich begründete Methode, um Menschen gegen Krankheiten zu impfen. Und wegen dieser bahnbrechenden Leistung steht nun Jenner in den Annalen als führender Pionier der Immunologie.

Die Medizin wird noch keimfeindlicher

In Jenners letzten Lebenstagen betrat eine weitere prominente Figur die irdische Bühne, die einen noch aggressiveren Umgang mit Keimen entwickeln sollte: Louis Pasteur (1822–1895), ein französischer Chemiker, Wissenschaftler und Erfinder, von dem mit Sicherheit viele Leser schon gehört haben. Er propagierte die Keimtheorie derart erbittert, dass er seine eigene Methode entwickelte, um Lebensmittel und Getränke im wahrsten Sinne des Wortes zu »töten« – er selbst und sein Gefolge jedoch glaubten, sie würden unser Essen sicherer machen.

Bei dieser Tötungsmethode, heute als Pasteurisierung bekannt, wird etwas ultrahoch erhitzt, um alles, was darin leben könnte – darunter alle Bakterien und Enzyme –, abzutöten. Pasteur kam auf die Idee, als Brauer sich beklagten, dass ihr Bier vorzeitig sauer wurde. Dafür waren Bakterien verantwortlich, die nach der Fermentierung im Bier verblieben und sich von den lebenden Substanzen ernährten.

Ironischerweise kommt heute saures Bier im Zuge des India-Pale-Ale-Trends in Mode. Doch damals war der Säuerungsprozess ein großes Ärgernis für die Brauer, die ein gleichmäßig gutes, haltbares Produkt anstrebten, was die Konsumenten auch erwarteten. Doch das ist nicht machbar, wenn Bakterien mitmischen. Deshalb begann Pasteur, offensiv für seine Technik zu werben: Wenn Bakterien tot sind, bleiben Lebensmittel stabil. Und das ebnete freilich den Weg zu einer gänzlich neuen Methode der Massenproduktion von Lebensmitteln, genannt *processing,* »Verarbeitung«.

Pasteurs größter Ruhm liegt jedoch in etwas begründet, das nichts mit Lebensmitteln zu tun hat: Er rettete im Jahre 1865 die französische Seidenindustrie, die unter einem damals unbekannten, aber absolut verheerenden Mikrobenbefall litt. Paradoxerweise wurden durch sein Eingreifen in die Krise gar nicht *alle* Seidenraupen vernichtet, während Pasteurs Vermächtnis meist mit der *totalen mikrobiellen Vernichtung* zum Wohl der menschlichen Gesundheit verknüpft wird.[12]

Pasteur entwickelte darüber hinaus auch einige Impfstoffe, darunter 1879 seinen ersten gegen Geflügelcholera, danach weitere Stoffe gegen Anthrax, Tuberkulose, Pocken und Tollwut. Mit seiner erfolgreichen Behandlung des 9-jährigen Joseph Meister, der 1885 von einem tollwütigen Hund gebissen worden war, erntete er internationale Anerkennung. 3 Jahre später leitete er sein eigenes Institut, das Institut Pasteur in Paris, das am 14. November 1888 eröffnet wurde.[13]

Jede dieser Errungenschaften schürte eine globale Renaissance der Keimtheorie an, im Zuge derer die Medizin richtiggehend besessen von der Idee der Keime wurde. Pasteurs Erkenntnis, dass sich mikroskopisch kleine Bakterien in und auf fast *allem* tummeln, was der Luft ausgesetzt ist – und dass diese Bakterien durch große Hitze zerstört werden können –, veränderte für immer die allgemeine Sicht auf Keime und die Gesundheit des Menschen.

Mit der markantesten Neuerung infolge von Pasteurs Werk ist wohl jeder vertraut: mit der Pasteurisierung von Milch. Es dauerte zwar geraume Zeit, bis sie sich durchsetzte, aber in vielen Teilen der Welt wurde die Erhitzung von Milch, um Bakterien abzutöten, immer beliebter. Schließlich wurde sie nach Pasteur zum Standard bei der Lebensmittelverarbeitung, insbesondere weil im Zuge der Industrialisierung die Sicherheit immer wichtiger wurde.

Interessanterweise war die Pasteurisierung gar nicht für Milch gedacht, aber Milchverarbeitungsbetriebe begannen, sie en masse einzusetzen, als sie erkannten, dass kommerziell produzierte Milch dadurch haltbarer wurde und vor vorzeitiger Gärung geschützt war. Mit Pasteurisierung konnte auch schmutzige *swill milk* (Milch von Kühen, die Schweinefutter zu fressen bekamen) kaschiert werden, weil sie gefährliche Pathogene wie Typhus- und Diphtherieerreger abtötete, die aufgrund mangelhafter Hygiene oft darin zu finden waren.

Die heutige weite Verbreitung der Pasteurisierung von Milch ging nicht reibungslos vonstatten, zumindest nicht in den Vereinigten Staaten. Aufgrund der Skepsis darüber, was sie der Milch antun könnte und was durch sie im Verarbeitungsprozess verschleiert wurde, blieb die Pasteurisierung eine Randerscheinung, bis Ende des 19. Jahrhunderts der erste kommerzielle Pasteurisierer sein Geschäft eröffnete.[14] Vorher pasteurisierten ein paar Milchproduzenten im Geheimen ihre Milch, um sie länger haltbar zu machen und um Infektionskrankheiten zu verhindern.

Diese Zeit – Ende des 19., Anfang des 20. Jahrhunderts – stand im Zeichen einer eklatanten Abkehr von dereinst gesichert scheinenden Ansichten über Krankheiten. Erstmals galten Keime und Bakterien allgemein als *schädlich,* obwohl in der Fermentierung und Kultivierung von Lebensmitteln seit Jahrhunderten *nützliche* Bakterien bedenkenlos eingesetzt worden waren.

Nicht die Bakterien sind schuld, sondern das Milieu

Bakterien, das wissen Sie sicherlich, sind überall um uns herum *und sogar in uns.* Seit dem 19. Jahrhundert ist die Wissenschaft so weit fortgeschritten, dass wir zwischen »guten« und »schlechten« Bakterien unterscheiden – das hatten Pasteur und seine Nachfolger noch nicht richtig verstanden. Diese Männer betrachteten Keime ausschließlich als schädlich, und sie verbrachten unzählige Stunden in ihren Laboratorien, um Methoden zu ihrer Vernichtung auszusinnen.

Pasteurs wichtigste Errungenschaften, die Pasteurisierung und Impfstoffe, beruhen auf einem Weltbild, das Bakterien als Gefahr sieht. Und dieses Weltbild herrscht noch heute vor – ich bin mir sicher, Sie haben Freunde, Angehörige oder Nachbarn, die eine Todesangst davor haben, sich eine Krankheit »einzufangen«, wenn sie in Kontakt mit krankheitserregenden Bakterien oder Viren kommen. Aber ist diese Angst berechtigt?

Im Gegensatz zu dem, was Ihnen wahrscheinlich in der Schule beigebracht wurde, sind nicht alle Bakterien und Viren bösartig. Andere Wissenschaftler, die zu Pasteurs Zeit lebten, widersprachen seinen Theorien über Krankheiten vehement, und auch sie konnten sich auf wissenschaftliche Erkenntnisse berufen. Demnach sind nicht Bakterien die Ursache menschlicher Erkrankungen. Vielmehr bestimmt das *Milieu,* in dem sich Bakterien breitmachen, ob jemand krank wird oder nicht.

Louis Pasteur gilt zwar als einer der weltweit größten Wissenschaftler und als Vater der Serologie (die Lehre von den Körpersäften), aber er ist nicht der Mann, auf den wir uns konzentrieren sollten, wenn wir die Fortschritte in unserem Verständnis von den Abläufen in unserem Körper nachverfolgen wollen. R.B. Pearson schreibt in seinem Buch *Pasteur: Plagiarist, Impostor – The Germ Theory Exploded* die Rolle des wahren Helden vielmehr einem französischen Professor namens Pierre Jacques Antoine Béchamp zu.[15]

Béchamp, Professor für medizinische Chemie und Pharmazie an der Universität von Montpellier, hatte ein viel klareres Verständnis davon, wie Bakterien beim Fermentierungsprozess wirken – eine Lehrmeinung, die Pasteur vehement ablehnte. Er vertrat stattdessen die Vorstellung, Fermentierung sei *schlecht* und trete spontan, ohne Ursache, auf. Dies ist insofern von Bedeutung, als Béchamp und Pasteur völlig unterschiedliche Wege beschritten, um auf der Grundlage ihrer jeweiligen Sichtweise über das Wesen von Keimen mit diesen zu verfahren.

Béchamps Arbeit auf diesem Gebiet wird selten, wenn überhaupt gewürdigt. Aber er war für Pasteur eine Art Rivale, und seine Schlussfolgerung über Keime, die auf umfangreichen wissenschaftlichen Tests beruhte, war bedeutend treffender als Pasteurs. Die Vermehrung von Keimen, so seine Erkenntnis, wird nicht von den Keimen an sich, sondern von der Umgebung bewirkt, in der sie existieren. Zudem erkannte Béchamp, dass Keime und Bakterien irgendwo entstehen müssen und nicht einfach spontan auftreten, wie Pasteur fälschlicherweise annahm.

Mit seinem Verständnis von Keimen war Béchamp seiner Zeit weit voraus, und seine Sichtweise erwies sich als viel stimmiger als Pasteurs. Béchamp stellte fest, dass Keime pleomorph sind, das heißt, sie können sich in Größe und Form an ihre Umweltbedingungen anpassen. Pasteur hingegen meinte, Keime seien konstant – auch hier hatte Béchamp das Milieu im Blick, Pasteur hingegen die Keime selbst.

Pearson präsentiert zahlreiche überzeugende Beweise dafür, dass Béchamp – und *nicht* Pasteur – der wahre wissenschaftliche Vordenker seiner Zeit war und das Wesen der Bakterien viel besser erfasste. Und doch schreiben die meisten modernen Geschichtsbücher Pasteur, dem Pearson auch vorwirft, das Werk von Béchamp *kopiert und verdreht* zu haben, den ganzen Ruhm zu.

Ehe ich mich den Gründen widme, warum Pasteur ins Rampenlicht gelangte, möchte ich Ihnen einen weiteren Mann vorstellen, der mit seinen Forschungen Béchamps Werk fortführte und der Welt ein noch besseres Verständnis vom Wesen der Keime schenkte. Sein Name ist Claude Bernard, und obwohl auch er ein Zeitgenosse Pasteurs war, könnten ihre wissenschaftlichen Standpunkte und Herangehensweisen kaum unterschiedlicher sein.

Béchamp und Bernard waren in der Forschung des 19. Jahrhunderts so etwas wie Holmes und Watson in der Welt des Krimis. Béchamp entdeckte vieles über die Natur der Keime, was zuvor unbekannt war, und Bernard füllte die Wissenslücken, etwa *warum* Keime in unterschiedlicher Umgebung so agieren und wirken, wie sie es eben tun. Bernard haben wir beispielsweise unser heutiges Wissen um das pH-Gleichgewicht und um die Effekte eines sauren bzw. basischen Milieus auf Mikroorganismen zu verdanken.

Bernard gilt als Vater der experimentellen Medizin, und von ihm stammt die Aussage: »Der Keim ist nichts, das Milieu ist alles.«[16]

Dieses Credo widerspricht allem, was Pasteur über Keime dachte, und doch hat seine Genauigkeit in der progressiveren Richtung der modernen Medizin den Test der Zeit überstanden, und genau in diese Richtung möchte ich Sie in diesem Buch mitnehmen. Bernard erkannte, dass Keime nur dann schädlich sind, wenn sie sich in einem Milieu befinden, das es ihnen erlaubt, Schaden anzurichten. Und wenn die Umgebung so gestaltet werden kann, dass Keime keinen Schaden anrichten können, bräuchten Menschen sich nicht davor zu fürchten, mit ihnen in Kontakt zu kommen.

Béchamp und Bernard ergänzten sich grandios im Finden einer neuen, verbesserten Keimtheorie, und doch hat keiner von ihnen den gebührenden Respekt in der Geschichte erhalten. Pasteur, dem Erfinder der Pasteurisierung, wurde der ganze Ruhm zuteil, obwohl seine

Methode das Ergebnis eines fehlerhaften Verständnisses von der Natur der Keime war. Auf dem Sterbebett gab Pasteur tatsächlich zu, dass er unrecht hatte und dass das Milieu alles sei – doch da war der Schaden schon angerichtet.[17]

Pasteur war nicht der Einzige, der ursprünglich einer gänzlich anderen Denkart anhing und später aufgrund wissenschaftlicher Fortschritte seine Meinung änderte. Rudolf Virchow, ein weiterer Vorreiter der experimentellen Medizin, hatte im 19. Jahrhundert in Deutschland (bzw. im Königreich Preußen) viele Jahre damit verbracht, die aufkommende Zellularpathologie zu entwickeln.[18] Auch er war, wie viele andere seiner Zeit, zunächst der Überzeugung: »Keime sind schädlich«, hatte aber später eine Art Erleuchtung und gestand:

> »Könnte ich mein Leben noch einmal leben, widmete ich es dem Nachweis, dass Keime sich ihren natürlichen Lebensraum – krankes Gewebe – suchen und nicht etwa die Ursache des kranken Gewebes sind; Mücken zum Beispiel suchen abgestandene Teiche und sind nicht die Ursache für die Beschaffenheit solcher Gewässer.«[19]

Virchow, Bernard und Béchamp stimmten also darin überein, dass Keime keine Gefahr darstellen, wenn die Umgebung bzw. das Milieu, auf das sie in einem Organismus stoßen, geeignet ist, um mit ihnen fertigzuwerden. Und wir sprechen hier noch nicht einmal vom Immunsystem, das nur eine Komponente dessen darstellt, was ein gesundes Milieu ausmacht. Wir sprechen vom körpereigenen Ökosystem, dessen Ganzheit von Faktoren wie chemischer Toxizität und dem Ernährungszustand bestimmt wird.

Ihr Immunsystem fungiert technisch gesehen, ob Sie es glauben oder nicht, als eine Art Sicherung, wenn Ihr körpereigenes ökologisches Milieu als vorderste Verteidigungsfront bei der Abwehr von Keimen versagt. Dann wird Zellgewebe krank und zieht weitere Keime an, und das Immunsystem reagiert, indem es in einen höheren Gang schaltet – manchmal mit Erfolg, manchmal ohne.

Ein gesundes internes Milieu aufrechtzuerhalten ist der erste wichtige Schritt, die Stärkung des Immunsystems der zweite. Sich über Keime aufzuregen hat hingegen, wie sich gezeigt hat, überhaupt keine

Priorität – und doch stehen wir als Gesellschaft genau an diesem Punkt. Pasteurs falsche Hypothese, dass Keime die Ursache von Krankheiten seien, ist nach wie vor die Grundlage dessen, wie die moderne Medizin Krankheiten behandelt.

Aus der Perspektive der Krebsbehandlung und -prävention ist dies signifikant, wie Sie gleich sehen werden. Denn heute wird den Patienten nichts über die große Bedeutung eines gesunden Milieus für die optimale Immunfunktion gesagt. Hauptsächlich erzählt man ihnen, es gleiche einem Glücksspiel, ob man Krebs bekommt oder nicht, und dass Menschen, die ihn bekommen, keine andere Wahl haben, als sich Intensivtherapien auszusetzen, die – ähnlich wie Pasteur mit Keimen verfuhr – Krebszellen mit toxischen Substanzen zu zerstören versuchen, statt das beschädigte Milieu zu reparieren, in das sie eingedrungen sind.

Ein weiterer Fehler in Pasteurs Keimtheorie besteht darin, dass sie nicht zwischen schädlichen und nützlichen Bakterien unterscheidet. Trotz ihrer vielen Mängel gelangt die moderne Wissenschaft nun endlich zu dem richtigen Schluss, dass nützliche Bakterien, häufig Probiotika genannt, für ein starkes Immunsystem von entscheidender Bedeutung sind. Man könnte sogar sagen, Probiotika sind eine lebenswichtige Komponente des Milieus.

Dr. Michael Lam, Doktor der Medizin und Master of Public Health, ein vom American Board of Anti-Aging/Regenerative Medicine zertifizierter Arzt, ist im Bereich des biologischen Milieus sehr bewandert. Er sagt, dass probiotische Bakterien für das, was er als »ausgeglichenes mikroskopisches Zusammenspiel von Milliarden nützlicher (›guter‹) und pathogener (›schädlicher‹) Bakterien« bezeichnet, essenziell sind.[20] Der Magen-Darm-Trakt ist das vermutlich wichtigste Glied im Geflecht Ihres körpereigenen ökologischen Milieus – und häufig die Eintrittsstelle, durch die Krebs im Körper Fuß fasst.

Dr. Lam betont zudem, dass eine funktionierende Alkalinität wichtig ist, denn Krebszellen gedeihen in einem sauren biologischen Milieu. Sein Verständnis von Gesundheit fügt sich in die Milieutheorie der Keime ein, die Virchow, Bernard und Béchamp vertraten, und den gleichen Ansatz verfolgen viele der »alternativen« und integrativen Krebstherapien, die ich Ihnen später in diesem Buch vorstellen werde.

Die westliche Medizin beruht zum größten Teil nach wie vor auf einem falschen Verständnis der Keime, das die Rolle der ökologischen Umgebung für die Gesundheit außer Acht lässt – sehr zum Nachteil unserer Gesundheit. Millionen von Menschen leiden und sterben unnötig an den Folgen falscher Therapien, die die Keime bekämpfen und meist pharmazeutische Krebsmittel einsetzen.

KAPITEL 2

Der *Flexner-Report*: Die Übernahme der Medizin durch große Ölkonzerne

Die Medizin hat sich von einer sorgfältig austarierten Balance zwischen Wissenschaft und Kunst – dezentralisiert, offen für Veränderungen, um sich Fortschritten anzupassen, und mit vielen individuellen Ausprägungen – zu einem eingleisigen System aus dogmatischen und unumstößlichen kommerziellen Edikten entwickelt. Wie kam es so weit? Noch wichtiger: *Wie und warum* veränderte sich die Medizin so drastisch – von der Anwendung von Pflanzen und Kräutern, um den Körper beim natürlichen Heilungsvorgang zu unterstützen, hin zur bloßen Symptombekämpfung mit synthetischen, auf Erdöl basierenden chemischen Präparaten, sprich pharmazeutischen Arzneimitteln?

Um die Antworten auf diese wichtigen Fragen zu finden, müssen wir einen 1910 veröffentlichten Bericht heranziehen, den sogenannten *Flexner-Report*, der die westliche Medizin dramatisch – und im Grunde *dauerhaft* – veränderte. Mächtige Unternehmen und die American Medical Association (AMA) beauftragten damals einen Mann namens Abraham Flexner, insgesamt 155 medizinische Fakultäten in ganz Nordamerika zu bewerten. Flexner beurteilte die verschiedenen Lehrmethoden jeder einzelnen Schule, um ein standardisiertes medizinisches System zu erarbeiten, das seine Bosse verwirklichen wollten.

Vor dem *Flexner-Report* war das, was heute viele als »alternative« Medizin bezeichnen, einfach die alte Medizin. Die praktizierenden Ärzte wandten eine ganze Reihe von Therapieansätzen wie etwa die Homöopathie an, die an medizinischen Hochschulen überall im Land gelehrt wurde. Auch die Kräutermedizin wurde in den Lehrsälen hoch geachtet und nahm im riesigen philosophischen Konsortium der medizinischen Ausbildung ihren ganz eigenen Platz ein.

Im 19. Jahrhundert wurde Medizin hauptsächlich auf drei Arten gelehrt:[1]

- In Lehrlingsprogrammen erteilten ansässige Ärzte einzelnen Auszubildenden praktische Anweisungen.
- Privatschulen – Ärzte unterrichteten Studentengruppen an privaten medizinischen Fakultäten.
- An Universitäten bekamen die Studenten in Lehrsälen und Krankenhäusern eine Kombination aus didaktischer und klinischer Ausbildung.

Die medizinische Ausbildung in den USA vor 1910 war also sehr unterschiedlich, je nach Institut und vor allem je nach *Art* der Schule. Wie bei den meisten höheren Ausbildungswegen jener Zeit hatte die Suche nach der Wahrheit in Form der wissenschaftlichen Ermittlung viele verschiedene Facetten, und für die Menschen war das völlig normal. Es gab unüberschaubar viele Denkrichtungen und medizinische Ansätze in Hülle und Fülle, alle mit ihren ganz eigenen Vorteilen.

Dieses liberale Freie-Markt-Modell der medizinischen Ausbildung basierte auf der Offenheit gegenüber und der Akzeptanz von neuen Ideen – *nicht* auf der Dominanz einiger weniger Vorstellungen. Der ideologische Präzedenzfall für Medizin untersagte grundsätzlich die Art von leicht korrumpierbaren Methoden des Krankheitsmanagements, wie sie heute so häufig sind. Gerade deshalb konnte in jener Zeit Medizin als Heilkunst gedeihen.

Die Ideen, die der strengen Überprüfung am erfolgreichsten standhielten, wurden forciert und standen an der Spitze dessen, was allgemein als solide medizinische Wissenschaft anerkannt war. Die größten Fortschritte in der Medizin konnten von wirklich jedem mit etwas Forschergeist und den nötigen Mitteln erlangt werden – ganz ohne übermäßige bürokratische Hindernisse.

In einem Interview für meine Dokumentationsreihe *The Quest for the Cures* erzählte mir mein Freund Dr. Robert Scott Bell, ein homöopathischer Arzt, etwas über die Medizin vor dem *Flexner-Report*, was mich schier umhaute:

»Ende des 19. und Anfang des 20. Jahrhunderts … lehrten medizinische Schulen viele unterschiedliche Dinge. Es gab homöopathische Fakultäten, naturheilkundliche Fakultäten, aus vielen Quellen schöpfende

> Fakultäten für Kräuterheilkunde ... Es gab, mit anderen Worten, nicht nur einen Ausbildungsweg. Die Rockefeller Foundation und die Carnegie Foundation allerdings waren daran interessiert, den einen Weg zu etablieren.«

Dieses »Ein-Weg«-Programm zerstörte schon bald das dezentralistische Modell der medizinischen Ausbildung. Die gesamte Medizin wurde unter dem Schirm einer einzigen, zentral kontrollierten medizinischen Oligarchie zusammengefasst, und jede Abweichung wurde stillschweigend mit Verachtung gestraft – nicht nur von denen, die dabei mitmischten, sondern auch von jenen, die das Ganze von außen verfolgten. Vorbei waren die Zeiten der echten wissenschaftlichen Forschung; sie wurde dem neuen Modell der autoritären Medizin geopfert. Und der Katalysator für diese Entwicklung war der *Flexner-Report*.

Der große Medizinschwindel des Rockefeller-Ölimperiums

Sie fragen sich jetzt sicherlich, was denn wohl in diesem berüchtigten *Flexner-Report* stand, das die althergebrachte Herangehensweise so nachhaltig untergrub. Die Antwort hat mehr damit zu tun, was *nicht* darin stand – genauer: mit der Art und Weise, wie diese Unterlassungen die öffentliche Meinung dahingehend beeinflussten, dass die frühere medizinische Ausbildung in Amerika verworfen wurde, weil sie angeblich defekt und reparaturbedürftig war.

Die Rockefellers und die Carnegies, die den Report finanzierten, erkannten, dass die amerikanische Bevölkerung an eine Medizin des freien Marktes gewöhnt war, und sie wussten, dass sie nicht einfach mit der Idee herauskommen konnten, die Medizin zu einem einheitlichen System unter ihrer Kontrolle zu machen. Sie mussten einen Weg finden, um die Menschen davon zu überzeugen, dass die medizinische Ausbildung dringend reformiert werden müsste – und dazu propagierten sie die Vorstellung, dass medizinische Fakultäten eine profitorientierte Abzocke betrieben.[2]

Viele medizinische Schulen agierten als profitorientierte Fachbereiche an Colleges und Universitäten. Sie nahmen wirklich jeden auf, der lernen wollte und bezahlen konnte, und der Lehrplan variierte je nach

Schule und je nach Lehrkraft. Es musste sich etwas Grundlegendes ändern, um die Menschen davon zu überzeugen, dass dieses offene Modell der medizinischen Ausbildung für die Gesellschaft irgendwie von Nachteil war. Sollte dies gelingen, so könnte das alte System abgeschafft und ein einheitliches medizinisches System eingeführt werden, das gut zu kontrollieren wäre und das leicht repliziert und an allen medizinischen Fakultäten gelehrt werden könnte.

Die bereits erwähnten drei Schularten mussten verschwinden, wenn die Rockefeller-Vision eines – in Abraham Flexners Worten – »einheitlich aufwendigen und teuren« Systems der medizinischen Ausbildung in größerem Maßstab realisiert werden sollte.

Zugegeben: Manche Formen der medizinischen Ausbildung in jenen Tagen waren tatsächlich Unsinn. Aber hinter dem Vorhaben stand der geheime Plan, viele legitime Formen der Medizin abzuschaffen, die für das neue System eine Konkurrenz bedeuten könnten – um die Medizin zur bloßen Verabreichung verordneter Pillen als standardisierte Behandlung bei festgelegten Diagnosen zu machen. Vor dem *Flexner-Report* existierte weder eine pharmazeutische Industrie als solche noch eine Regierungsbehörde, die die Medizin kontrollierte. Doch das änderte sich schnell, als die Ölindustrie das Profitpotenzial in dieser neuen Idee erkannte. Dr. Bell erklärte mir:

> »[Die Rockefellers] fanden mithilfe der organischen Chemie heraus, dass sie aus ölbasierten Molekülen alle möglichen Dinge machen konnten, und sie entwickelten diese weiter zu patentierten Arzneimitteln oder Wirkstoffmolekülen. […] Die waren sehr profitabel, aber damit die Menschen sie akzeptierten – denn im Vertrauen gesagt: Sie sind reines Gift –, mussten sie das Bildungssystem kontrollieren.«

Eine handverlesene Schar unter Leitung von Abraham Flexner (an seiner Seite: sein Bruder Simon) wurde beauftragt, für die Medizin in Nordamerika ein neues Rahmenkonzept zu entwickeln. Angetrieben von den Rockefellers und Carnegies und in Übereinstimmung mit der AMA lenkte diese Gruppe brillanter, aber willfähriger Geistesgrößen den Kurs der medizinischen Ausbildung in Nordamerika im Alleingang in eine neue Richtung. Die Lobbyarbeit der AMA in der zweiten Hälfte des 19. Jahrhunderts beschleunigte die »rigorose Vereinheitlichung der systematischen, empirischen medizinischen Ausbildung«, die Rockefeller und die anderen im Auge hatten, als sie den *Flexner-Report* in Auftrag gaben. Flexner und seine Elitegruppe waren nur Schachfiguren, die dafür benutzt wurden, schließlich den Sieg einzufahren.

Als sich diese Männer in jenen ersten Tagen des 20. Jahrhunderts zusammenfanden, entwickelten sie unter dem Namen »Hopkins Circle« ein ganz neues Gedankengebäude für die medizinische Ausbildung, die faktisch die Zwecke der AMA sowie die der Rockefellers und Carnegies erfüllten: Dies war ein gewaltiger Erfolg für diese großen Nummern, aber ein unermesslicher Verlust für die Amerikaner, ganz abgesehen von den verschiedenen medizinischen Schulen, die aus dem Markt gedrängt wurden. Die Herausgeber des *Journal of the American Medical Association* (JAMA) erklärten 1901 hinsichtlich ihrer Ziele in der Medizinerausbildung: »Es ist zu hoffen, dass ihre Anzahl mit den allgemein angewandten höheren Standards adäquat reduziert wird und dass nur die besten überleben werden.«

Für diese »Konsolidierer« war es etwas *Positives,* wenn ihre Arbeit in einer gewaltigen Einengung des Wettbewerbs in der medizinischen Ausbildung resultierte. Tatsächlich war die Eliminierung rivalisierender medizinischer Philosophien das eigentliche Ziel, sodass später Institutionen wie die Johns Hopkins University School of Medicine – die heute für viele als das Nonplusultra in der wissenschaftsbasierten medizinischen Ausbildung gilt – alle anderen Schulen verdrängen konnten. Dr. Bell sagt: »[Diese privaten Kreise] durchdrangen das Ausbildungssystem und schufen ein medizinisches Monopol, indem sie alle Konkurrenz ausschalteten, um die petrochemische Medizin zu patentieren. […] Das ist der *Flexner-Report* von 1910, wie er bekannt wurde. Abraham und Simon Flexner waren damit beauftragt worden; die Ergebnisse waren jedoch bereits vorherbestimmt.«

Abraham Flexner, eine Art Marionette, repräsentierte diese neue Bewegung hin zur zentralisierten Medizin. Mit der finanziellen Unterstützung durch seinen älteren Bruder Simon, einen Pathologen, der einmal auch das Rockefeller Institute leitete, sowie durch John D. Rockefeller selbst verbrachte Flexner gut 1½ Jahre damit, die Welt zu bereisen und überall Meinungen darüber einzuholen, was zu verändern sei, um die Ziele der Intrige zu erreichen. In Europa gewann er einen ganzen Schatz an Einblicken in die dort gängige Ausbildung. Seine Erkenntnisse fasste er in einem Werk namens *The American College* zusammen, das schon bald die Aufmerksamkeit des damaligen Vorsitzenden der Carnegie Foundation, Henry S. Pritchett, gewann.

Nach der Lektüre des Buches, das perfekt zur Zukunftsperspektive seiner eigenen Organisation hinsichtlich der Ausbildungsreform passte, bat Pritchett Flexner, die medizinische Ausbildung in ganz Nordamerika zu analysieren und eine wissenschaftliche Abhandlung darüber zu erstellen. Flexners Fachkompetenz lag nicht eben in der Medizin – er war ein einfacher Lehrer –, und genau deshalb wählte Pritchett ihn für diese Aufgabe. »Sie betrachteten das Problem der medizinischen Ausbildung als pädagogisches Problem und dachten, ein professioneller Pädagoge sei besser qualifiziert, das Problem anzugehen«, erklärt Dr. Thomas P. Duffy in seinem 2011 erschienenen Artikel »The Flexner Report – 100 Years Later«.[3]

Ein besonderer Dorn im Auge jener, die das alte Ausbildungsmodell abschaffen wollten, waren die vielen medizinischen Fakultäten, die am Rande dessen operierten, was damals selbst als rudimentär beste Methode in der Medizin galt. Auch die AMA drückte ihre Bedenken darüber aus – zumindest *öffentlich*, um die Meinung der Menschen zu beeinflussen. In den Augen von Flexners zahlreichen Gefolgsleuten und Protegés verwässerten die Studenten dieser minderwertigen medizinischen Ausbildungsprogramme den Pool qualifizierter Ärzte und werteten den Berufsstand ab. Duffys Artikel erklärt Flexners Rolle als »Change Agent«, als Betreiber des Wandels, wie folgt: »Wenig schmeichelhaft, aber nicht unbedingt falsch könnte man Flexners Tätigkeit so beschreiben: Er musste als gnadenloser Sanierer das medizinische System von minderwertigen Medizinschulen reinigen, die das Land mit schlecht ausgebildeten Ärzten überschwemmten.«

Ein wichtiger Aspekt von Flexners philosophischem Standpunkt zur medizinischen Ausbildung war seine neu entdeckte Affinität für das deutsche Modell, das er auf seinen Reisen und Studien im Ausland kennengelernt hatte. Danach mussten alle angehenden Medizinstudenten strenge wissenschaftliche Schulungen unter Laborbedingungen absolvieren, ehe sie überhaupt einen Fuß in eine Hochschulklinik setzen durften, um dort klinisch ausgebildet zu werden.

Da das deutsche Medizinmodell an der Johns Hopkins University bereits angewandt wurde, war es leicht an den Mann zu bringen, und wenn auch nur der Präzedenzwirkung wegen. Doch Flexner erlangte durch seine Orientierung an der Wissenschaft als »treibende Kraft im Leben des Arztes« Berühmtheit, als er die Medizinerausbildung in Amerika neu ausrichtete und sie von einer Kunst zu einer Paukroutine machte.[4] Flexners Leistung bestand in der Vereinigung von Wissenschaft und Medizin innerhalb eines von Deutschland inspirierten Ausbildungsparadigmas, das von Carnegie, Rockefeller, der AMA und anderen einflussreichen Kräften jener Zeit aufgegriffen und vorangetrieben wurde. In der Folge wurde die Medizin transformiert, und zwar nahezu über Nacht.

Fachliche Qualifikation: ein praktischer Deckmantel für die profitorientierte Konzernmedizin

Wie bereits erwähnt, war Flexner der perfekte Kandidat für die Rolle des »Change Agent«, der dieses neue Modell der Medizin einführte – und zwar gerade deshalb, weil er selbst kein Arzt war, dafür aber mit den Besonderheiten der Ausbildung aus der Perspektive dessen vertraut war, was Rockefeller und Konsorten insbesondere von der *medizinischen* Ausbildung erwarteten. Die Strategen, die hinter dieser dramatischen Umgestaltung standen, wussten, dass ihr Coup innerhalb des existierenden Paradigmas der medizinischen Ausbildung für Wellen sorgen würde, und benutzten einen Nichtmediziner, der sich für die deutsche Pädagogik der medizinischen Ausbildung begeisterte, als Strohmann. Und es funktionierte genau so, wie sie es geplant hatten. Die Folgen waren:[5]

- eine deutliche Reduzierung der medizinischen Schulen in ganz Nordamerika;
- ein deutlicher Anstieg der Zulassungsbedingungen an den Fakultäten, zum Beispiel verpflichtender Unterricht in Kliniken und Laboratorien sowie mit Hightech-Geräten;

- völlig neue Richtlinien für die »Legitimierung« medizinischer Schulen, zum Beispiel mussten bestimmte Mindestausgaben und eine bestimmte Anzahl von Räumlichkeiten gegeben sein;
- neue Gesetze, die festlegten, was eine wissenschaftsbasierte medizinische Ausbildung ausmacht;
- die ausnahmslose Übergabe der medizinischen Ausbildung in die Hand der nach Johns Hopkins arbeitenden medizinischen Schulen, die überall im Land strategisch platziert wurden.

Die Hürde der finanziellen Mindestausgaben in diesem Plan sorgte für ein praktisches Hintertürchen bei der Machtübernahme, stellte sie doch sicher, dass mit Geld von Spendern und Interessenorganisationen die Ausbildungsrichtung in allen »zertifizierten« Medizinschulen bestimmt werden konnte. Es war ein brillanter Plan unter dem Deckmantel des deklarierten Ziels, die medizinische Ausbildung »professioneller« zu gestalten.

Das Vorwort zum *Flexner-Report* stammte vom Präsidenten der Carnegie Foundation, Henry Pritchett. Es zeigt, wie weit die Kräfte, die den Weg zu dieser Publikation geebnet hatten, zu gehen bereit waren, indem sie »fachliche Qualifikation« als Ausrede für die Neuordnung gebrauchten. Pritchett schrieb, fachliche Qualifikation sei, jedenfalls nach seiner Definition, eine »Pflicht«, die engmaschig kontrolliert werden müsse, um sicherzugehen, dass sie durchgängig seiner Definition entspreche: »Keine anderen Mitglieder der Gesellschaft sind so aufopferungsvoll wie die wahren Ärzte und Chirurgen, und aus dieser edlen Gruppe gebührt niemandem mehr Anerkennung als jenen, die die Last der medizinischen Ausbildung auf ihre Schultern geladen haben.«[6]

»Andererseits«, fuhr Pritchett fort, »wird der Berufsstand durch die Präsenz vieler Männer verwässert, die aus schlechten Schulen mit niederen Idealen bezüglich der Bildungs- und Berufsehre kommen.«

Pritchett war überzeugt, dass in Sachen medizinischer Ausbildung weniger mehr war: weniger vor allem im Sinne von *weniger Wettbewerb.* Er pries den Umbruch der medizinischen Ausbildung und die damit einhergehende Schließung konkurrierender Schulen, die Osteopathie, Chiropraktik, Homöopathie, physiotherapeutische, botanische und andere Richtungen der Medizin unterrichteten. »Das Verschwinden zahlreicher noch bestehender Schulen ist Teil des Erneuerungsprozesses«, schrieb er und fügte hinzu, das sei durchaus »konstruktiv« und nicht »bedenklich«. »Mehrere Colleges, die sich nicht in der Lage sahen, eine medizinische Fakultät nach den neuen Richtlinien zu führen, haben in dieser Situation ihre medizinischen Fachbereiche aufgegeben, und das ist ein echter Gewinn für die ärztliche Ausbildung.«

All das klingt so schön – wer will denn nicht all die lästigen Quacksalber loswerden, die die medizinische Ausbildung für ihren persönlichen Profit missbrauchen? Das jedenfalls wurde damals kolportiert. Flexners Beurteilung der medizinischen Ausbildung trug dazu bei, das »Problem« zu konkretisieren, das wiederum seine Auftraggeber dazu verwendeten, ihre »Lösung« zu verwirklichen: die totale *Auflösung* aller medizinischen Methoden, die mit ihrer eigenen konkurrierten.

Dr. Bell brachte es in unserem Gespräch perfekt auf den Punkt: »Es überrascht nicht, dass der Report darauf hinauslief, dass es viel zu einfach war, eine medizinische Schule zu eröffnen, und dass die meisten Schulen die falsche Medizin unterrichteten. Ich will das mal übersetzen: Diese Fakultäten für natürliche Heilverfahren waren einfach nicht effektiv genug, um die chemischen Arzneimittel gewisser Hersteller an den Mann zu bringen. Welcher Hersteller wohl? Carnegie und Rockefeller.«

Ironischerweise behaupteten die Schöpfer des neuen Systems, das alte System diente privaten statt öffentlichen Interessen. Sie verteufelten die angeblich kommerzielle Ausrichtung der alten medizinischen Schulen, die dem gewöhnlichen Menschen offenstanden, und priesen die philanthropische Ausrichtung der neueren, angeblich fortschrittlicheren Schulen, die in Pritchetts Worten »alle Untauglichen ausgrenzen« sollten, um »eine perfekte Ärzteschaft zu schaffen«.

Wer jemals mit überheblichen Ärzten zu tun hatte, deren Motto bei der Behandlung von Patienten lautet: »Entweder Sie tun, was ich sage, oder Sie können gehen«, kann Pritchett und seine Mitreformer dafür die Schuld geben. Sie waren dafür verantwortlich, dass aus der einfachen Patientenpflege eine Art elitärer medizinischer Oligarchie wurde, in der alles außerhalb dessen, was das System als wissenschaftlich anerkannte, mit Missachtung gestraft wurde. Sie sind auch der Grund dafür, dass konkurrierende Formen der Medizin als »Quacksalberei«

abgetan wurden, obwohl viele von ihnen vorher als Standardtherapien gegolten hatten. Viele Behandlungsmethoden, die ich später in diesem Buch vorstellen werde, fielen in die Kategorie derer, die dem neuen System weichen mussten, dessen Hauptaugenmerk den höchst profitablen Pharmazeutika galt.

Das heißt jetzt nicht, dass *alle* konventionell ausgebildeten heutigen Ärzte in ihrer Kompetenz unwiderruflich geschädigt oder dass alle Formen »konventioneller« Schulmedizin auf Profit und Kontrolle ausgerichtet sind. Viele Ärzte praktizieren integrative oder funktionelle Medizin und kombinieren das Beste aus dem »konventionellen« Spektrum mit »alternativen« Methoden – im Grunde haben ja beide Seiten ihre Vorteile. Und viele Ärzte – akademische wie auch praktizierende – haben sich aus den engen Grenzen des Systems befreit, nachdem sie die Wahrheit erkannt und sich einer völlig anderen Denkart über Medizin und Gesundheit geöffnet hatten. Ich glaube fest daran, dass viele wohlmeinende Ärzte einfach fehlgeleitet sind und dass einige von ihnen sich schließlich losreißen und große Dinge bewerkstelligen werden. So werden sie je nach ihrer Kapazität das System wieder verändern.

Doch die Vorherrschaft der Pharmazie ist sicherlich eine tief greifende Denkweise, die viele unserer renommiertesten ärztlichen Schulen durchdringt, und häufig ist sie die größte Barriere für echten medizinischen Fortschritt. Und jene, die diese Ideologie stützen, sind der »alternativen« Medizin häufig außergewöhnlich feindlich gesinnt, weil sie dem widerspricht, was ihnen in der medizinischen Ausbildung beigebracht wurde. Es ist nicht etwa so, dass diese konkurrierenden alternativen Methoden nicht funktionieren würden – viele davon tun es! Aber sie sind eine Bedrohung für den Profit und die Machtinteressen einer dicht verwobenen medizinischen Oligarchie, die seit den Tagen des *Flexner-Reports* ein medizinisches Monopol beansprucht.

»Die AMA, die die verschiedenen medizinischen Fakultäten beurteilte, machte es sich zur Aufgabe, die größeren angesehenen homöopathischen Colleges ins Visier zu nehmen und zu schließen«, sagte Dr. Darrell Wolfe, Ac. Ph.D., als er mir die Rolle der Regierung in dieser Sache erklärte. »Carnegie und Rockefeller begannen unmittelbar damit, mehrere hundert Millionen Dollar in jene medizinischen Schulen zu stecken, welche die arzneimittelintensive Medizin lehrten. Es war vorauszusehen, dass diese Schulen auch die besseren Ärzte hervorbrachten – oder sollten wir besser sagen, die *anerkannteren* Ärzte? Als Gegenleistung für die Fördermittel wurde von den Schulen verlangt, ausschließlich pharmazeutikaorientierte Medizin zu unterrichten, gänzlich ohne Schwerpunkt auf natürliche Medizin.«

Nahezu jede medizinische Fakultät, die etwas anderes als den Carnegie-Rockefeller-Lehrplan unterrichtete, blieb wegen zu weniger Immatrikulationen, zu wenig Finanzmitteln oder beidem auf der Strecke. Die Finanzierung war wohl das größte Problem, weil die Carnegie- und die Rockefeller-Stiftung unzählige Millionen in Schulen steckten, die ihre Agenda unterstützten – auf Kosten all der anderen.

Bemerkenswerterweise waren Homöopathie, Chiropraktik und die vielen anderen Formen der Medizin, die nach dem *Flexner-Report* größtenteils ausgelöscht wurden, zur Zeit der Veröffentlichung des Reports nicht wie heute in der Minderheit. Die sogenannte »alternative« Medizin war die *vorherrschende* Form der Medizin – bis im frühen 20. Jahrhundert dieses zügige Umdenken stattfand.

Von Dr. Wolfe erfuhr ich weiter:

> »Bis 1925 waren über 10 000 Kräuterärzte arbeitslos geworden. 1940 wurden mehr als 1500 Chiropraktiker wegen ›Quacksalberei‹ strafrechtlich verfolgt. Die 22 homöopathischen Schulen, die um die Jahrhundertwende florierten, schrumpften auf gerade einmal zwei im Jahr 1923. […] 1950 hatten alle Schulen für Homöopathie aufgegeben. Am Ende fand ein Arzt, der nicht an einer von Flexner anerkannten medizinischen Fakultät seinen Doktortitel erworben hatte, nirgendwo mehr einen Job. Das ist der Grund, warum die Ärzte von heute derart auf synthetische Arzneien ausgerichtet sind und kaum etwas über Ernährung wissen.«

Wenn Geld das Sagen hat, hat die Konzernmedizin ein Wörtchen mitzureden

Bei all ihrem Gerede um die angeblich konstruktiven Reformen veränderten die Instanzen hinter dem *Flexner-Report* das medizinische Spektrum, das vor 1910 bestanden hatte, tatsächlich auf vielerlei Weise.

Wenn die Medizin vor 1910 ein bunter Farbkreis gewesen war, dann war der *Flexner-Report* eine monströse Schere, die davon alle Farben bis auf einen Grauton wegschnitt. Der Report saugte der Medizin alles Leben aus und machte sie zu einer seelenlosen Maschinerie der Profitmaximierung – alles im Namen des Fortschritts.

Einiges, was die Befürworter des Reports als Errungenschaften feierten, hatte tatsächlich etwas für sich, wie etwa die Verbesserungen der Ausbildungsstandards. Das deutsche Modell des obligatorischen Labortrainings, zusammen mit klinischen Untersuchungen und praktischen Anweisungen unter Klinikbedingungen, hat ebenfalls Anerkennung verdient, weil es dazu beiträgt, dass nur die besten und kompetentesten Ärzte die Universitäten mit einem Abschluss verlassen.

Aber der Schaden, den dieser Report der Vielfalt in der Medizin antat, überwiegt jeden eventuellen Vorteil bei Weitem. Schließlich könnten die strengen Ausbildungsstandards ja auf alle Heilkünste angewandt werden, nicht nur auf die pharmazeutische.

Alle Probleme, die der *Flexner-Report* anprangerte – profitorientierte Schwindeleien in der Medizin, private Fakultäten und der Mangel an wissenschaftlicher Präzision –, waren in Wirklichkeit genau die Faktoren, die das neue System ausmachten, jetzt allerdings ohne große Konkurrenz. Die Kunst echter wissenschaftlicher Recherche und Forschung wurde zugunsten eines schematischen Modells im Dienst von Privatorganisationen verworfen. In seinem Artikel im *Yale Journal of Biology and Medicine* drückt es Dr. Duffy so aus: »Die amerikanische Medizin profitierte von den wissenschaftlichen Verbesserungen, die dieses System ermöglichte, in unermesslicher Weise, aber das übertrieben rationale deutsche System sorgte für ein Ungleichgewicht von medizinischer Kunst und Wissenschaft.«[7]

Dieses Ungleichgewicht wird in der Art, wie medizinische Schulen seit dem *Flexner-Report* geführt werden, deutlich: von oben nach unten. Und wenn die Rockefellers und Carnegies massive Fördergelder in diese Schulen steckten, unterstützten sie damit nicht nur ihre eigennützigen medizinischen Lehrpläne, sondern bildeten darüber hinaus eine Schicht forschender Ärzte heran, die selbst keine Patienten mehr behandelten. Zum ersten Mal wurden dem Forschungslehrkörper an medizinischen Fakultäten Vollzeitstellen angeboten, um Lehrpläne für medizinische Schulen in ganz Nordamerika zu erstellen. Die Befürworter dieses Modells argumentierten, dass das beste wissenschaftliche Know-how von Fachleuten erworben würde, die ihr ganzes Leben der Forschung und der Lehre widmen konnten, ohne »Ablenkung« durch die Praxisarbeit am Patienten.

Gegner jedoch, darunter ein Mann namens William Osler und sein Kollege Harvey Cushing, ahnten bei diesem Modell eine ganze Reihe von Problemen voraus: Probleme, die sich heute genau so bewahrheitet haben, wie die beiden sie prophezeiten. Die Trennung zwischen forschenden und praktizierenden Ärzten würde »eine Generation klinischer Formalisten« schaffen, die »abseits der komplexen Welt der Patientenbehandlung« stünden.[8] Das permanente Streben nach noch mehr Wissen der Ärzte, die lediglich forschen und an Universitäten lehren, so die Kritik, würde sich katastrophal auf die Patienten auswirken, da sie von Ärzten behandelt würden, die nach diesem Modell ausgebildet worden seien. Und die Prioritäten dieses Modells hätten sich weg vom Umgang mit dem Patienten und der praktischen Sorge um ihn hin zu einem Streben nach den höchsten Rängen in einer institutionell geprägten Struktur medizinischen Wissens verschoben.

Schlimmer noch ist, dass diese Verschiebung zwei separate, voneinander streng getrennte Kategorien von Ärzten schuf: einerseits die hochbezahlten in Festanstellung, die an zugelassenen medizinischen Fakultäten nach der Pfeife der medizinischen Oligarchie tanzen; und andererseits jene, die das, was sie an diesen Schulen gelernt haben – und was sich heute nahezu vollständig um hoch profitable Pharmazeutika dreht –, an ihren Patienten anwenden.

Die monopolistisch ausgerichtete Medizin wurde rasch zum neuen »Gold«-Standard, ungeachtet dessen, was irgendjemand darüber zu sagen hatte, und im Lauf der Zeit gerieten die alten Modelle medizinischer Methoden in Vergessenheit. Dadurch hatten die unterschiedlichsten Geschichtsrevisionisten die Möglichkeit, die Machenschaften der Rockefellers, der Carnegies und der AMA vor der Überprüfung nachfolgender Generationen abzuschirmen.

Eines meiner Ziele auf unserem Streifzug ist es, Ihnen neue Einblicke in die *wahre und vergessene* Geschichte der Medizin zu geben und Ihnen davon zu berichten, wie diese ehemalige Kunstfertigkeit von

Interessenvereinigungen gekapert und zu einer Profitmaschinerie umfunktioniert wurde. Mit diesem Wissen können Sie besser verstehen, *warum* die alternativen Methoden, die ich später vorstelle, nicht mehr im Blickfeld vieler heute praktizierender Ärzte stehen.

Rife, Hoxsey, Fitzgerald und Wilk stellen das System infrage

Als Mitte des 20. Jahrhunderts schließlich so gut wie alle konkurrierenden medizinischen Schulen verdrängt waren, befand sich das neue Medizinsystem in Amerika auf dem Weg zur totalen Vorherrschaft. Man musste nur die rivalisierenden medizinischen Richtungen, die vor dem *Flexner-Report* bestanden, und jene, die danach – sehr zum Unmut des Establishments – erschienen, abfertigen. Es war ein ausgewachsener Kreuzzug gegen alle echten Heilmethoden, um das pharmaziezentrierte System vor jedweder echten Konkurrenz zu schützen. Die medizinische Oligarchie, die erkannte, dass wohl niemand bereit wäre, chemische Arzneien einzunehmen, wenn günstigere, sicherere und bei Weitem wirksamere natürliche Heilmittel leicht verfügbar wären, musste diese vernichten, eines nach dem anderen.

Es entstand ein Komplott aus internationalen Öl- und Pharmakonzernen – wobei diese beiden Interessengruppen im Grunde *ein und dasselbe* sind, denn synthetische Medikamente werden nun mal aus Erdölderivaten hergestellt, und Erdöl wurde von John D. Rockefellers Monopolgesellschaft Standard Oil gefördert. Rockefeller und seine Mitverschwörer schreckten vor nichts zurück, um ihre Geschäfte mit Treibstoffen und Pharmazeutika anzukurbeln, und sie waren bereit, dafür alle traditionellen Therapien zu bekämpfen.

Rifes Heilmethode für Krebs und andere Krankheiten im Würgegriff der Pharmakonzerne

Eines der tragischsten Beispiele für medizinische Klüngel in der Zeit nach dem *Flexner-Report* ist die Verfolgung von Royal Raymond Rife. Dem angesehenen Wissenschaftler und Erfinder wird von jenen, die sein Vermächtnis bewahren und verteidigen, die Entdeckung zugeschrieben, dass jede Krankheitsmikrobe ihre eigene individuelle elektronische Signatur besitzt – und dass diese Signatur neutralisiert oder »entkräftet« werden kann, um die von dieser Mikrobe verursachte Krankheit zu heilen. Es mutet geradezu ironisch an, dass Rife an der renommierten Johns Hopkins University in Maryland studierte, die sozusagen ein Nebenprodukt der Neupositionierung der amerikanischen Medizin infolge des *Flexner-Reports* war. Aber Rifes brillanter Verstand führte ihn auf eine ganz andere wissenschaftliche Reise, auf der er einige wirklich bahnbrechende Entdeckungen auf dem Gebiet der bioelektrischen Medizin machte.

Eine von Rifes zahlreichen Erfindungen war das weltweit erste heterodyne ultraviolette Mikroskop, bekannt als universales Prismenmikroskop. Es bestand aus sage und schreibe 5682 Einzelteilen und konnte Objekte um das 60 000-Fache vergrößern. Rife entwickelte auch das Konzept eines Mikrodissektors und eines Mikromanipulators – diese Erfindungen statteten viele Felder neu entstehender Forschungstechnologien mit den dafür nötigen Werkzeugen aus.[9]

Mit Rifes Universalmikroskop konnten Wissenschaftler lebende Viren und Bakterien in ihrem echten, lebendigen Profil und in der für ihre Studien nötigen Vergrößerung beobachten. Diese Errungenschaft weckte Rifes Interesse an den potenziellen medizinischen Auswirkungen: Wenn man Viren und Bakterien so genau studieren konnte, könnte man sie doch auch – so nahm er aufgrund früherer Studien an – mit Hochfrequenzenergie unschädlich machen.

Eine seiner ersten Beobachtungen beim Betrachten eines *Bacillus coli* (*B. coli*) durch sein Mikroskop war, dass es eine individuelle elektronische Signatur aufwies, die so manipuliert werden konnte, dass dieses spezielle Bakterium in den Abschaltmodus fiel. Später erkannte er, dass auch andere Bakterien und Viren elektronische Signaturen besaßen, und er kam ins Grübeln: Was, wenn für jeden bekannten Krankheitserreger Frequenzen maßgeschneidert werden könnten, um genau diesen Erreger auszuschalten und dadurch die von ihm hervorgerufene Krankheit zu heilen? Nach vielen Jahren sorgfältigster Forschung erkannte Rife, dass es durchaus möglich war, die Signatur eines infektiösen Organismus zu identifizieren, zu isolieren und zuzuordnen und dann die Krankheit zu heilen, indem man die Infektion mit Hochfrequenzenergie angriff.

Rife schickte mit speziellen Instrumenten Schwingungsfrequenzen in Viren und Bakterien, um zu sehen, wie sie reagierten. Mit den gewonnenen Daten berechnete er erfolgreich die »Mortal Oscillatory Rate« (MOR; tödlicher Schwingungsgrad) jeder einzelnen Mikrobe. Dadurch konnte er seinen speziellen »Strahl« auf die passende Wellenlänge einstellen. Eine historische Quelle erklärt den Prozess wie folgt: »So wie die Resonanzfrequenz, die ein Weinglas zerspringen lässt, nur genau diese Art von Glas zerspringen lässt, so zerstören Rifes Frequenzen nur Krankheitserreger mit einem ganz bestimmten Schwingungsmuster.«[10]

Diese Entdeckung war besonders in Bezug auf Krebs relevant. Rife wird das Verdienst zugesprochen, als Erster mit dieser Todesursache Nummer eins ein Virus in Verbindung gebracht zu haben. Er brauchte rund 20 000 misslungene Versuche, ehe er es identifizierte – so viel zum Thema Ausdauer! –, aber am Ende war es das wert. Aufbauend auf das neu entdeckte Virus, das er *Cryptocides primordiales* nannte, gelang es ihm schließlich, ein brauchbares Heilverfahren zu entwickeln.

Nachdem Rife die genaue MOR für *C. primordiales* bestimmt hatte, konnte er demonstrieren, dass seine Methode nicht nur in vitro auf seinen Objektträgern im Labor funktionierte, sondern auch in vivo bei Tieren – und später bei Krebspatienten. Da Rifes fein abgestimmtes Strahlungsinstrument auch bei vielen anderen Keimen erfolgreich war, ermutigte ihn sein Freund Milbank Johnson, Professor der Physiologie und klinischen Medizin an der University of Southern California, seine Forschung weiterzuentwickeln. Dr. Johnson überzeugte Rife, mit einem Forscherteam aus einigen der klügsten Köpfe jener Zeit Experimente mit dem Krebsvirus an Menschen durchzuführen. 1934 gelang es ihnen, sechzehn todkranke Patienten in nur 3 Monaten mit der Rife-Methode zu heilen – und das ganz ohne schädliche Nebenwirkungen.

FDA, AMA und NCI schließen Hoxsey-Kliniken

Über 2000 Meilen entfernt, im ländlichen Illinois, wählte der geschäftige Urenkel eines einfachen Tierarztes einen ganz anderen Ansatz, um Krebs auf natürliche Weise zu heilen, doch sein Schicksal glich am Ende dem von Rife. Harry Hoxsey hatte von seinem Urgroßvater

John viel Kräuterwissen übermittelt bekommen. John Hoxsey hatte einst zufällig beobachtet, wie eines seiner kranken Pferde, das er eigentlich auf die Weide gelassen hatte, damit es dort starb, bestimmte dort wachsende Kräuter fraß und sich daraufhin vollständig erholte.

Wie Harry Hoxsey in seiner Autobiografie *You Don't Have to Die!* schrieb, pflückte sein Urgroßvater daraufhin ein paar der Kräuter, die das Pferd gefressen hatte, untersuchte sie und experimentierte eifrig damit. Am Ende hatte er drei Rezepturen entwickelt, mit denen Krebspatienten geheilt werden konnten: eine Kräutertinktur, ein Pulver und eine Salbe. Der hochintelligente und tatkräftige junge Harry Hoxsey sah in den Rezepten, die sein Urgroßvater der Familie vermacht hatte, enormes Potenzial. Er hatte gesehen, wie sein Vater, der ebenfalls John hieß, die Kräutermischungen insgeheim an Patienten einsetzte. Dies veranlasste ihn schließlich, siebzehn Kliniken zu gründen, in denen den Patienten »Hoxsey Tonic« verabreicht wurde.

Hoxseys Rezeptur, die auf einem indianischen Elixier aus ganz ähnlichen Zutaten basierte, bestand aus Rotkleeblüten, Süßholzwurzeln, Kreuzdornrinde, Klettenwurzel, Stillingiawurzel, Kermesbeerenwurzel, Berberitzenwurzel, Mahonienwurzel, Sagrada-Faulbaumwurzel, Stacheleschenwurzel und wilder Indigowurzel. Spätere Versionen enthielten auch Seetang, der das Kaliumiodid ergänzte, das mit dem Tonikum verabreicht wurde.

Weder sein Vater noch Harry selbst waren ausgebildete Ärzte, doch Harry erkannte, dass die Tinktur seines Großvaters zwar kein Wundermittel war, aber die einzelnen Inhaltsstoffe zusammen das Gleichgewicht in der Körperchemie wiederherstellten. Bei einem Ungleichgewicht kann es zu systemischen Vergiftungen und chronischen Krankheiten kommen.

Für Harry war insbesondere Krebs eine Folge dieses Ungleichgewichts, denn, so schrieb er, »er tritt ausschließlich dann auf, wenn eine deutliche Veränderung in der Zusammensetzung der Körperflüssigkeiten vorliegt und es in der Folge zu einem chemischen Ungleichgewicht der Organismen kommt«. Anders ausgedrückt: Metabolische Unregelmäßigkeiten, die zu Krankheiten wie zum Beispiel Krebs führen, werden wirksam normalisiert, wenn sie mit den Kräutern im Hoxsey-Tonikum behandelt werden – diese Tatsache wurde später in dem Buch *Plants Used Against Cancer* bestätigt. Autor war Jonathan Hartwell, einer der Gründer des National Cancer Institute (NCI).

Hoxseys äußerlich anzuwendende Arznei war eine rote Paste aus dem Saft der Kanadischen Blutwurz (*Sanguinaria canadensis*, eine weitverbreitete Wildblume), Zinkchlorid und Antimonsulfat. Das Rezept basierte auf einer Heilsalbe, die Dr. J. W. Fell in den 1850er-Jahren im Londoner Middlesex Hospital entwickelt hatte. Fell wiederum hatte sich von einer noch älteren Paste aus dem präkolonialen Amerika inspirieren lassen.

»Die Hoxsey-Kräuter werden schon seit geraumer Zeit von indianischen Heilern zur Krebsbehandlung eingesetzt, und europäische Ärzte nahmen auf Reisen das entsprechende Wissen auf und brachten es mit in die Heimat, um ihre Patienten zu behandeln«, erklärt Richard Walters in einer 1994 erschienenen Abhandlung, die er für *The Herb Quarterly* schrieb, aber auch in sein Buch *Options: The Alternative Cancer Therapy Book* aufnahm. »Der Wurzelstock der Blutwurz, einer Frühlingsblume, enthält das Alkaloid Sanguinarin, das stark gegen Tumoren wirkt. […] Laut dem angesehenen Botaniker Dr. James Duke vom US-amerikanischen Landwirtschaftsministerium haben alle Hoxsey-Kräuter eine nachgewiesene Anti-Krebs-Wirkung.«[11]

Da die Hoxsey-Methode einfach und hoch wirksam zugleich ist, wurde sie sehr schnell populär. Die Kräutermischung stärkte das Immunsystem und leitete Abfallprodukte und Giftstoffe aus Tumoren aus, wodurch diese abstarben – das sprach vor allem Krebspatienten an, die sich vor Chemotherapie, Bestrahlung und all den damit verbundenen Nebenwirkungen ängstigten.

Harry Hoxseys Kliniken hatten durchschlagenden Erfolg – bis auf ein kleines Problem: Die Methode passte nicht zu den Plänen des amerikanischen medizinischen Establishments. Deshalb wurde er regelmäßig von staatlichen Organen schikaniert. Historische Berichte weisen darauf hin, dass Harry mehr als hundertmal verhaftet wurde, weil er angeblich ohne Approbation als Arzt praktizierte, und seine Tinkturen wurden schließlich aus der Öffentlichkeit verbannt. Doch Harrys Beliebtheit bei seinen Patienten, von denen die meisten durch seine Methode geheilt wurden, sowie bei Abgeordneten, Richtern und sogar bei anderen Ärzten schützte ihn immer davor, wegen der Anklagepunkte verurteilt zu werden, jedenfalls eine gewisse Zeit lang. Nahezu jeder, der die Beweise sah – darunter auch jene, die zunächst gegen das »Hoxsey Tonic« waren –, änderte seine Meinung, nachdem er dessen Wirksamkeit aus erster Hand erlebt hatte.

Eine unabhängige Gruppe aus zehn Ärzten, die 1954 Hoxseys Klinik in Dallas prüften und hunderte Fallgeschichten und Zeugnisse studierten, kam zu dem Schluss, dass Harry und sein Heilerteam »pathologisch nachgewiesene Fälle von Krebs innerlich wie äußerlich mit Erfolg behandelten, ohne Operationen, Radium oder Röntgenstrahlen«. Sie lobten die Arbeit der Hoxsey-Kliniken und erklärten, dass die dort angebotenen Behandlungen konventionellen Methoden »überlegen« seien und dass alles getan werden müsse, um allen Amerikanern diese Behandlung zu ermöglichen. Dass das nie geschah, ist laut Harry Hoxsey zum Teil auf den Einfluss von Dr. Malcolm Harris, einem Chicagoer Chirurgen und dem späteren Präsidenten der AMA, zurückzuführen.

Dr. Harris bot Hoxsey Geld an, wenn er die Kontrolle über seine Methode der AMA übergäbe, aber Hoxsey lehnte ab. Es ging ihm nie ums Geld, und er gab sein Tonikum sogar kostenlos ab, wenn die Patienten es sich nicht leisten konnten. Er wollte einfach Menschen helfen. Doch die AMA ließ es – zusammen mit mehreren anderen staatlichen Behörden – nicht zu, dass seine Methode noch mehr Aufmerksamkeit gewann. Sie reichten Klagen gegen Hoxsey ein und hetzten sogar die Food and Drug Administration (FDA, Behörde für Lebens- und Arzneimittel) auf ihn los. Dieser Schritt besiegelte dann in den 1960er-Jahren das Ende aller Hoxsey-Kliniken.

Das Magazin *Esquire* plante einen Hetzartikel gegen Hoxsey und sein Tonikum und beauftragte den Journalisten James Burke damit, die »Quacksalberei«, der Harry angeblich nachging, zu entlarven. Doch als Burke über den Mann und seine Kliniken recherchierte und nach einem Grund suchte, um ihn zu diskreditieren, kam er zu einem völlig anderen Schluss: Harry Hoxsey behandelte nicht nur effektiv seine Patienten, sondern er tat dies zudem mit der größten Herzensgüte. Schließlich behandelte und beherbergte er viele seiner weniger privilegierten Patienten, ohne einen Penny zu verlangen. Burke wurde einer von Harrys stärksten Befürwortern und schrieb den Artikel aus einer völlig anderen Perspektive als geplant. Er nannte ihn »The

Quack Who Cured Cancer« (»Der Quacksalber, der Krebs heilte«). Das *Esquire*-Magazin druckte ihn nie ab.

In den Jahren darauf schloss die FDA alle Hoxsey-Kliniken in den USA, wodurch sich Harry gezwungen sah, Kliniken in Mexiko zu gründen, die – zum Glück für Krebspatienten – nach wie vor geöffnet sind. Auf seinen Wunsch hin wurden sie umbenannt: Die Hauptklinik in Tijuana heißt heute Bio Medical Center. Sie befindet sich von San Diego aus gleich hinter der mexikanischen Grenze – außerhalb der Reichweite der US-Behörden.

Fitzgerald enthüllt medizinische Vetternwirtschaft

Nur ein Jahr vor der Überprüfung von Harry Hoxseys Werk durch das unabhängige Gremium 1954 wurde ein Kongress-Komitee gegründet, um die Rolle der AMA bei der Verhinderung nicht nur seiner, sondern auch vieler weiterer natürlicher Krebstherapien in den USA zu untersuchen. Der Kongressabgeordnete Charles Tobey aus Massachusetts beauftragte einen Mann namens Benedict Fitzgerald als Fachberater dieses Komitees damit, die mutmaßlichen Ungehörigkeiten zu untersuchen und einen Bericht über seine Erkenntnisse zu erstellen.

Die Schlussfolgerungen des Fitzgerald-Reports, die am 3. August 1953 im *Congressional Record* veröffentlicht wurden,[12] stellten den Übergriffen seitens des medizinischen Establishments ein vernichtendes Urteil. Zweck des Reports war es, den Stand der Krebsmedizin in jener kritischen Zeit der US-Geschichte zu beurteilen und insbesondere jede Heimtücke im Fluss des medizinischen Wissens und der medizinischen Methodik offenzulegen: Heimtücke, die Fitzgerald als gegeben bestätigte und mit erstaunlichem Mut bloßlegte. In seinem Bericht an Senator William Langer aus North Dakota verfasste Fitzgerald eine niederschmetternde Anklage gegen die herrschende medizinische Klasse, der er vorwarf, sich aktiv an einer Verschwörung gegen natürliche Behandlungs- und Heilmethoden zu beteiligen. Anhand einer Reihe umstrittener Krebstherapien, darunter »Hoxsey Tonic«, stellte er fest, dass die AMA diese Methoden in ihrer Hexenjagd »übereilt, willkürlich, eigenmächtig und gänzlich unlauter« als wirkungslos erklärt hatte.

Fitzgerald nannte auch Namen, darunter denjenigen von Dr. J. J. Moore, damals Kassenführer der AMA, der laut Fitzgerald sehr wahrscheinlich die AMA und weitere, ähnliche Behörden »in eine bundesstaatenübergreifende Verschwörung von alarmierendem Ausmaß« hineinzog. »Hinter und über all dem steht das bizarrste Konglomerat aus korrupten Motiven, Intrigen, Egoismus, Neid, Blockierung und Konspiration, dem ich je begegnet bin«, schrieb Fitzgerald mit wütender Offenheit.

In Hinblick auf Harry Hoxsey und seine Kliniken, die auf den Druck der AMA hin von der FDA geschlossen wurden, vermeldete Fitzgerald, Hoxsey sei des Betrugs nicht mehr schuldig als die vielen Patienten, die er geheilt hatte. Hoxseys größter Widersacher, AMA-Chef Dr. Morris Fishbein, habe auch falsch gelegen, als er Hoxsey als »Quacksalber« und »Scharlatan« bezeichnet und behauptet hatte, dessen Therapien seien betrügerisch – schließlich hätten sie nachweislich hunderte Patienten von Krebs geheilt.

Hoxsey gewann vor Gericht einen bedeutenden Prozess gegen Dr. Fishbein, der daraufhin widerwillig zugab, nicht einmal einen einzigen Tag in seinem Leben selbst Medizin praktiziert zu haben und somit gar nicht kompetent über die Therapien, gegen die er wetterte, urteilen zu können. Nachdem die Geschworenen ein Gremium aus Pathologen, Radiologen, praktischen Ärzten und Chirurgen sowie zahlreiche Zeugen, die alle für Hoxsey sprachen, angehört hatten, kamen sie zu dem Schluss, dass Dr. Fishbein mit seinen Vorwürfen völlig danebenlag.

»Die Geschworenen … schlossen, dass Dr. Fishbein unrecht hatte, dass seine publizierten Behauptungen falsch waren und dass Hoxseys Methode, Krebs zu behandeln, durchaus einen therapeutischen Nutzen hatte«, schrieb Fitzgerald und merkte an, dass jene, die Dr. Fishbeins Standpunkt verteidigten, offiziell zugaben, dass konventionelle Krebstherapien wie Bestrahlung Krebs verursachen könnten. »Diese Meinung bestätigen medizinische Publikationen wie die von der American Cancer Society herausgegebene Fachzeitschrift *Cancer* in ihrer Ausgabe vom Mai 1948«, fügte Fitzgerald hinzu.

Wenn das noch nicht Beweise genug waren, listete er die Namen und Adressen der Patienten auf, die laut unabhängiger, aber wissenschaftlich solider pathologischer Bewertung von Krebs geheilt waren, nachdem sie in Hoxsey-Kliniken behandelt worden waren. Zudem lieferte er eine Zusammenfassung von Aussagen vieler angesehener Mediziner jener Zeit, die bestätigten, dass chirurgische und auf Strahlung basierende Therapien bei Krebs nicht effektiv seien und den Patienten beträchtlichen Schaden zufügten.

»Es gibt zwar ein paar, die noch immer an die Wirksamkeit von Bestrahlung als Heilmittel glauben, doch meine Skepsis hinsichtlich ihres Nutzens wird immer mehr bestätigt«, heißt es in der Mitschrift der Anhörungen, die 1946 vor dem 79. Kongress stattfanden, der über eine Gesetzesvorlage zur Ausgabe von 100 Millionen Dollar für die Krebsforschung befinden musste. Bereits 1939 hatte der berühmte britische Physiologe Sir Leonard Hill geschrieben: »Hohe Dosierungen (von Gamma- und Röntgenstrahlen) führen zur Zerstörung normaler Gewebe wie Knochenmark und lymphatischem Gewebe, Leukozyten und Epithelgewebe und am Ende zum Tod.«

Fitzgerald beteuerte in seinem Bericht unerschrocken die Vorteile von Hoxseys Methoden sowie die von einigen anderen wie ihm, die zur Zielscheibe der AMA geworden waren, und lieferte zahlreiche Beweise dafür, dass vielmehr die Therapien des Establishments minderwertig und gefährlich waren. Er warnte vor den monopolistischen Mächten, die versuchten, ihre Konkurrenz auszuschalten, und sprach sich für einen freien Markt in der Medizin aus, in dem Patienten, Ärzte, Forscher und Wissenschaftler beim Ausüben ihrer jeweiligen medizinischen Methoden per Gesetz geschützt sind.

Die AMA und die American Cancer Society (ACS), die beide aggressiv die Lüge verbreiteten, dass Radium, Röntgenbestrahlung und operative Eingriffe die einzigen anerkannten Therapien bei Krebs wären, waren das Hauptziel von Fitzgeralds vernichtendem Angriff auf Amerikas zusehends ruiniertes Medizinsystem. Und ihre Herrschaft über die Medizin, gesponsert vom Geld privater wie öffentlicher Interessenorganisationen, war die eigentliche Krankheit, die es zu heilen galt.

Der »größte Schwindel der Epoche« war die furchtlose Formulierung, mit der Fitzgerald den AMA-ACS-Angriff auf rivalisierende Krebstherapien umschrieb. Und die AMA, die ACS und die FDA seien nichts weniger als medizinische Intriganten, die für die Verhinderung, die Unterdrückung und die Einengung der freien Wahl konkurrierender medizinischer Therapien verantwortlich waren, die die Profite durch die von ihnen verordneten »Aufschlitz-, Abschneide- und Verbrenn-«Methoden minderten.

Fitzgerald war auch einer der Ersten auf nationaler Ebene, die die Manie des medizinischen Systems, die Verteilung von Medikamenten zu kontrollieren, kritisierten. Rattengift und Arsen, so merkte er an, seien frei verkäuflich, aber ein kleines Röhrchen vergleichsweise harmlosen Penicillins müsse von einem Arzt verordnet werden, damit man es legal kaufen könne.

Fitzgerald wusste anscheinend besser als die Männer bei der AMA um die Bedeutung des Vorsatzes, dem Patienten keinen Schaden zuzufügen und *das Richtige* zu tun. Seine Folgerungen hätten, so sie denn von jenen mit der entsprechenden Macht ernst genommen worden wären, das »Virus«, das die medizinische Freiheit auffraß, zerstören und die alten Therapiemethoden – Methoden, die tatsächlich wirkten – wieder zugänglich machen können.

Seine Worte treffen die Sache im Kern:

> »Wir sollten ermitteln, ob bestehende Organisationen – öffentliche wie auch private – an Schikanen, Verspottung, Beleidigungen und Verleumdungen anderer beteiligt waren, die sich ernsthaft bemühten, diesen Fluch der Menschheit (Krebs) auszumerzen. Haben sich medizinische Vereinigungen durch ihre Direktoren, Vertreter und Mitarbeiter daran beteiligt?
>
> Meine bisherigen Recherchen sollten dieses Komitee überzeugen, dass es eine Verschwörung gibt, um die freie Wahl und die Verwendung von Medikamenten mit vermeintlich therapeutischem Nutzen im zwischenstaatlichen Handel zu verhindern. Öffentliche wie private Gelder werden umhergeworfen wie Konfetti auf einem Jahrmarkt, um Praxen, Krankenhäuser und wissenschaftliche Forschungslaboratorien, die nicht in die Vorstellung der medizinischen Vereinigungen passen, zu vernichten und zu schließen. […] Wie lange werden die Amerikaner dies noch hinnehmen? Es ist nur eine weitere Manifestation der Macht und Vorrangstellung ein paar weniger auf Kosten der vielen.«

Wilk gegen die AMA: Ein Beispiel, wie Zusammenhalt die Tyrannei besiegen kann

Auch der Beruf des Chiropraktikers hat einen turbulenten Verlauf genommen, wurde er doch in den letzten 100 Jahren wiederholt von der AMA attackiert. Wie gegenüber Hoxsey, Rife und vielen anderen macht sich die AMA immer wieder daran, die Chiropraktik zunichte zu machen, indem sie die Legitimation des Berufsstands unterminiert, Beweise für seinen Nutzen verschleiert und Regierungsbehörden dahingehend manipuliert, dass sie die Chiropraktik in einem schlechten Licht sehen.

Die Chiropraktik gibt es immer noch, aber ihr heutiger angesehener Ruf war nicht kampflos zu erreichen. Ein zentraler Faktor für ihre Fortdauer war ein richtungweisender Prozess, den im Oktober 1976 ein Doktor für Chiropraktik namens Chester Wilk anstrengte. Zusammen mit drei Kollegen beschuldigte er die AMA der illegalen Aktivitäten im Versuch, seinen Berufsstand zu vernichten.

Die Geschichte der Chiropraktik reicht ins Jahr 1895 zurück, als Daniel David »D. D.« Palmer nachwies, dass das Nervensystem im Heilungsprozess eine entscheidende Rolle spielt. Aus einer wissenschaftlichen Perspektive demonstrierte er, dass eine Wirbelfehlstellung – bzw. das, was er »Subluxation« nannte – die Nervenkommunikation mehrerer Organe ausschaltet (je nachdem, an welchem Wirbel die Subluxation auftritt) und dadurch diesen Organen die erforderliche Heilungsenergie entzieht. Palmers Methode der Wirbelausrichtung, um diese Subluxationen zu korrigieren, war an zahlreichen Patienten erfolgreich und entwickelte sich zu einer weithin anerkannten nichtmedikamentösen Heilmethode – die schnell auf dem Radarschirm der AMA und anderer Organisationen auftauchte, die nach dem *Flexner-Report* ihre eigenen »orthodoxen« Methoden als Standards forcierten.

»Von seiner Begründung im Jahr 1895 an … war der Beruf des Chiropraktikers mit einem Eindämmungs- und Abschaffungsplan der American Medical Association (AMA) konfrontiert, der nahezu ein Jahrhundert lang andauerte«, erklärt der Chiropraktiker Dr. Steve Agocs im Artikel »Chiropractic's Fight for Survival«, der 2011 im *AMA Journal of Ethics* erschien. »Erst ein kartellrechtlicher Prozess gegen die AMA im Jahr 1976 enthüllte den Umfang und das Ausmaß des AMA-Plans.«[13]

Trotz seiner schwierigen Anfänge aufgrund interner Machtkämpfe – es gab mehrere rivalisierende Formen der Chiropraktik – wurde der Berufsstand schließlich geeint und zur eigenen medizinischen Berufssparte: etwas, das viele andere Medizinformen auf amerikanischem Boden versäumten, wofür sie mit ihrer Existenz bezahlten. Im gesamten 20. Jahrhundert war die Chiropraktik gezwungen, energisch ihre Legitimierung zu verteidigen, und noch heute steht eine Vorstellung im Raum, die die AMA als Erste formulierte: dass die Methoden der Chiropraktik irgendwie unmoralisch und »unwissenschaftlich« seien.[14]

Wilk und seine Kollegen mussten viele Jahre lang Schmähungen ertragen, unter anderem durch ungerechte Gesetze zur Approbation, die der Chiropraktik einen Wettbewerbsnachteil brachten. Schließlich jedoch erhoben sie Klage gegen die AMA und deren Kreuzzug zur Zerstörung ihres Berufsstands.

Gerichtsverfahren zur Verteidigung der Chiropraktik gab es bereits ganz am Anfang des 20. Jahrhunderts. Ein Prozess von 1907, *Wisconsin gegen Morikubo,* schuf einen ersten Präzedenzfall für die legale Ausübung der Chiropraktik, indem er sie als eigenen medizinischen Zweig festsetzte, der sich von anderen Ärzten und Osteopathen unterschied, die sich häufig selbst als Chiropraktiker bezeichneten. Dieses und ein paar weitere Urteile legten das Fundament für den Fall *Wilk gegen AMA* im Jahr 1976. In diesem Prozess wurde bewiesen, dass die AMA lange Zeit illegale Kartelltaktiken gegen die Chiropraktik angewandt hatte, allen voran die wiederholte falsche Beschuldigung, die Chiropraktik sei von ethischen Übertretungen gekennzeichnet.

Wichtig an diesem Prozess, der der Chiropraktik schließlich zur verdienten Glaubwürdigkeit verhalf, war zudem der mutmaßliche Mangel an geeigneten Approbationskriterien für Chiropraktiker. Die AMA hatte Chiropraktikern immer wieder vorgeworfen, ohne Approbation zu praktizieren – mit der Folge, dass viele festgenommen und sogar inhaftiert wurden. Wilk und die anderen Kläger stellten zutreffend fest, dass es gar nicht möglich war, als Chiropraktiker *mit* Approbation zu praktizieren, weil es nicht einmal ein System gab, durch das sie eine Approbation hätten erlangen können.

Es war ein harter, 11 Jahre andauernder Kampf, der sich als entscheidend für die Zukunft der Chiropraktik erweisen sollte. 1987 verfügte Bundesbezirksrichterin Susan Getzendanner – nachdem sie zahlreiche von Wilk und den anderen vorgelegte Beweise eingesehen hatte –, dass die AMA und ihre Mitangeklagten (darunter das American College of Surgeons und das American College of Radiology) sich der Missachtung des Sherman Antitrust Act (das US-Bundeskartellgesetz) schuldig gemacht hatten. Sie bekundete: »Die AMA beschloss, die Chiropraktik als Berufsstand zu kontrollieren und zu zerstören, um einen Konkurrenten auszuschalten. [...] Die Verschwörung hat nachhaltige Wirkung«, fügte sie in ihrem scharfen Urteil hinzu. »Die AMA erkennt die Gesetzwidrigkeit ihres bisherigen Verhaltens noch immer nicht an und behauptet bis heute, sie habe immer das Kartellgesetz beachtet.«[15]

Doch dies sollte sich nun ändern, denn die AMA wurde durch die Verfahren gegen sie wegen ihrer Beeinflussung von Ärzten, die Patienten an Chiropraktiker überwiesen, zu drei weiteren Prozessen gezwungen. 1980 hatte die AMA keine andere Wahl, als ihre Prinzipien der medizinischen Ethik zu überarbeiten, um einem neuen Standpunkt gerecht zu werden – den sie eigentlich schon immer hätte innehaben sollen: dass Ärzte die freie Wahl haben, welche Patienten sie annehmen, in welcher Umgebung sie praktizieren und – was am wichtigsten war – mit welchen anderen Ärzten sie zusammenarbeiten.

Der Wilk-Prozess ist eine Erfolgsgeschichte in einem Brachland aus Korruption und Betrug, aber nichtsdestoweniger eben eine Erfolgsgeschichte. Dieses bedeutende Gerichtsurteil wurde zum Instrument, mit dessen Hilfe Chiropraktiker heute überall ungehindert mit Allgemeinmedizinern zusammenarbeiten können, ohne Strafen befürchten zu müssen. Wenn es erforderlich ist, können beide Berufsstände sich gegenseitig in der Diagnostizierung, der Behandlung und der Gesunderhaltung ihrer Patienten ergänzen.

KAPITEL 3

Schall und Rauch

In diesem Buch drehte sich bis jetzt das meiste um etwas, was ich die »Angebots«-Seite des Großen Medizin-Coups nenne: die Menschen und Institutionen, die im Verborgenen unglaubliche Macht ausüben, um ihre Absichten in medizinischen Fakultäten durchzusetzen und die Richtung der Gesundheitsfürsorge zu verändern. Doch es gibt einen weiteren wichtigen Faktor, der thematisiert werden muss, um ein umfassendes Verständnis dessen zu gewinnen, wie dieser Coup so effektiv werden konnte: die »Nachfrage«-Seite.

Damit meine ich: Die Kontrolle über das medizinische System zu gewinnen und vorzuschreiben, welche Behandlungsmethoden »zulässig« und welche »Quacksalberei« sind, kann nur gelingen, wenn die Menschen auf der Empfängerseite – jene, die medizinische Fürsorge brauchen – es bereitwillig akzeptieren. Wie bringt man Menschen, die die alte Art und Weise, etwas zu tun, gewohnt sind, dazu, ein komplett neues System der Kontrolle von oben nach unten zu akzeptieren, wenn es um ihre Gesundheit geht?

Die Antwort lautet: Man stellt eine Fehlinformationskampagne auf die Beine, um eine ganze Generation von Amerikanern dazu zu bringen, freiwillig ihre Kräuterexperten gegen Pharmazeutika verschreibende Ärzte auszutauschen und ihre auf Ernährung basierenden Vorstellungen über Gesundheit und Wohlergehen für blindes Vertrauen in Medikamente und Operationen über Bord zu werfen. Hier eine berechnende Werbebotschaft, da eine gefälschte Studie, dort ein zweideutiger Vermerk – damit durchriss »Big Medicine« das Zielband und realisierte ihre Monopolpläne. Dabei vertraute sie auf den konditionierten Glauben der Leute in vermeintlich zuverlässige Informationsquellen wie Wissenschaftler, Forscher und Ärzte.

Als gewöhnliche Mitglieder der Gesellschaft sind Sie und ich von Geburt an darauf konditioniert, das zu glauben, was uns von

Massenmedien und anderen »zuverlässigen« Informationsquellen – ob populäre Zeitschriften, Wissenschaftsjournale oder auch nur überzeugende Werbung im TV und in Zeitungen – gesagt wird. Wenn die Öffentlichkeit beispielsweise dazu gebracht werden kann zu glauben, diese Medien würden darin übereinstimmen, dass mit der Nahrung aufgenommenes Fett schlecht für die Gesundheit sei, könnte jedweder Beweis des Gegenteils leicht verworfen werden.

Das neue System der medizinischen Ausbildung führte auch dazu, dass nachfolgende Studentengenerationen durch den neuen Lehrplan konditioniert wurden. Durch Indoktrinierung wurden aufgrund von Bildung gewonnene Ansichten durch ein bloßes Akzeptieren der vorherrschenden Meinung ersetzt – mit der letzten Konsequenz, dass die »ungebildete« breite Öffentlichkeit diese Ansichten ebenfalls akzeptierte.

Denken Sie bitte daran, was ich weiter oben über die Autoren des *Flexner-Reports* geschrieben habe, die die Sichtweise verbreiteten, die Medizin sei defekt und reparaturbedürftig – alles zum Zweck, ihre eigenen therapeutischen Methoden voranzubringen. Mit der gleichen Taktik nach dem Schema *Problem* ➤ *Reaktion* ➤ *Lösung* wurden die Menschen von der Vorstellung überzeugt, dass Medikamente und Chirurgie – und im Fall von Krebs chemotherapeutische Gifte – die einzig wirksamen Mittel sind, um Krankheiten zu heilen.

Propaganda wird zu »Marketing«: der Edward-Bernays-Effekt

Ehe ich verstand, dass wir, unsere Eltern, unsere Großeltern und manchmal schon unsere Urgroßeltern von klein auf über das Wesen der Krankheiten belogen wurden, glaubte auch ich, was ich hörte. Ich erinnere mich daran, welche Angst ich vor der Diagnose Krebs hatte – die, wie mir gesagt wurde, jederzeit ohne Vorwarnung zuschlagen könnte – und dass ich dachte, es gäbe nichts, was diese schreckliche Krankheit verhindern könnte, falls das Schicksal mich als Opfer bestimmt.

Inzwischen weiß ich es besser, und meine Mission ist es, dafür zu sorgen, dass auch Sie, Ihre Verwandten und Ihre Freunde es besser wissen. Doch einst kannte ich die Wahrheit nicht. In vielerlei Hinsicht war ich wie gelähmt, wenn es darum ging, mich proaktiv vor Krankheiten zu schützen, denn meine Vorstellungen von Gesundheit basierten auf dem, was ich in den Mainstream-Nachrichten gesehen und gehört und was ich in meinen akademischen Lehrbüchern gelesen hatte. Wie Sie vielleicht ahnen, dachte ich folglich, Krankheit sei hauptsächlich eine Sache des *Zufalls* und wenn ich krank würde, müsste ich zum Arzt gehen, der mir ein Pharmazeutikum (oder zwei oder drei) als Heilmittel verschreibt. So einfach war das, und ich achtete nicht sonderlich darauf, was ich aß, weil mir niemals jemand gesagt hatte, dass es von Bedeutung sei.

Nachdem meine beiden Eltern und mehrere andere Angehörige an Krebs erkrankt und nach konventionellen Behandlungen mit Chemotherapie und Bestrahlung verstorben waren, begann ich vieles von dem, was ich über unser medizinisches System glaubte, infrage zu stellen. An diesem Punkt in meinem Leben erfuhr ich eine Art »Durchbruch der Matrix«, durch den ich plötzlich erkannte, dass wir alle verschaukelt werden.

Ich erkannte bald, dass die Vorstellung, unser modernes Medizinsystem würde tatsächlich Krankheiten heilen und die Menschen gesund erhalten wollen, *nichts als Schall und Rauch* ist. Diese Illusion beruht zum großen Teil auf cleveren Marketingtaktiken, die vor über 100 Jahren vom sogenannten Vater der Public Relations, Edward L. Bernays, entdeckt wurden. Bernays, einem Neffen von Sigmund Freud, wird die gänzlich neue Entdeckung zugeschrieben, dass Menschen leicht dazu gebracht werden können, eine Idee oder ein Konzept zu unterstützen, die sie ohne psychologische Manipulation nach etwas Überlegung ablehnen würden.

Durch das Ausnützen der menschlichen Emotionen kann man den Leuten nahezu alles verkaufen. Dies war der Kern von Bernays' neuem Marketingansatz, der später dafür benutzt wurde, den Menschen die Idee einer »modernen« Medizin zu verkaufen. Nie mehr sollten Hausierer von Waren – oder in diesem Fall von medizinischen Paradigmen – ihren potenziellen Kunden einfach nur wahrheitsgemäße Informationen liefern, um sie zu überzeugen. Das neue Modell sah vor, potenzielle Kunden zu täuschen, indem es sich deren Ängste, Wünsche und Begierden zunutze macht. »Die bewusste und zielgerichtete Manipulation der Verhaltensweisen und Einstellungen der Massen ist ein wichtiger Bestandteil demokratischer Gesellschaften«, schrieb Bernays in seinem nachhaltig prägenden Buch *Propaganda*[1] von 1928. Darin stellt er sehr ausführlich dar, wie er die Rolle der Massenmanipulation sieht, wenn damit neue Ideen im Bewusstsein der Öffentlichkeit verankert werden sollen. »Organisationen, die im Verborgenen arbeiten, lenken die gesellschaftlichen Abläufe. Sie sind die eigentlichen Regierungen in unserem Land. Wir werden von Personen regiert, deren Namen wir noch nie gehört haben. Sie beeinflussen unsere Meinungen, unseren Geschmack, unsere Gedanken. […] Sie sind es, die die Fäden ziehen, welche das öffentliche Denken kontrollieren.«

Bernays schrieb diese schaurigen Zeilen fast 20 Jahre *nach* seinem Debüt in der Welt des Marketings mit »Damaged Goods«, einer der landesweit ersten Gesundheits-Werbekampagnen, mit der die Menschen vor den Gefahren einer Geschlechtskrankheit gewarnt wurden. Das Projekt war umstritten und hatte Probleme, in Gang zu kommen. Aber Bernays stellte ein »Sociological Fund Committee« zusammen, um das Projekt zu finanzieren und öffentliche Unterstützung zu gewinnen – und schließlich konnte es realisiert werden.

Bernays unterstützte auch die Regierung unter Woodrow Wilson, um der amerikanischen Bevölkerung das Eingreifen in den Ersten Weltkrieg schmackhaft zu machen – trotz des damals weitverbreiteten Widerstands. Mit einem kleinen rhetorischen Trick prägte Bernays den Slogan *»making the world safe for democracy«* (»die Welt für die Demokratie sicher machen«), der in den Ohren der Amerikaner so behutsam-sanft klang und die Antikriegswogen in eine tosende Beifallswelle verwandelte.

Im Grunde verpackte Bernays Propaganda in ein gänzlich neues System namens »Public Relations«, wie er es nannte, und machte sie schmackhafter für die Massen. Manipulation der öffentlichen Meinung war seine Spezialität, und sein *»engineering of consent«* (»Meinungsformung«) wurde übernommen, um das neue System der von oben nach unten kontrollierten Medizin zu stützen.

»Bernays lieferte Führungspersönlichkeiten die Mittel, um ›die Massen nach ihrem Willen zu kontrollieren und zu führen, ohne dass diese es wissen‹«, schreibt Richard Gunderman für *Phys.org*. »Heute könnten wir das, was Bernays einführte, eine Form der Markenbildung nennen, aber im Kern repräsentiert es kaum mehr als eine besonders dreiste Garnitur an Techniken, die Menschen dahingehend manipulieren, dass sie das tun, was man will.«[2]

Bernays breit gefächerte Klientel reichte von großen Unternehmen wie General Electric und Procter & Gamble bis zur American Tobacco Company und sogar ein paar amerikanischen Präsidenten. Seine »Lucky in Love«-Kampagne trug dazu bei, jungen Paaren Zigaretten schmackhaft zu machen; seine »Torches of Freedom«-Kampagne während einer Osterparade im Jahr 1929 überzeugte weitere Frauen vom Rauchen; und seine Raucherkampagne der 1930er-Jahre war dafür verantwortlich, Tabak nicht nur als Mittel zum Abnehmen, sondern auch gegen Halsschmerzen zu vermarkten!

Damit Dixie mehr Wegwerfbecher verkaufen konnte, gründete Bernays das Committee for the Study and Promotion of the Sanitary Dispensing of Food and Drink, dessen einziger Zweck darin bestand, die Massen davon zu überzeugen, dass die einzigen hygienischen Trinkgefäße eben die Einwegbecher waren. Egal, um welches Produkt es ging: Bernays fand eine Methode, um es zu verkaufen – und das war, wie Sie sehen werden, für die Vermarktung pharmazeutischer Heilmittel und Krebstherapien sehr sachdienlich.

Bernays' Methoden, die öffentliche Meinung zu manipulieren, waren derart effektiv, dass Joseph Goebbels, Adolf Hitlers Propagandaleiter, sich während des Zweiten Weltkriegs viele davon zu eigen machte, um Unterstützung für die Nationalsozialisten einzuholen. Auch im Zuge des ansteigenden Konsumerismus in den USA nach dem Krieg kamen Bernays' Überzeugungsmethoden zum Einsatz, um Unternehmen neue Wege der Vermarktung ihrer Produkte zu erschließen.

Es überrascht wohl kaum, dass Bernays viele seiner Ideen, wie man die Amerikaner effektiv manipulieren konnte, von seinem Onkel Sigmund Freud übernommen hatte, dessen psychoanalytische Theorien und Konzepte bei der geheimen Formung sozialen Gruppendenkens angewandt wurden. Die psychologische Manipulation sollte sich als wichtigstes Mittel für das Erschließen des vollen Potenzials nicht etwa menschlicher Stärke, sondern menschlicher *Versklavung* herausstellen.

Einige Historiker meinen, Bernays habe niemals gewollt, dass seine Marketingmethoden für üble Machenschaften eingesetzt würden, doch das Resümee aus seinen Erfolgsstorys lässt anderes vermuten: Bernays war beispielsweise die Ursache dafür, dass das normale amerikanische Frühstück nicht mehr aus Toast und Orangensaft bestand, sondern aus Speck und Eiern – damit die Säckel der großen Schweinezüchter gefüllt wurden. Auch Bernays' Nachfolger schlugen aus seinen Methoden Kapital, als sie damit die Öffentlichkeit dazu brachten, das neue Rockefeller-System der pharmazentrierten Medizin zu akzeptieren, ja sogar zu begrüßen.

Der Einfluss, den Bernays auf die kollektive amerikanische Psyche ausübte, war derart verheerend, dass Felix Frankfurter, Richter am Obersten Gerichtshof, eine nachdrückliche Warnung aussprach, als Präsident Franklin Roosevelt Bernays beim Einschreiten der USA in den Zweiten Weltkrieg zu Rate ziehen wollte. Und diese Warnung hallt bis heute nach. Bernays, so Frankfurters Befürchtung, würde aktiv eine Büchse der Pandora öffnen und den üblen Inhalt über die Welt ergießen. Bernays und seine Kollegen seien »professionelle Vergifter des öffentlichen Bewusstseins, Ausbeuter von Dummheit, Fanatismus und Egoismus«.

Gunderman erläutert diesen Punkt aus der Perspektive der Menschen auf der Empfängerseite in einer von Bernays inspirierten Propaganda:

> »Indem Bernays Menschen davon überzeugte, etwas zu wollen, das sie nicht brauchten, versuchte er aus Bürgern und Nachbarn Konsumenten zu machen, die ihre Kaufkraft nutzten, um sich selbst auf dem Weg zum Glück voranzubringen. […] Ohne moralische Richtschnur jedoch fördert eine derartige Transformation eine bevormundende und schlussendlich zynische Sicht auf das menschliche Wesen und menschliche Möglichkeiten – eine Sicht, die Leben ebenso leicht zerstören wie aufbauen kann.«

Diese Einschätzung spiegelt exakt das wider, was auf dem Gebiet der Medizin tatsächlich eingetreten ist – zum Teil durch Bernays' Zutun. Die allgemeine Geisteshaltung, die Bernays' Methoden in ganz Amerika mit formten, machte es der aufkommenden Pharmaindustrie leichter denn je, ihre Produkte als einzige legitime Heilmittel an den Mann zu bringen.

Massengehirnwäsche verwandelt Pharmazeutika in »konventionelle Medizin«

Denken Sie für einen Augenblick an ein paar Dinge, die Ihnen in der Kindheit als Tatsachen beigebracht wurden und die sich seither als falsch erwiesen haben. Je nach ihrem Alter erinnern sich Amerikaner vielleicht noch daran, dass »*four out of five physicians*« (»vier von fünf Ärzten«) Camel-Zigaretten bevorzugten. Oder daran, dass Margarine als das gesündere, der natürlichen Butter überlegene Fett galt. Oder daran, dass fettes Essen die Menschen fett mache.

Dies sind nur ein paar Beispiele für die erfolgreichsten Mythen, die jemals den Menschen als Heilsbotschaften untergeschoben wurden. Daneben gibt es viele andere, die noch immer diskutiert werden, wie etwa:

- Impfungen sind die einzige Möglichkeit, um eine stabile Immunität gegen ansteckende Krankheiten aufzubauen.
- Fieber ist schlecht und muss mit Acetaminophen (Paracetamol) unterdrückt werden.
- Eine Aspirin täglich kann vor Herzinfarkt schützen.
- Das Trinken von fluoridiertem Wasser schützt vor Karies.
- Chronische Schmerzen gehören zum normalen Alterungsprozess.
- Von der FDA zugelassene Pharmazeutika sind die einzigen Mittel, um Krankheiten zu heilen.
- Chemotherapie, Bestrahlung und chirurgische Eingriffe sind die einzigen effektiven Methoden der Krebsbehandlung.

Jeder dieser weitverbreiteten Mythen fällt in die Kategorie der sogenannten herkömmlichen Auffassung: Vorstellungen, die – egal, ob sie der Wahrheit entsprechen oder nicht – allgemein akzeptiert werden und von der Mehrheit der Menschen als »Wahrheiten« erachtet werden, einfach aufgrund ihrer Popularität.

Die Idee, dass die herkömmliche Meinung irgendwie die Wirklichkeit übertrumpft, ist natürlich komplett unlogisch; Wahrheit ist Wahrheit, egal, wie viele Menschen daran glauben. Aber das Gruppendenken ist Teil dessen, was die Sozialtechniker erzielten, indem sie aus Bernays' Methoden der manipulierten Überzeugungen Kapital schlugen und damit jeden kritischen Gedanken durch Mitläufertum oder *engineered consent* (Bernays' Ausdruck für Meinungsformung), ersetzten.

Auf der anderen Seite gab es auch geformten *Widerspruch* gegen Personen und im Besonderen gegen *Vorstellungen*, die dem Gruppendenken widersprachen. Beide Puzzleteile wurden sorgsam im Zuge der pharmazeutischen Revolution platziert, und schnell schluckte die Gesellschaft Pillen auf Anweisung der neuen Armee aus indoktrinierten Ärzten, die selbst glaubten und ihre Patienten glauben machten, dass diese Medikamente die physischen Krankheiten der Nation heilen würden.

Ärzte, die nicht spurten, wurden bald als »Quacksalber« verunglimpft – dank der Propagandaabteilung der American Medical Association, die 1913 gegründet wurde, um die Ziele der Kampagne zu realisieren. Ihre ärztlichen Mitglieder wie die Öffentlichkeit wurden angewiesen, alle Arten von »Quacksalberei« – alle Formen der Medizin, die nicht den Zulassungsstempel der Rockefellers und Carnegies trugen – abzulehnen.

Auf ähnliche Weise wurde die propharmazeutische Botschaft aktiv verbreitet, und zwar nicht nur in den gekaperten medizinischen Fakultäten, sondern auch mithilfe von Fernsehen, Radio, Magazinen, medizinischen Zeitschriften und sogar durch Kampagnen der staatlichen Gesundheitsbehörden, von denen viele allein dafür gegründet wurden, das neue Medizinsystem wissenschaftlich und verbindlich scheinen zu lassen.

Der Plan war so breit gefächert und allumfassend, dass sowohl Ärzte als auch Patienten das neue medikamentöse Behandlungssystem bereitwillig und kritiklos akzeptierten. Sie glaubten daran, dass dies der medizinische Goldstandard, das Nonplusultra für eine fortschrittliche Gesellschaft sei. Dieser Überlegenheitsanspruch war entscheidend, um die breite Masse davon zu überzeugen, dass Pharmazeutika eine fortschrittliche Form der Medizin und allen »primitiven« Methoden von einst weit überlegen seien – und er basierte auf Bernays' Vorstellung der Ideenvermarktung.

Plötzlich galt es in gewissen Kreisen als primitiv, auch nur einen Gedanken daran zu verschwenden, Kräuter und andere natürliche Heilmittel einzusetzen; Pharmazeutika waren die Medizin der Zukunft. Grundsätzlich hieß es: »Weg mit dem Alten, her mit dem Neuen«, und die Taktik ging tatsächlich in allen Gesellschaftsschichten auf. Auch die US-Regierung trug ihren Teil zu diesem Massenbetrug bei, als Roosevelt 1938 den Food, Drug and Cosmetic Act unterzeichnete, welcher einen ganz neuen Apparat schuf, der sich darum kümmerte, welche Medikamente als »sicher und wirksam« galten.[3]

Pharmazeutika sickerten natürlich schon vorher aus der Pipeline. Aber Roosevelts neues Gesetz beförderte die junge pharmazeutische Industrie in den Schnellgang und verlieh ihr riesige neue Befugnisse, um sicherzustellen, dass medikamentöse Therapien ganz oben auf der Liste standen. »Big Pharma« entstand direkt neben der neu geschaffenen FDA, und beide sorgten gegenseitig für ihr Fortbestehen.

Die Pharmaindustrie konnte fortfahren, ihre Arzneimittel herzustellen, und zwar mit dem Segen sowohl der medizinischen Fakultäten als auch der Medien, die ihre Produkte bewarben. Und die FDA gewährte diesen Medikamenten die Zulassung, um die Illusion ihrer Glaubwürdigkeit aufrechtzuerhalten. Erinnern Sie sich an Bernays' Taktik, Komitees zu gründen, um den bislang unbeliebten Ideen seiner Kunden einen verlässlichen Anschein zu geben? Genau diese Taktik setzten die FDA und die Roosevelt-Rechtsetzung für Pharmazeutika sehr effektiv ein.

Die meisten Menschen wussten damals nicht, wo Pharmazeutika tatsächlich herkamen, warum sie traditionelle Therapien natürlicheren Ursprungs ersetzten oder wie es der pharmazeutische Lehrplan in so gut wie alle medizinischen Fakultäten geschafft hatte. Alles, was sie wussten, war, dass die Arzneien nun da waren, und aufgrund des Propagandaschwalls, dem sie ausgesetzt wurden, glaubten sie, dass diese Mittelchen allem anderen irgendwie überlegen seien.

Selbst die wissenschaftlichen Journale wurden beeinflusst, denn sie wurden von einer wahren Flut von industriell finanzierten Studien überschwemmt, die für – Sie erraten es – Pharmazeutika Werbung machten. Plötzlich waren chemische Arzneien *überall*, und dieser Ansturm offensiver Pharmawerbung sorgte für einen Mitläufereffekt quer durch alle Gesellschaftsschichten.

Dr. Russell Blaylock, ein bekannter Mediziner und pensionierter Neurochirurg, erzählte mir alles darüber, wie dies insbesondere bei Krebsmedikamenten funktionierte – auf dieses Thema werde ich später noch eingehender zu sprechen kommen. Dr. Blaylock kommt in meiner neuesten Dokureihe, *The Truth About Cancer: A Global Quest*, immer wieder vor. Er sagt:

> »Diese pharmazeutischen Unternehmen lassen ›Ghost-Artikel‹ schreiben. Sie lassen Artikel verfassen, die wirklich wie medizinische Abfassungen ausschauen, mit all den Grafiken und Tabellen und Zahlen und Verweisen, aber sie verfassen diese Artikel ohne irgendeinen Studienautor, sie schreiben sie im Grunde selbst. Dann wenden sie sich an einen bekannten Onkologen und fragen ihn, ob er seinen Namen unter diesen Artikel setzen möchte. Und wenn er zustimmt, erscheint der Artikel in einem sehr renommierten Journal, im *New England Journal of Medicine* oder einem sehr angesehenen onkologischen Magazin.
>
> Viele dieser Leute stimmen zu, denn es bringt ihren Namen noch weiter nach oben. Sie sagen also: Okay, setzen Sie meinen Namen darunter. Und schließlich stehen mehrere Personen unter dem Artikel, die damit überhaupt nichts zu tun haben, und auch nichts mit der Studie, und das landet dann in einem sehr renommierten Journal. Die ausgewählten Zeitschriften gehören freilich zu denen, die Ärzte in ihrem Verhalten und in ihrem Behandlungsplan beeinflussen.
>
> Diese lesen den besagten Artikel, ohne zu wissen, dass es ein Ghost-Artikel ist, und sagen sich: Meine Güte, diese Medikamente haben erstaunliche Wirkungen und kaum Komplikationen – und dann bestellen sie sie und sagen ihren Patienten das, was sie in dem Artikel gelesen haben: Es kommt kaum zu Komplikationen, Patienten kommen gut damit zurecht, und es besteht eine gute Chance, dass es sie heilen wird.«

Dies fasst recht gut zusammen, wie Pharmazeutika *im Allgemeinen* so erfolgreich in die Ärzteschaft vordrangen: durch Betrug, Täuschung und all die anderen von mir beschriebenen Taktiken, die nichts als Schall und Rauch sind.

Das, was vor dieser pharmazeutischen Revolution als »konventionelle« Medizin galt, war plötzlich eine »alternative« Beigabe des »Echten« – als stünden Pflanzen, Kräuter und Nährstoffe lediglich am Rand dessen, was der menschliche Körper *wirklich* für Gesundheit und Wohlbefinden braucht. Dies war der Dreh- und Angelpunkt der Ausweidung und Neuerfindung der Mainstream-Medizin.

Pharmazeutika und Impfstoffe haben ihren Ursprung in chemischen Kampfstoffen

Tatsächlich leidet ein kranker menschlicher Körper nicht etwa unter einem Mangel an Chemikalien – auch wenn uns das Big Pharma weismachen möchte –, sondern unter einem Mangel an *Nährstoffen.* Doch diese Tatsache geriet in Vergessenheit, als die pharmazeutische Industrie im Streben um ein Monopol in der gesamten amerikanischen Medizin zigmillionen Dollar in trügerische Werbung, falsche wissenschaftliche Studien, heuchlerische Forschung und verschiedenste andere Formen der Propaganda steckte.

Die gesamte amerikanische Öffentlichkeit ist verschaukelt worden, und der vielleicht tragischste Aspekt daran ist, dass *kaum jemand auch nur weiß, dass es geschehen ist.* Vieles in der Geschichte der Pharmaindustrie ist von einem nebulösen Schleier umgeben. Wer weiß heute noch, wie sie ihren Aufstieg zur Macht bewerkstelligte oder wie sie viele ihrer Produkte entwickelte, um sie dann zu vermarkten? Es ist nachgewiesen, dass viele Pharmazeutika »Ableger« verschiedenster chemischer Waffen sind, die während der beiden großen Weltkriege entwickelt und eingesetzt wurden; einige wurden sogar an Insassen der Nazi-Konzentrationslager getestet.

Darüber findet man in den normalen Geschichtsbüchern kaum etwas, aber viele der ersten Pharmazeutika wurden tatsächlich in deutschen Forschungslaboratorien ausgebrütet, darunter so gängige Analgetika wie Phenacetin, Phenazon und Acetylsalicylsäure (Aspirin). Viele der größten deutschen Pharmaunternehmen waren 1925 als I. G. Farben zusammengefasst worden, die nicht nur Deutschlands

Pharmaindustrie monopolisierte, sondern auch in Konzentrationslagern wie Auschwitz im Rahmen von Zwangsarbeit neue Medikamente entwickelte und testete. In einem 2009 im *Journal of Clinical Pharmacology and Therapeutics* erschienenen Forschungsbericht heißt es:

> »Bezüglich medizinischer und pharmakologischer Forschungsprojekte war die I. G. Farben an experimentellen Programmen beteiligt, die Patienten aus dem Euthanasieprogramm des Nazi-Regimes benutzte und in Konzentrationslagern gesunde Menschen ohne deren Zustimmung rekrutierte. An diesen wurden verschiedene pharmakologische Substanzen getestet, darunter Sulfamid- und Arsenderivate und andere Präparate, deren genaue Zusammensetzung nicht bekannt ist, im Allgemeinen hinsichtlich der Behandlung ansteckender Krankheiten wie Typhus, Wundrose, Scharlach und typhusähnlichem Durchfall.
>
> Außerdem spielte die I. G. Farben eine entscheidende Rolle in der chemischen Kriegführung der deutschen Armee und war an der Entwicklung der ersten beiden neurotoxischen Substanzen beteiligt, die später als ›Nervengase‹ bekannt wurden: Tabun und Sarin. Einige dieser Machenschaften kamen 1947 infolge der berühmten Nürnberger Prozesse ans Licht der Öffentlichkeit. Damals waren 24 Führungskräfte und Wissenschaftler der I. G. Farben unter anderem des Missbrauchs von Zwangsarbeit in den Konzentrationslagern und erzwungener Experimente mit Arzneistoffen an Gefangenen angeklagt.«[4]

Nach dem Krieg wurden aus diesen chemischen Waffen wie von Zauberhand pharmazeutische Arzneimittel, mit denen in der ganzen westlichen Welt Krankheiten behandelt wurden. Unter anderem wurde die Chemotherapie gegen Krebs eingesetzt. Auch Impfstoffe tauchten um diese Zeit erstmals auf, sie waren die natürliche Folgerung aus der neuen, ganz auf Chemie setzenden Denkrichtung in der westlichen Medizin.

Einige gängige Namen in der Pharmaindustrie – darunter Bayer, einer der größten Aspirin-Produzenten – haben ihre Wurzeln in der Entwicklung chemischer Waffen. Die deutsche Bayer AG produzierte Senfgas, auch als Schwefellost bekannt, eine der ersten jemals in Kriegen eingesetzten chemischen Waffen. Diese toxische Chemikalie soll für hunderttausende Tote im Ersten Weltkrieg verantwortlich gewesen sein.[5]

Nach dem Ersten Weltkrieg sollte das Genfer Protokoll von 1925 den Kriegseinsatz chemischer Kampfstoffe wie zum Beispiel Senfgas verbieten. Doch das hielt Staaten nicht davon ab, sie auf Vorrat zu halten, so auch die USA, die im Zweiten Weltkrieg an Bord der S. S. John Harvey rund 70 Tonnen Senfgas nach Europa verschiffte.

Ein deutscher Luftangriff versenkte das Schiff, aber laut offizieller Verlautbarung führten die nach der Gasexplosion auftretenden Dämpfe zu einer »erstaunlichen« Entdeckung: Senfgas-Chemikalien können bestimmte Krebsarten supprimieren. Geheime Forschungen mit diesen Chemikalien fanden während und nach dem Zweiten Weltkrieg statt, unter anderem in Konzentrationslagern der Nationalsozialisten, und kurze Zeit später erschienen die ersten Chemotherapie-Substanzen aus Senfgas auf der medizinischen Bühne.

Wie ich und viele andere in meiner Dokumentationsreihe *The Truth About Cancer: A Global Quest* erklären, wirken die in der Chemotherapie eingesetzten Chemikalien auf alle Zellen und menschlichen Gewebe toxisch, nicht nur auf Krebszellen. Sie sind tatsächlich Gift für den Körper – ein Gift, das insbesondere Patienten schadet, welche bereits an einer Krankheit leiden, die ihr Immunsystem schwächt.

Doch die Kampagne, die die Popularität der Chemotherapie förderte – ihre Verfechter priesen sie als neue Heilmethode für Krebs und indoktrinierten die medizinische Welt mit ihrem Pro-Chemotherapie-Dogma –, hatte Erfolg. Und im Handumdrehen war die Chemotherapie die Standardbehandlung bei Krebs, neben invasiver Chirurgie und der Bestrahlung, die eine weitere toxische Intervention darstellt, die die menschliche DNA schädigt und tatsächlich Krebs verursacht.

Pharmazeutika kopieren und ersetzen die Natur

Ihnen ist hoffentlich inzwischen klar geworden: Um die Illusion einer der Natur überlegenen chemiebasierten Medizin aufrechtzuerhalten, ist ein kompliziertes Betrugsnetz vonnöten, nicht nur im Lehrplan der Fakultäten und in den Wissenschaftsmagazinen, sondern auch in der Öffentlichkeitsarbeit, den Public Relations. Darüber hinaus ist ein

Regulationssystem erforderlich, das das »geistige Eigentum« der pharmazeutischen Medizin schützt.

Pharmaunternehmen wurde staatlicher Schutz gewährt, damit sie chemische Moleküle aus der Natur entnehmen, isolieren und durch Patente als ihr Eigentum bezeichnen konnten – diesen Vorgang bezeichne ich als »Bio-Piraterie« oder als Beraubung der natürlichen Welt des privaten Gewinns wegen. Viele pharmazeutische Verbindungen haben ihren Ursprung im Grunde in der Natur und ahmen diese gewissermaßen nach, jedoch häufig mit einem hohen Preis für die menschliche Gesundheit.

»Patentierte Arzneimittel gehören nicht in den menschlichen Körper«, sagte Dr. Jonathan V. Wright, Medizinischer Direktor und Gründer der Tahoma Clinic in Washington, als ich ihn für *The Truth About Cancer: A Global Quest* interviewte. »All die riesigen pharmazeutischen Unternehmen besitzen Patente für Molekülketten, die irgendwie einer Substanz gleichen, die in den Körper gehört – gerade ähnlich genug, um eine Reaktion auszulösen, aber eben auch fremdartig genug, um beträchtlichen Schaden anzurichten. Wenn wir in dem Körper, den wir jetzt haben, so gesund wie möglich sein wollen, dürfen wir nur die Substanzen und Energien verwenden, die in den Körper gehören; der Einsatz patentierter Medikamente ist da völlig sinnlos.«

Anders gesagt: Es ist kein Zufall, dass viele Pharmazeutika absichtlich so geschaffen sind, dass sie den natürlichen Verbindungen, von denen sie abgeleitet wurden, *ähneln,* ihnen aber doch fremd genug sind, damit große multinationale Konzerne sie »besitzen« können. Dass sie aus ganzen Pflanzen und Organismen sowie verschiedenen chemischen und petrochemischen Verbindungen isoliert werden, sorgt dafür, dass die meisten Pharmazeutika ein wahrer Nebenwirkungs-Albtraum sind und einige sogar richtig giftig.

»Die Natur kann man nicht patentieren, deshalb bekommen wir nicht viel Geld für die Forschung auf dem Gebiet der Pflanzenmedizin«, sagt Dr. Nalini Chilkov, lizenzierte Akupunkteurin und Ärztin für Fernöstliche Medizin, Autorin, Klinikärztin und Zellularbiologin, die im kalifornischen Santa Monica Fernöstliche Medizin und Akupunktur praktiziert. Auch sie interviewte ich für *The Truth About Cancer: A Global Quest.* »Aber dann erschaffen sie ein Molekül, das wie das Molekül aus der Natur aussieht, und schon kann das Pharmaunternehmen es besitzen. Es ist aber nicht wirklich dasselbe.«

Geld und Macht untermauern diese pharmazeutische Schall-und-Rauch-Kampagne, und in der Natur gibt es weder Geld noch Macht. Die Natur ist per se *kostenlos*, denn kein Mensch und keine Organisation kann legitim Anspruch darauf erheben – niemand außer Gott, und Gott gibt uns dieses Geschenk gratis und ohne zu unterscheiden. Patentierte Medizin jedoch ist der Versuch der Menschheit, Gott zu spielen, indem sie die Mittel für Gesundheit und die menschliche Bestimmung kontrolliert. Niemand außer denen ganz oben auf der Pyramide profitiert davon, und trotzdem ist es das heute vorherrschende Modell.

Wie mir ein Freund, der ehemalige Vizepräsident für Ernährung an den Cancer Treatment Centers of America, Dr. Patrick Quillin, erzählte, hat die pharmazeutische Medizin die natürliche Ordnung im Grunde umgekehrt und alle Regeln verdreht, damit ein paar auf Kosten der vielen anderen profitieren. »Francis Bacon war der Begründer des modernen wissenschaftlichen Prinzips«, berichtete Dr. Quillin. »Im Jahr 1600 sagte Bacon: ›Wer die Natur beherrschen will, muss zuerst lernen, ihr zu gehorchen.‹ In der modernen Medizin aber sagen wir: ›Was kümmern uns die Regeln der Natur? Wir verändern sie einfach!‹ Wir wissen, dass die Menschen Vitamin D und Sonnenlicht brauchen, aber wir sagen: ›Das können wir nicht patentieren, also müssen wir versuchen, eine Arznei zu erfinden, die diese Mechanismen umgeht.‹«

»Medizinische Tyrannei« ist wohl die treffendste Bezeichnung dafür, und eben diese Tyrannei hoffe ich mit Ihrer Hilfe zu stürzen.

KAPITEL 4

Impfzwang? Chemozwang? Medizin mit vorgehaltener Waffe

Um ein neues pharmazeutisches Medikament, ob gegen Krebs oder eine andere Krankheit, auf den Markt zu bringen, muss das Unternehmen, das es produziert, bei der FDA eine Zulassung beantragen. Die Zulassungsgebühr kann laut den neuesten vorliegenden Daten 2 Millionen US-Dollar überschreiten, je nachdem, ob das Unternehmen klinische Versuche und zusätzliche Angaben vorlegen kann.[1]

Zusammen mit den Kosten für Forschung, Entwicklung und Tests belaufen sich die Ausgaben, um ein neues Medikament auf den Markt zu bringen, auf nicht weniger als 5,5 *Milliarden* Dollar.[2] Das ist eine happige Summe, die nur die Elite aufbringen kann. Und die einzigen »zulässigen« Medikamente in der modernen Gesellschaft sind jene, die diesen kostspieligen und komplizierten Prozess durchlaufen. Aufgrund der Struktur der FDA und ihrer Vorherrschaft über Lebens- und Arzneimittel, festgelegt im Federal Food, Drug and Cosmetic Act, kann kein Lebensmittel, keine Pflanze und keine andere Substanz als gesundheitsfördernd oder krankheitsvorbeugend legal vermarktet oder vertrieben werden, *ohne dass* diese Kosten dafür aufgewendet wurden – und die können nur die Inhaber patentierter Arzneimittel überhaupt aufbringen.

Es ist ein System, das die »Blockbuster«-Medikamente bevorzugt, die ihren Herstellern zigmillionen Dollar Profit versprechen. Einfache Kräuter und Pflanzen hingegen werden nie einen ähnlichen Status erlangen, weil – ich erwähnte es bereits – mit der Natur kein Geld zu machen ist, jedenfalls nicht die Summen, die nötig wären, um die Zulassungsgebühr der FDA für neue Medikamente (New Drug Application, NDA) wieder hereinzubringen, ganz zu schweigen einmal von den Kosten für Forschung, Entwicklung, Tests und Marktpositionierung.

Da es keinen finanziellen Anreiz hat, natürliche Heilmittel durch die vielen Schichten der Bürokratie zu bringen, die für die FDA-Zulassung erforderlich wären, bleiben sie außerhalb der »wissenschaftsbasierten Medizin«, auch wenn sie oftmals *viel wirksamer* sind als die FDA-zugelassenen Medikamente. Natürliche Heilmittel sind außerdem viel sicherer, das werde ich später noch näher erläutern.

Ich möchte hierbei betonen, dass das System geschaffen wurde, um firmeneigene pharmazeutische Arzneimittel im Besitz privater Interessengruppen zu vermarkten, ohne Berücksichtigung von Kräutern oder anderen Formen natürlicher Medizin, wie es sie zuvor gegeben hatte. Selbst wenn eine natürliche Pflanze irgendwie die FDA-Zulassung bekommen würde, verlöre sie damit automatisch ihren Status als Pflanze und gälte postwendend als »Arznei«.

Nur »Arzneien« können schließlich Krankheiten heilen und die Gesundheit wiederherstellen: Dieses Mantra, das im 20. Jahrhundert permanent wiederholt wurde, führte zur allgemeinen Auffassung, dass alle nichtarzneilichen Substanzen, die vorher die solide Heilkunde ausgemacht hatten, Auswüchse unwissenschaftlicher Quacksalberei seien. Diese Vorstellung entwickelte sich von einer bloßen Geisteshaltung zu einem schonungslosen *Edikt*, da praktizierende Ärzte nicht nur dazu überredet werden, das Pharma-und-Chirurgie-Modell der Medizin zu akzeptieren und anzuwenden, sondern mit der Androhung von Geldstrafen, dem Verlust ihrer medizinischen Zulassung oder noch Schlimmerem dazu *gezwungen* werden.

Medizin mit vorgehaltener Waffe: die konventionelle Verschwörung

Das war die ganze Zeit schon der Plan gewesen: aus der monopolistischen Medizin eine militaristische Medizin zu machen, die den Menschen aufgezwungen wird, in extremen Fällen sogar im wörtlichen Sinn mit vorgehaltener Waffe. In den letzten Jahren haben wir viele solche Geschichten gehört: beispielsweise von Kindern, die ihren Eltern weggenommen werden, wenn diese sich weigern, ihre Kinder einer Chemotherapie auszusetzen; oder von Razzien in Kliniken, die alternative, nicht von der FDA zugelassene Therapien anwenden.

Das Phänomen scheint ein recht neues zu sein, doch in Wahrheit geschieht derlei schon seit Jahren – und es wird zusehends schlimmer. Einige der ersten Fälle reichen in die Zeit des *Flexner-Reports* zurück, als Ärzte zu Unrecht wegen ethischer Verstöße angeklagt wurden, nachdem sie schlicht und einfach ihre eigenen Methoden angewandt hatten. Doch inzwischen gibt es eben Fälle, in denen Familien auseinandergerissen und Menschen inhaftiert werden.

Und all das ist auf die Gier nach Geld und Macht zurückzuführen: Pharmazeutika sind zu profitabel, um sie dem Zufall zu überlassen, insbesondere wenn die Alternativen billiger und wirksamer sind. Die Öffentlichkeit muss eingeschüchtert und schließlich *gezwungen* werden, patentierte Arzneien einzunehmen, ansonsten fiele das ganze Kartenhaus in sich zusammen, und das ist dem System bekannt. Dies ist der Grund, warum andere Krebstherapien als Chemotherapien, Bestrahlungen und Operationen in den Vereinigten Staaten *illegal* sind. Antikrebs-Lebensmittel, -Kräuter und -Ergänzungsmittel sind zwar nach wie vor erhältlich, dürfen aber dem Gesetz nach normalerweise nicht als solche gekennzeichnet werden. Wir wissen ja: Jede Substanz, die mit dem Hinweis versehen ist, Krankheiten zu therapieren oder zu heilen, *muss* als solche von der FDA zugelassen sein, und die FDA lässt zu solchen Zwecken ausschließlich Medikamente zu, *niemals* jedoch natürliche Substanzen.

»Nach Definition der FDA sind Arzneimittel alles, was eine Krankheit diagnostiziert, heilt, mildert, behandelt oder verhindert«, erklärt Sayer Ji, Gründer von GreenMed*info* und mein Mitstreiter in der Wahrheitsbewegung. »Die FDA hat sich selbst gottähnliche Macht verliehen und schreibt vor, dass jede Substanz ihre offizielle Zulassung benötigt, ehe sie legal für die Vorsorge und Behandlung von Krankheiten eingesetzt werden darf. Die gesetzlich-behördliche Kontrolle der FDA ist totalitär und napoleonisch aufgebaut – alles, was sie nicht explizit als Arznei erlaubt, ist schlichtweg verboten.«[3]

Wenn überhaupt, sollte es eigentlich andersherum sein: Sowohl der Bevölkerung als auch den lizenzierten Ärzten sollte es gestattet sein, uneingeschränkt alle Mittel ihrer Wahl zu verwenden und dafür nicht erst irgendeine staatliche Behörde um Erlaubnis bitten zu müssen. So stehen die Dinge aber nun einmal.

Die FDA behauptet wie ihre Gründer, diese Vorschriften seien nur dazu da, dem Verbraucher zu garantieren, dass Arzneien »sicher und effektiv in ihrer ihnen zugedachten Verwendung« sind.[4] Anders ausgedrückt: Die FDA *muss* Medikamente genehmigen, ansonsten gelten sie als gefährlich und nicht für den Einsatz geeignet.

Es ist dasselbe Problem-Reaktion-Lösung-Szenario der gesellschaftlichen Manipulation, das ich in einem früheren Kapitel beschrieben habe, nur dass es diesmal katastrophale Folgen für die allgemeine Gesundheit hat. Die FDA weigert sich nicht nur, eine Vielzahl »nicht genehmigter« Mittel, die seit Jahrtausenden gegen Krankheiten eingesetzt werden, zuzulassen, sondern sie schafft es auch nicht, die Allgemeinheit vor den schädlichen Wirkungen der von ihr zugelassenen Medikamente zu schützen.

Mein Freund Dr. Joseph Mercola schreibt auf seiner Website, dass in den USA jedes Jahr mindestens 100 000 Menschen infolge der Einnahme FDA-zugelassener pharmazeutischer Arzneimittel sterben![5] Und diese Todesopfer sind für gewöhnlich nicht etwa das Resultat einer Überdosierung. Viele dieser Patienten haben die Pharmazeutika nach Vorschrift eingenommen und erlitten in der Folge schreckliche – tödliche – Nebenwirkungen.

Ärzte unterliegen einem Redeverbot und müssen spuren – ansonsten haben sie den Preis zu zahlen. Vielen, die versucht haben, sich dem System zu widersetzen, wurde angedroht, dass ihnen die Lizenz entzogen würde – und einigen wurde die Lizenz tatsächlich aberkannt. Einer der bedeutendsten Fälle dieser Art ist Dr. Andrew Wakefield, ein weltbekannter Gastroenterologe, dem in Großbritannien die ärztliche Zulassung entzogen wurde, nachdem er in einem publizierten Forschungsbericht die entzündliche Darmerkrankung mit einem gängigen Dreifachimpfstoff gegen Masern, Mumps und Röteln in Verbindung gebracht hatte. Dr. Wakefields Studie sorgte für solche Aufregung, weil die entzündliche Darmerkrankung normalerweise mit Autismus assoziiert wird und das Establishment unermüdlich daran arbeitet, Autismus von jedwedem potenziellen Zusammenhang mit Impfungen zu lösen. Dr. Wakefield sagte nie, dass die Impfung Autismus hervorrufe, aber seine Forschungsarbeit schien unbeabsichtigt in diese Richtung zu weisen. Deshalb schlug er vor, dass Eltern besser auf die Dreifachimpfung verzichten und stattdessen ihre Kinder einzeln gegen Masern, Mumps und Röteln impfen lassen sollten. Er war weit davon entfernt, *alle* Impfungen zu verunglimpfen, und doch wurde er dessen beschuldigt, in den Medien verleumdet, und in Großbritannien wurde ihm sein Titel entzogen.[6] Dies ist nur ein Beispiel von vielen, wie das System mit potenziellen Bedrohungen seiner eigenen Existenz umgeht.

Es geschieht in Bezug auf Pharmazeutika, aber eben *insbesondere* auf Impfstoffe und konventionelle Krebstherapien, und zwar ungeachtet der Tatsache, dass beide wohlbekannte Risiken bergen, die zum Teil *dauerhaft und irreversibel* sind. Das Prinzip des »Keinen-Schaden-Zufügens« gilt anscheinend nicht, wenn es ums Immunsystem (Impfstoffe) oder Krebsdiagnosen (Chemotherapie) geht, und das ist ein Problem.

Obligatorische Impfungen: Was ist mit der Wahlfreiheit geschehen?

Ich finde es sonderbar, dass einige der größten medizinischen »Fortschritte«, wie sie gern genannt werden – Dinge wie künstliche Wasserfluoridierung und Impfungen –, Eingriffe sind, die die Menschen nicht frei wählen können. Natürlich gibt es Wege, ihnen zu entgehen, die sind aber aufwendig und in vielen Fällen derart kompliziert, dass die meisten sich der Einfachheit halber fügen. Impfungen waren wie jede andere Art von Medizin schon fast immer freiwillig – wenn man nicht gerade im Militär tätig ist oder einen medizinischen Beruf ausübt. Doch in den letzten Jahren kratzen die Gesetzgeber an der Impffreiwilligkeit für alle anderen. Kaliforniens Senate Bill 277 ist ein richtungweisendes Beispiel dafür, wie eine Amok laufende Bürokratie uns unserer Freiheit in medizinischen Belangen beraubt.

Bis zum Sommer 2015 erkannte jeder US-Bundesstaat das Recht des Einzelnen an, sich aus persönlichen, religiösen und/oder medizinischen Gründen gegen Impfungen zu entscheiden. In Kalifornien galten alle drei Gründe, bis Gouverneur Jerry Brown das Gesetz S. B. 277 unterzeichnete, das die Entscheidung aus philosophischen und religiösen Gründen verwirft und nur noch medizinische Gründe gelten lässt.[7] Da Kalifornien zurzeit der bevölkerungsreichste Bundesstaat der USA ist, sind die Auswirkungen dieses Gesetzes auf den Rest des Landes – insbesondere wegen der massiven öffentlichen Opposition dagegen – gewaltig. Die Association of American Physicians and Surgeons, die California Chiropractic Association, *ParentalRights.org* und viele andere Organisationen sind gegen das Gesetz.

Seit dem 1. Juli 2016 sind Kinder, die in Kalifornien öffentliche Schulen besuchen, gezwungen, einen ganzen Schwall an Impfungen über sich ergehen zu lassen, so sie nicht ein ärztliches Attest haben, laut dem aus gesundheitlichen Gründen eine Ausnahme gemacht werden sollte. Dies ist ein eindeutiger Verstoß gegen die medizinische Freiheit, gegen Elternrechte und vor allem gegen *Menschenrechte,* weil – ob man nun die Idee von Impfungen allgemein unterstützt oder nicht – *alle* Impfungen das Risiko auf Nebenwirkungen bergen. Aufgrund dieses Risikos sollte niemand jemals gezwungen werden, gegen seinen Willen geimpft zu werden. Doch in unserem modernen wissenschaftlichen Zeitalter programmieren die Gesundheitsbehörden nach und nach eine ganze Generation um, damit sie schließlich die Vorstellung akzeptiert, dass Impfungen nicht nur notwendig fürs Immunsystem sind, sondern dass auch *jeder* geimpft werden muss, damit die Impfungen wirken können – das nennen sie gern »Herdenimmunität«.

Ich werde nun nicht im Kleinsten aufzählen, warum die Herdenimmunität eine Farce ist, schließlich liegt mein Fokus in diesem Buch auf Krebs. Es soll genügen zu sagen, dass die zentralisierte Medizin nur eine weitere, halbseidene Farce bezüglich Impfungen im Schlepptau hatte, die ein Bestandteil des »Großen Medizinschwindels« ist, den ich bereits beschrieben habe. Und mit der gleichen Manipulation, mit der Zwangsimpfungen durchgesetzt werden, werden giftige Chemotherapien und Bestrahlungen als einzige Mittel verkauft, um gegen Krebs vorzugehen und ihn zu »heilen«.

Wer es schafft, den ganzen Papierkrieg zu stemmen und sich erfolgreich gegen Impfungen zu wehren, die eigentlich verpflichtend sind, läuft immer noch Gefahr, dass der Staat ihn wegen angeblicher »Kinderverwahrlosung« belangt oder ihm sogar die Kinder wegnimmt. Hier ein paar Beispiele dafür, wie Eltern vom System verfolgt werden, wenn sie ihre Kinder nicht impfen lassen wollen:

- 2003 wurde ein junges Paar aus Colorado gezwungen, sein neugeborenes Kind gegen Hepatitis B impfen zu lassen, nachdem die Klinik, in der das Kind zur Welt kam, die Mutter positiv auf diese Krankheit getestet hatte. In Wirklichkeit hatte sie keine Hepatitis; das Ergebnis ist anerkanntermaßen in 50 Prozent aller durchgeführten Tests falsch. Im Beisein bewaffneter Polizisten wurde das Kind entgegen den religiösen und philosophischen Einwänden der Eltern geimpft.[8]
- 2011 verkündete eine Gruppe von Kinderärzten aus dem ganzen Land auf Veranlassung der American Academy of Pediatrics, dass sie keine Kinder mehr behandeln, die nicht nach dem Impfplan der U.S. Centers for Disease Control and Prevention (CDC) geimpft sind. Und was ist ihr Grund dafür? Diese Kinderärzte sind angeblich um die »Gesundheit der Kinder« besorgt und glauben, dass nicht geimpfte Kinder eine Gefahr für andere Kinder darstellen.[9]
- 2012 wurde eine Mutter aus Pennsylvania von der lokalen Polizeibehörde bedrängt, nachdem ihr verärgerter Kinderarzt sowohl die Polizei als auch das Jugendamt gerufen hatte, weil sie ihren Sohn nicht impfen lassen wollte. Der Kinderarzt hatte die Mutter eines »verdächtigen« Verhaltens bezichtigt, nur weil sie von ihrem Recht Gebrauch machte, ihrem Sohn keine Impfstoffe verabreichen zu lassen, die fragwürdige virale Komponenten und giftige Chemikalien enthalten.[10]
- Selbst Eltern, die dem Impfzwang nachgeben, sind nicht immer sicher vor staatlicher Einmischung. Dinge wie der »Plötzliche Kindstod« (*sudden infant death syndrome*, SIDS) und das »Schütteltrauma« bei Säuglingen (*shaken baby syndrome*, SBS) sind zwei »mysteriöse« Diagnosen, deren Ursachen laut den Behörden nicht bekannt sind. Forschungen weisen jedoch darauf hin, dass beide mit Impfungen in Verbindung gebracht werden können.

Im Jahre 2014 publizierten Forscher von der Universität Mailand in der Fachzeitschrift *Current Medicinal Chemistry* eine Abhandlung, die auf hexavalente Impfstoffe als potenzielle Ursache für SIDS hinweisen. Die Kombination aus Impfstoffen gegen Diphtherie, Keuchhusten,

Kinderlähmung und Grippe steht laut den Wissenschaftlern im Zusammenhang mit erworbener hyperakuter Enzephalitis des *Nucleus tractus solitarii*, einer Ansammlung von Nervenzellen im Gehirn. Sie schrieben, dass die Komponenten der Impfung »eine direkte Rolle bei der Entstehung eines tödlichen Verlaufs bei empfindlichen Säuglingen« spielen kann.[11]

Dann ist da noch das »Schütteltrauma« (SBS), eine totale Fehlbezeichnung einer Krankheit, falls es sie überhaupt gibt. Wenn ein Kind die dafür typischen Kennzeichen aufweist – Subduralblutung, Netzhautblutung und/oder Enzephalopathie –, werden die Eltern nahezu automatisch beschuldigt, das Kind angeblich derart heftig geschüttelt zu haben, dass sein Gehirn geschädigt wurde.

Das medizinische Establishment besteht darauf, dass jedwede Manifestation von SBS auf Kindesmisshandlungen zurückzuführen ist, gesicherte wissenschaftliche Erkenntnisse sagen jedoch etwas anderes. Schauen wir einmal, was Dr. Harold E. Buttram, ein praktizierender Arzt und Diplomat am American Board of Environmental Medicine, herausfand, als er einige Fallstudien näher betrachtete:

> »Basierend auf Beobachtungen und einem limitierten medizinischen Literaturbestand scheint es so zu sein, dass wir es bei vielen SBS-Fällen mit den Nebenwirkungen aus den Interaktionen hochwirksamer Impfstoffe zu tun haben, die in Kombination verabreicht werden. Dazu gehören möglicherweise: Hepatitis B (hämorrhagische Vaskulopathien, Autoimmunreaktionen, Neuropathien), *Haemophilus influenzae* (Hypersensibilität), Tetanus (Hypersensibilität) und Keuchhusten (Hypersensibilität, Gehirnödeme und die Wirkungen von Endotoxin bei der Entstehung von Gefäßentzündungen und Hyperkoagulabilität).«[12]

Sein Kind nach einer Impfung an so schlimmen Nebenwirkungen leiden zu sehen ist schon schlimm genug. Aber manche Eltern müssen sich wie zum Hohn auch noch mit Gerichtsverfahren herumschlagen, nur um zu beweisen, dass sie nicht persönlich für das Leid ihrer eigenen Kinder verantwortlich sind. Einige haben Erfolg, aber viele andere nicht – und manche sind sogar ins Gefängnis gekommen, nachdem sie zu Unrecht der Kindesmisshandlung angeklagt worden waren.

Ein solcher tragischer Fall ereignete sich 2002 in Florida: Brian Patrick Herlihy wurde schuldig befunden, seinen Sohn getötet zu haben, nachdem dieser an Subduralblutungen und Hirnatrophie gestorben war. Medizinische Gutachter, die gegen Herlihy aussagten, waren nicht in der Lage, die pränatalen und postnatalen medizinischen Daten seines Sohnes auszuwerten, und ignorierten den offensichtlichen Zusammenhang zwischen den ernsten gesundheitlichen Problemen des Jungen und den zuvor verabreichten Impfungen. Herlihy kam wegen »nachlässiger und unvollständiger medizinischer Untersuchungen« ins Gefängnis.[13]

Nennen Sie es »Impfphobie« oder wie immer Sie möchten, aber in Sachen Impfsicherheit und -wirksamkeit ist eine große Verschwörung im Gange, und kaum jemand in der Regierungs- und Medienmaschinerie will dagegen vorgehen. Die einzige verlässliche »Immunität«, für die Impfungen tatsächlich sorgen, ist die der Impfstoffproduzenten (das National Childhood Vaccine Injury Compensation Program von 1986 schuf in aller Stille einen Schutzschild rund um »Big Vaccine«, der die Konzerne vor der Verantwortung für Körperverletzungen bewahrt[14]). Angesichts dessen tragen die Eltern und ihre Kinder das ganze Risiko. Obwohl es also ein recht mühsamer Prozess sein kann, sich gegen Impfungen zu entscheiden – je nach Altersstufe und je nach (Bundes-)Staat, in dem man lebt –, spricht vieles dafür, außer dass man eben permanent angegriffen wird. Das National Vaccine Information Center beobachtet die Neuigkeiten und Gesetze zu Impfungen genau und bietet auch eine nach Staaten geordnete Liste mit Möglichkeiten, sich Impfungen zu entziehen. Ich rate dringend, sich damit zu befassen – zum Besten für die ganze Familie.[15]

Übrigens ist mittlerweile offenbar sogar das bloße *Artikulieren* von Argumenten gegen die Impfbefürwortung verboten: Vor Kurzem wurde der Film *Vaxxed*[16] aus dem Programm des New Yorker Tribeca Film Festival gestrichen – ein Paradebeispiel für Zensur und ein Verstoß gegen den 1. Zusatzartikel zur Verfassung der Vereinigten Staaten (First Amendment). Der Festivalchef Robert De Niro zog den aufschlussreichen Dokumentarfilm, der einen wissenschaftlich fundierten Einblick in den Zusammenhang von Impfstoffen und Autismus liefert, kurzfristig zurück, möglicherweise unter Druck der Industrie.[17] Auch aus dem Programm des WorldFest-Houston International Film Festival in Texas wurde *Vaxxed* gestrichen, nachdem Houstons Bürgermeister Sylvester Turner beschlossen hatte, dass die Stadt keinen Film fördern sollte, der »Menschen dazu ermutigt, ihre Kinder nicht impfen zu lassen«.[18] Wohlgemerkt: *Vaxxed* offenbart einfach die ganze, unzensierte Wahrheit über Impfstoffe, auch über die mutmaßliche kriminelle Korruption der CDC, die durch den CDC-Whistleblower Dr. William Thompson ans Licht der Öffentlichkeit kam. Solche Informationen sind doch wichtig für Eltern, die sich überlegen, ob sie ihr Kind impfen lassen oder nicht, und wenn ja, nach welchem Plan.

Wissenschaftliche Argumente gegen Chemotherapie

Das medizinische Establishment vermarktet Impfungen als eine Form der Präventivmedizin und macht die Menschen seit vielen Jahrzehnten glauben, dass einzig chemische Power-Injektionen – und nicht das körpereigene Immunsystem – vor ansteckenden Krankheiten schützen können. Da ist es nicht verwunderlich, dass sich die Impfindustrie darauf verlegt hat, die Redefreiheit einzudämmen, um sich selbst vor genaueren Untersuchungen zu schützen. Dasselbe Szenario findet sich in Bezug auf die Chemotherapie, die auf dem gleichen unsicheren Boden der Irreführung steht wie die Impfungen. Onkologen werden von Chemotherapie-Propaganda schier überschwemmt – von ihrem ersten Tag auf einer medizinischen Schule an bis zu ihrer Promotion. Sie lernen wenig oder überhaupt nichts über Ernährung, sondern ihnen wird eigentlich nur beigebracht, dass Pharmazeutika – bzw. in diesem Fall neu verpacktes Senfgas – die einzigen Mittel sind, um mit Krebs »fertigzuwerden«.

Sie sprechen nie von einem Heilmittel – höchstens im Sinne von »eines Tages werden wir es finden« –, denn ein Heilmittel würde ja den Multimilliarden-Dollar-Krebs-Schwindel dezimieren, von dem sie ein Teil sind, und den Bedarf an Onkologen eliminieren! Es folgen ein paar Wahrheiten über die Chemotherapie, über die Sie in den »Corporate Media« oder von Schulmedizinern nie etwas hören, denn beide arbeiten unermüdlich daran, die Menschen darüber, was Chemotherapie wirklich ist und was sie dem Körper antut, im Unklaren zu lassen:

❶ *Chemotherapie verursacht Krebs.* Das ist wirklich so: Eine der häufigsten Behandlungsmethoden von Krebs – und eine der wenigen Behandlungsmethoden, die Krebspatienten *legal* zugänglich sind – ist von Haus aus krebserregend. Die Chemotherapie *stärkt* in Wahrheit Krebszellen, indem sie sie in Stammzellen verwandelt, die die »Masterzellen« sind, aus denen weitere Zellen hervorgehen. Chemotherapeutische Substanzen stocken im Grunde die Armee aus Krebszellen, die bereits den Körper eines Patienten zerstören, auf und vernichten dabei alle gesunden Zellen in der Nähe.

Eine chinesische Abhandlung aus dem Jahr 2009, publiziert im Magazin *Bioscience Hypotheses,* erklärt, warum die Anwendung der Chemotherapie tatsächlich schädlicher ist, als gar nichts zu tun: Statt sozusagen Herz und Kopf der Bestie zu attackieren, *stärkt* sie diese sogar noch und macht den Krebs mächtiger und tödlicher.[19]

Krebsstammzellen gelten – zumindest zum Teil wegen ihrer wesenseigenen Therapieresistenz – als die größte Hürde in der Krebstherapie. Die Chemotherapie dient jedoch der Anreicherung der Krebsstammzellen. Im Gegensatz zum herrschenden Dogma vermuten wir, dass Chemotherapie die Krebsstammzellen nicht nur vermehrt, sondern in den Regionen ohne ausreichende Pharmazeutikaversorgung sogar erst einbringt. Aufgrund des Ungleichgewichts zwischen Gefäßneubildung und unzureichender Blutversorgung in bestimmten Regionen der Tumormasse ist die chemotherapeutische Versorgung in diesen Regionen beeinträchtigt.

Hier liegt aber das wahre Problem (die typografische Hervorhebung stammt von mir): »Die ungenügende Pharmazeutikaversorgung *verwandelt wiederum die Masse der Krebszellen in Krebsstammzellen,* statt sie abzutöten …«

Anders gesagt: Die Chemotherapie ähnelt stark der Umwandlung im Schach: Ein einfacher Bauer (eine gewöhnliche Krebszelle) kann den Status einer Dame (einer Krebsstammzelle) erreichen, wenn er aufs richtige Feld vorrückt. Chemotherapie fungiert als Fahrzeug – oder als Straßenkarte –, mit dessen Hilfe eine einfache Krebszelle auf den Status einer Krebsstammzelle »befördert« werden kann. Und Krebsstammzellen sind wie eine Art *Fabrik,* die mehr einfache Krebszellen produziert und den Krebs wuchern lässt.

❷ *Die meisten Onkologen lehnen die Chemotherapie für sich selbst und ihre Angehörigen ab.* Wenn irgendjemand aus erster Hand weiß, wie sich eine Chemotherapie auf den menschlichen Körper auswirkt, dann die Onkologen, die ihre Patienten damit behandeln. Und laut einer Studie, die 2014 in der Open-Access-Internetzeitschrift PLOS ONE veröffentlicht wurde, sagt die überwiegende Mehrheit von ihnen, dass sie selbst im Fall einer Krebsdiagnose niemals diese Behandlung durchführen ließen.[20] Von den mehr als tausend Ärzten, die für die Studie befragt wurden, gaben erstaunliche 88,3 Prozent zu, dass sie für sich selbst auf die »hochintensive Therapie« – die Behandlung mit hochtoxischen Substanzen wie etwa radikalen, das Immunsystem zerstörenden Chemotherapie-Pharmazeutika – verzichten würden, also auf die gleiche Behandlung, die sie ihren Patienten regelmäßig verabreichen. Das sagen sie ja wohl deshalb, weil sie ganz genau wissen, wie zerstörerisch und ineffektiv diese Therapien für den menschlichen Körper sind.

»Unsere derzeitige Standardmethode ist ›Handeln‹, aber bei jeder ernsthaften Erkrankung kommt ein Umkehrpunkt, ab dem die hochintensive Therapie eine größere Last darstellt als die Krankheit selbst«, sagte Dr. V. J. Periyakoil, außerordentliche Professorin für Medizin an der Standford University School of Medicine, in einem Interview mit der britischen Zeitung *Daily Mail*.[21] Auf die Frage, warum Ärzte diese hochintensiven Therapien trotzdem anordnen, fügte sie hinzu: »Wir bringen Ärzten nicht bei, mit Patienten zu sprechen, und bezahlen sie dafür auch nicht. Wir bringen ihnen bei zu handeln und bezahlen sie fürs Handeln. Das System muss geändert werden.«

Für eine frühere Studie der McGill University in Kanada wurden 118 Ärzte, alles Experten für Lungenkrebs, gefragt, ob sie den Chemotherapie-Pharmazeutika, die sie ihren Patienten verabreichten, vertrauten und sie bei sich selbst anwenden würden. Schockierende 75 Prozent verneinten beides.[22] Eine ähnliche, 6 Jahre später durchgeführte Studie zeigte, dass zwar die Befürwortung der Chemotherapie gestiegen war, aber die *Hälfte* der Ärzte noch immer für sich selbst und wohl auch für ihre Angehörigen darauf verzichten würden.[23]

❸ *Mit Chemotherapie-Pharmazeutika lassen sich große Geschäfte machen.* Warum also verabreichen die Onkologen im Großen und Ganzen nach wie vor chemotherapeutische Arzneimittel, wenn die meisten von ihnen wissen, wie nachteilig sie sich auf die Gesundheit auswirken? Die Antwort ist Geld. Krebspharmazeutika sind die einzige Medikamentenklasse, die der Arzt direkt dem Patienten verabreicht – im Gegensatz zu Arzneien, die der Arzt *verschreibt* und ein Apotheker dem Patienten auf dessen Wunsch hin *aushändigt.*

Ob Sie es glauben oder nicht: Onkologen erhalten jedes Mal, wenn sie chemotherapeutische Pharmazeutika verordnen, eine finanzielle Provision. Wie in einem Partnerprogramm ist diese Art von Zuschuss ein Anreiz für die skrupellosesten Krebsärzte, so viele Chemotherapien wie nur möglich zu verordnen – schließlich verdienen sie damit ihren Lebensunterhalt. »Ein beträchtlicher Teil unserer Einkünfte stammt aus dem Profit, den wir, wenn man so will, aus dem Verkauf der Pharmazeutika erwirtschaften«, gestand Dr. Peter Eisenberg, der sich als niedergelassener Arzt auf die konventionelle Krebsbehandlung spezialisiert hat, in einem Interview mit *NBC News.*[24] »Deshalb hat es zugegebenermaßen Vorrang, mit dem Verkauf von Medikamenten Geld zu verdienen.«

❹ *Chemotherapien haben eine sehr geringe Erfolgsrate.* Es wurde immer wieder nachgewiesen, dass dieselben Chemotherapie-Pharmazeutika, die hochgiftig sind und den Onkologen große Profite einbringen, generell *katastrophal ineffektiv* sind. Die meisten Krebspatienten, die sie bekommen, haben eine gerade einmal *2-prozentige Erfolgschance.* Eine 14 Jahre lange Studie, die 2004 im *Journal of Clinical Oncology* veröffentlicht wurde, ergab, dass von 154 971 Krebspatienten aus Australien und den USA, die unter 22 unterschiedlichen Krebsarten litten, lediglich 2,3 Prozent bzw. 2,1 Prozent nach einer Chemotherapie länger als 5 Jahre überlebten.[25]

Unterziehen Sie sich einer Chemotherapie, sonst setzt's was!

Wenn Chemotherapie für Krebspatienten nur eine Möglichkeit unter vielen wäre, wäre sie als staatlich sanktionierte Form der Krebsbehandlung weniger anrüchig. Doch außer Bestrahlungen und chirurgischen Eingriffen ist sie praktisch die *einzige* Möglichkeit, die Krebspatienten legal verordnet werden kann – und Minderjährige, bei denen Krebs diagnostiziert wird, haben so gut wie gar keine Chance, sie abzulehnen.

Die junge Cassandra Callender aus Connecticut erfuhr dies am eigenen Leib, nachdem bei ihr 2014 ein Hodgkin-Lymphom im Stadium III–IV diagnostiziert worden war. Nach dieser Diagnose und der Empfehlung, sich mit Chemotherapie behandeln zu lassen, entschied sich Cassandra mit dem Segen ihrer Mutter, ein Zweitgutachten einzuholen. Und nur aufgrund dieses Ersuchens bekam sie es mit dem hässlichen Gesicht dessen zu tun, was ich »Medizin mit vorgehaltener Waffe« nenne. Cassandra und ihrer Mutter wurde von staatlicher Seite gesagt, dass Chemotherapie ihre »einzige Möglichkeit« sei und sie ansonsten eines schrecklichen Todes sterben würde. Cassandra befürchtete, gegen ihren Willen zu dieser Behandlung gezwungen zu werden, und lief von zu Hause weg. Doch als sie erfuhr, dass ihre Mutter deshalb möglicherweise ins Gefängnis kommen könnte, kehrte sie zurück – um die fürchterlichste Erfahrung ihres Lebens zu machen.

Im Dezember 2014 wurde das Haus der Callenders von der Hartforder Polizei und von Mitarbeitern des bundesstaatlichen Ministeriums für Kinder und Familien überfallen, und Cassandra wurde gewaltsam entführt und ins Connecticut Children's Hospital gebracht, wo man sie zur Chemotherapie zwang. Sie wurde auf einem Tisch festgeschnallt und gegen ihren Willen und den ihrer Familie der Therapie unterzogen. »An diesem Punkt fühlte ich mich nicht mehr als Mensch«, erzählte sie in einem exklusiven Interview, das ich mit ihr nach ihrer Entlassung führte. »Ich fühlte mich wie vergewaltigt … meine Knöchel und Handgelenke waren gequetscht, als ich aufwachte.«[26] Cassandra war zur Zeit ihrer Diagnose 17 Jahre alt, weshalb der Staat anordnete, sie unter seine Zuständigkeit zu stellen statt unter die Zuständigkeit ihrer eigenen Eltern.

Ein weiteres schreckliches Beispiel für Medizin mit vorgehaltener Waffe ist der junge Thomas Navarro. Im Alter von 4 Jahren wurde bei ihm eine Form des Gehirntumors namens Medulloblastom festgestellt. Wie bei Cassandra wollten auch Thomas' Eltern nicht, dass ihr geliebtes Kind einer toxischen Behandlung ausgesetzt wird, die nicht wirkt und mit hoher Wahrscheinlichkeit zu noch mehr Krebs und schließlich zum Tod führt. Sie wollten eine alternative Therapie ausprobieren, die Dr. Stanislaw Burzynski (zu seiner Antineoplaston-Therapie später mehr) anbot und die sich insbesondere bei Gehirntumoren als sehr effektiv erwiesen hatte. Doch sie stießen auf den gleichen Widerstand wie die Callenders.

»Die FDA unternahm alle Anstrengungen, um zu verhindern, dass Thomas diese Therapie bekam, und erst nach langwierigem gesetzlichem Gerangel, hohen Unkosten und der erzwungenen Verabreichung der konventionellen Behandlung wurde der Familie endlich erlaubt, Dr. Burzynski aufzusuchen«, schrieb mein Freund Dr. Joseph Mercola in einem Bericht über diesen zutiefst bestürzenden Vorfall. »Doch leider war es dann zu spät. Der von der Chemo angerichtete Schaden war zu groß, und Thomas verlor im zarten Alter von 6 Jahren den Kampf gegen den Krebs. In seiner Sterbeurkunde steht als Todesursache: *Atemversagen aufgrund chronischer Vergiftung durch Chemotherapie.*«[27]

Das gleiche ernüchternde Szenario spielt sich immer und immer wieder bei vielen anderen Krebspatienten ab – ohne irgendwelche Konsequenzen für die Täter und ohne dass ein Ende in Sicht wäre.

Ein kleiner Hoffnungsschimmer bei alledem ist es, dass nicht *jeder,* der den Fängen der »Aufschlitz-, Abschneide- und Verbrenn-«Medizin zu entkommen versucht, erfolglos bleibt. Jared Bucey, das »Kid Against Chemo«, ist ein lebendes Beispiel dafür, warum es für jeden Einzelnen so wichtig ist, Widerstand zu leisten – und vor allem, warum *jeder Einzelne, der dieses Buch liest,* sich verpflichten sollte, füreinander und für Menschen wie Cassandra, Thomas und Jared einzustehen, um unser Recht auf freie Wahl der Medikamente, mit denen wir behandelt werden, zu verteidigen.

Wie Cassandra bekam auch Jared die Diagnose Hodgkin-Lymphom im Stadium IV, und wie sie beschloss er nach einem Chemotherapie-Zyklus, damit aufzuhören. Jared merkte, dass die chemotherapeutischen Gifte seinen Körper zerstörten: »Ich spürte, wie mein Körper abschaltete.« Er entschied sich für die alternative Route, und inzwischen ist sein gesundheitlicher Zustand ausgezeichnet.[28] Auf seiner Facebook-Seite erzählt er die erstaunliche Geschichte, wie er sich mithilfe von organischer Ernährung, Säften und vor allem mithilfe einer *Körperentgiftung* durch eine Infrarotsauna, eines Trampolins und regelmäßiger Kaffee-Einläufe von Krebs *heilte* – ja, wirklich: *heilte*. Viele der von ihm angewandten Methoden werde ich weiter hinten im Buch detailliert beschreiben, aber ich wollte Ihnen jetzt schon einen Vorgeschmack davon geben, denn: Für Menschen, die Jareds Weg einschlagen wollen, stehen die Karten zwar eher schlecht – aber es gibt Hoffnung!

Teil II

Krebs – Diagnose, Erkennung, Ursachen und Prävention

KAPITEL 5

Grundkenntnisse und Statistiken über Krebs

Angenommen, Sie hätten noch nie hinter einem Lenkrad gesessen. Freilich haben Sie Ihr Leben lang Autos auf den Straßen fahren sehen und können sich in etwa vorstellen, wie sie funktionieren. Sie haben aber keine Ahnung, wie ein Automotor arbeitet und wie er zu pflegen ist. Sie wissen nichts über den Betrieb der Bremsen, dass ein Auto die richtige Motorenölsorte und regelmäßig einen Ölwechsel braucht und dass man beim Einlegen der Gänge die Kupplung fest durchtreten muss, während man sie beim Anfahren langsam kommen lässt und behutsam aufs Gaspedal tritt.

Und jetzt stellen Sie sich vor, Sie hätten gerade Ihr erstes eigenes Auto gekauft. Der Verkäufer hat Ihnen die Schlüssel in die Hand gedrückt, ohne Ihnen zu erklären, wie Ihr neues Fahrzeug zu bedienen oder zu warten ist. Dann wären Sie wahrscheinlich nicht in der Lage, den Reifendruck zu prüfen, das Öl oder die Bremsbeläge zu wechseln oder auch nur zu tanken. Wenn Ihnen der Verkäufer auch nicht erklärt hätte, wie man ein Auto fährt, könnten Sie womöglich noch nicht einmal die Zündung starten! Und ehe Sie das Grundstück des Autoverkäufers verlassen hätten, wüssten Sie schon nicht mehr weiter.

Nun, ähnlich ergeht es vielen Menschen beim Verständnis ihres Körpers in Bezug auf Krebs. Wir alle wissen, dass manche Menschen in der Tat Krebs bekommen, und manche von uns sind sich sogar der Tatsache bewusst, dass offenbar mehr Menschen als je zuvor daran erkranken. Doch wie viele wissen wirklich, was Krebs ist oder wie er in einem Menschen entsteht, geschweige denn, wie man Krebs wirksam *behandeln und heilen* kann?

Dies alles sind legitime Fragen, die gestellt werden müssen. Denn unsere Gesellschaft wird mit Aufklärungskampagnen überflutet, die paradoxerweise fast überhaupt nicht über das wahre Wesen von Krebs informieren oder – am allerwichtigsten – darüber, wie man ihn vermeiden kann. Unser Körper wurde von Gott so geschaffen, dass er in der richtigen Umgebung und unter den richtigen Bedingungen Krebs selbst verhindern kann. Ich wage jedoch zu behaupten, dass die meisten Menschen wahrscheinlich keine Ahnung haben, was alles damit verbunden ist. Denn das sagt ihnen niemand, insbesondere nicht diejenigen, die von den gescheiterten Krebsbehandlungsverfahren mit Chemotherapie und Bestrahlung profitieren.

Mir ist klar, dass in der oben genannten Analogie die Pharmaindustrie weder der Autoverkäufer noch etwa der Autohersteller ist. Wenn Sie Ihren Körper als das »Fahrzeug« betrachten, das Ihre Seele in der realen irdischen Welt von Punkt A nach Punkt B transportiert, dann ist Gott der eigentliche Konstrukteur Ihres »Autos«, das in der von ihm geschaffenen Form optimal funktioniert – vorausgesetzt, Sie pflegen und warten es sachgemäß, um sicherzustellen, dass es keine Panne erleidet und zusammenbricht. Aber genau das ist der springende Punkt: Von der Wiege bis zur Bahre wird den meisten von uns das Wissen vorenthalten, das wir brauchen, um gesund zu bleiben und nicht krank zu werden. Im Prinzip hat die Pharmaindustrie die »Gebrauchsanweisung« weggeschlossen und den Schlüssel weggeworfen. Damit verwehrt sie dem Durchschnittsmenschen die nötige Einsicht, dass er den Weg in die chronische Krankheit oder zu einem möglicherweise verfrühten Tod eingeschlagen hat.

Ich möchte so vielen Menschen wie möglich helfen, aus ihrem Gefängnis der Ahnungslosigkeit auszubrechen und von ihrem naturgegebenen Recht Gebrauch zu machen. Dazu gehört auch, zu verstehen, wie unser Körper funktioniert und was erforderlich ist, um ihn topfit zu erhalten. Ich möchte einfach nicht erleben, dass noch jemand dem medizinischen System zum Opfer fällt. Deshalb habe ich alle Mühen in Kauf genommen, um der Öffentlichkeit die Wahrheit mitzuteilen.

Zellgesundheit, Immunität und Krebs

Der menschliche Körper ist eine erstaunliche, einzigartige Lebensform. Es ist schlicht ein Wunder, wie seine vielen komplexen Teile perfekt zusammenarbeiten, damit der Blutkreislauf, die Organe und das Immunsystem tagtäglich rund um die Uhr funktionieren. Allein das Zellsystem erfüllt seine Aufgabe, unseren Körper am Leben zu erhalten, auf so einzigartige Weise, dass es ihm nicht gerecht würde, wenn man die ganze Bandbreite seiner Fähigkeiten in nur ein paar kurzen Absätzen beschreiben wollte.

Kurz gesagt sind unsere Zellen, deren Zahl sich auf hunderte *Billionen* beläuft,[1] für eine Vielzahl von Körperfunktionen zuständig. Wenn Ihr Körper ein Land wäre, bildeten Ihre Zellen die kollektive Arbeitskraft, die es zum Erblühen bringt: Manche Zellen regulieren die Atmung, andere das Immunsystem, und wieder andere sammeln und entsorgen den Müll. Und während all dies geschieht, sind gleichzeitig Zellen damit beschäftigt, Sauerstoff und Blutzucker zu verarbeiten und in Energie umzuwandeln.

Wie ich in meinem früheren Buch *Krebs verstehen und natürlich heilen* beschrieb, existieren gesunde Zellen in einem *aeroben* Zustand, das heißt, sie produzieren Energie in Form von Adenosintriphosphat, ATP, das für die Funktion des gesamten Zellsystems von lebenswichtiger Bedeutung ist. Ohne ATP würden notwendige Prozesse wie Zellreparatur, Protein- und Neurotransmittersynthese, Enzym- und Hormonproduktion nicht mehr stattfinden, Gleiches gilt für die Zellreproduktion und die DNS-Reparatur.

Damit Ihre Zellen die enorme ATP-Menge produzieren, die für die Selbsterhaltung und Selbstregeneration erforderlich ist, müssen sie ständig unterstützt werden, nicht zuletzt durch eine gesunde Ernährung und die Ausscheidung von Giftstoffen. Wenn diese Unterstützung fehlt oder Ihr Körper durch zu viel »Schlechtes« und zu wenig »Gutes« aus dem Gleichgewicht gerät, wird in der Folge das Immunsystem geschwächt. Dies wiederum kann zu einer Invasion von Krankheitserregern und in manchen Fällen zum Wachstum und zur Verbreitung von Krebszellen führen.

Eine Krebszelle ist eigentlich nur eine gesunde Zelle, die aufgrund einer pathogenen Belastung, durch Giftstoffe oder andere maligne Faktoren eine Fehlentwicklung erleidet. Generell sind Zellen darauf programmiert, sich zu replizieren, dabei bilden Krebszellen keine Ausnahme: Wenn sie vom Immunsystem nicht entfernt werden, teilen und vermehren sie sich und bilden so mit der Zeit einen Krebstumor.

Ob Sie es glauben oder nicht, unser Körper wird ständig von Krebszellen belagert. Das ist insofern nichts Ungewöhnliches, als sich diese gefährlichen Zellen unter normalen Umständen nicht festsetzen und wirklichen Schaden anrichten können – ein gut funktionierendes Immunsystem lässt dies nicht zu. Wenn jedoch das Immunsystem auf irgendeine Weise geschwächt oder der Ansturm von krebsfördernden Kräften zu stark wird, treten Probleme auf.

An sich sollte das Ganze so funktionieren: Ein gesundes aerobes Zellsystem verstoffwechselt Sauerstoff und Glukose aus der Nahrung und produziert so ATP. Das ATP dient als Energiespeicher für die Zellen, damit diese ihre unterschiedlichen Aufgaben erfüllen können. Im Verlauf dieses Prozesses wird bei der ATP-Produktion Kohlendioxid freigesetzt, mit dessen Hilfe der Körper dem Hämoglobin – den roten Blutkörperchen, die Sauerstoff von der Lunge zu den Zellen transportieren – Sauerstoff entzieht. Währenddessen behält das Immunsystem ständig alles unter Kontrolle und hindert bösartige Zellen – Zellen, die ihre Aufgabe nicht erfüllen – daran, die Macht zu übernehmen und im Körper verheerende Schäden anzurichten.

Warum nun läuft bei manchen Menschen das System aus dem Ruder, sodass sie einen ausgewachsenen »Krebs« im konventionellen Sinn entwickeln? Das geschieht dann, wenn die Krebszellen so zahlreich werden, dass sie beginnen, Glukose abzuschöpfen und für ihre eigene wuchernde Vermehrung zu nutzen. In der Folge geht den gesunden Zellen der dringend benötigte Blutzucker ab. Dies wiederum führt dazu, dass sich der Organismus nicht mehr selbst regulieren kann und der Körper von einem Heer zunehmend bösartiger Krebszellen erobert wird. Wenn dieser Prozess unkontrolliert abläuft, kann er zu einer *systemischen* (und damit weitaus schwieriger zu behandelnden) Krebserkrankung führen, die den ganzen Körper betrifft.

Dies bedeutet, dass sich Glukose und damit genau die Substanz, die einem gut funktionierenden Zellsystem nützlich ist, zum *schlimmsten Albtraum* des Körpers entwickelt, wenn Krebszellen das Sagen haben. Die Krebszellen fangen an, sich von der Glukose zu ernähren und Milchsäure in den Blutstrom abzugeben. Im Blut gelangt die Milchsäure zur Leber, wo sie wieder in Glukose umgewandelt wird und auf diese Weise sogar noch mehr Nahrung für die Krebszellen liefert.

Dieser Teufelskreis kann nur durch die richtigen Maßnahmen unterbrochen werden, wozu weder Chemotherapien noch Bestrahlungen gehören. Noch einmal: Diese konventionellen Methoden *verschlimmern* das Problem nicht nur deshalb, weil sie mehr Krebszellen erzeugen, sondern auch, weil sie bereits vorhandene Krebszellen in *Krebsstammzellen* umwandeln, die kraft ihrer Natur neue Krebszellen produzieren.[2]

Wenn also gesunde Zellen aerob arbeiten, um Sauerstoff und Glukose zu verstoffwechseln und so ATP, das Lebenselixier des Körpers, zu erzeugen, dann ist es nur logisch, dass Krebszellen anaerob arbeiten. Aufgrund ihrer *anaeroben* Natur wird jedoch nur sehr wenig Sauerstoff verstoffwechselt und damit nur sehr wenig ATP produziert. Anaerobe Zellen sind auch nicht fähig, Kohlendioxid als Nebenprodukt der ATP-Produktion zu erzeugen, was in der Folge bedeutet, dass sie dem Hämoglobin keinen Sauerstoff entnehmen können.

Diese Schwäche erzeugt im ganzen Körper ein erhebliches Energiedefizit und hemmt ihn zudem, schützende antioxidative Enzyme wie Superoxiddismutase, Glutathionperoxidase, Katalase und Reduktase zu bilden. Sie löst darüber hinaus einen systemischen Sauerstoffmangel aus, der nicht nur die gesunden, sondern auch die Krebszellen betrifft. Die Krebszellen bilden deshalb selbst eigene neue Blutgefäße, um den für sie lebensnotwendigen Sauerstoff und Zucker zu erhalten. Dieser Prozess wird Angiogenese genannt.

Aufgrund ihrer anaeroben Natur müssen Krebszellen für ihr Überleben die Angiogenese stimulieren. Durch diesen Vorgang werden den gesunden Bereichen des Körpers jedoch noch zusätzlich Sauerstoff und Glukose entzogen, die sie jedoch eigentlich selbst brauchen, um Energie zu produzieren und am Leben zu bleiben. Die Krebszellen saugen also konstant Energie aus den gesunden Zellen, während sie selbst wachsen und sich vermehren.

Dr. David Gregg erklärt kurz und prägnant, wie dieser Prozess funktioniert: »Zellen werden nicht durch den Krebs anaerob, vielmehr ist die konstante anaerobe Atmung die einzige Ursache (oder notwendige Voraussetzung), dass sich normale Zellen, die auf aerobe Atmung angewiesen sind, in Krebszellen verwandeln.« In Bezug auf die Angiogenese von Krebszellen fügt er hinzu:

> »Nicht die Krebszellen, sondern normale Zellen im sauerstoffarmen Milieu der anaeroben Tumorzellen können die neuen Blutgefäße produzieren. [...] Bekanntermaßen müssen Tumoren, um wachsen zu können, neue Blutgefäße bilden, die dann größere Tumoren versorgen. [...] Deshalb ist ein anaerober Stoffwechsel nicht nur eine sekundäre Folge des Krebses; er ist die Bedingung, dass der Krebs wachsen kann.«

Das bedeutet, dass es für Krebszellen unmöglich wäre, den für sie überlebenswichtigen Prozess der Angiogenese, also des Wachstums neuer Blutgefäße, zu aktivieren, wenn sie nicht schon vorher anaerob verkümmert gewesen wären. Die Tatsache, dass Krebszellen grundsätzlich *schwächer* als gesunde Zellen sind, schließt ihre feindliche Übernahme und Umstrukturierung des Zellstoffwechsels aus.

Wo also beginnt der Krebs tatsächlich? Der berühmte Wissenschaftler Paul Gerhardt Seeger, der zweimal für den Nobelpreis nominiert war, formulierte in den 1930er-Jahren eine Theorie, derzufolge der Teufel im Zytoplasma der Zelle sitzt: In dieser Masse aus gelartiger Flüssigkeit, in der die Mitochondrien, die energieproduzierenden »Kraftwerke«, sitzen, werden gesunde Zellen in Krebszellen umgewandelt.

Wenn die normale »Atmungskette« der Zelle, wie er es nannte, aufgrund einer enzymatischen Fehlfunktion oder eines anderen destruktiven Störfaktors blockiert wird, verwandeln sich aerobe Zellen in anaerobe Zellen. Seeger bewies seine Theorie erfolgreich durch ein Experiment, bei dem er eine Chemikalie in eine gesunde Zellkultur einbrachte, die sich in der Folge innerhalb von *Tagen* in eine ungesunde Zellkultur verwandelte.[3]

Seegers Kollege Otto Warburg betrachtete den Krebs ähnlich. Er stellte die korrekte Theorie auf, dass Krebszellen Energie nichtoxidativ erzeugen, dabei den Ablauf des normalen Zellstoffwechsels verändern und in der Folge »Krebsmasse«, das heißt Tumoren, erzeugen, was die direkte Folge einer gestörten Zellatmung ist.

In seiner 1966 veröffentlichten Abhandlung »Über die letzte Ursache und die entfernten Ursachen des Krebses« erklärt Warburg bis ins kleinste Detail, dass beim Krebs im Grunde genommen der normale Atmungsvorgang in gesunden Zellen durch die »Zuckergärung« in ungesunden Zellen ersetzt worden ist.[4] Diese Umwandlung, die er

»Atmungsverletzung« nannte, gilt heute als die grundlegende Stoffwechselveränderung, die für die Ausbildung von bösartigen Krebszellen verantwortlich ist.

Zur gleichen Zeit zeigte Seeger, dass diese Atmungsverletzungen vollständig *umgekehrt* werden können, wobei bei einem *Wiederherstellungsprozess* die anaeroben (kanzerösen) Krebszellen wieder in aerobe (gesunde) Zellen zurückverwandelt werden. Er bestimmte sogar das genaue Enzym, das, wenn es deaktiviert oder zerstört wird, anfänglich die Bildung von Krebszellen herbeiführt.

»Im Jahre 1938 entdeckte Paul Seeger, dass Krebs durch die Deaktivierung oder Zerstörung des wichtigsten Enzyms der Atmungskette verursacht wird, nämlich Cytochrom-c-Oxidase, genauer gesagt des Cytochrom-aa3-Komplexes«, erläutert Serge Jurasunas, Professor der Medizin, in einem wissenschaftlichen Aufsatz, den er zu diesem Thema veröffentlichte.

Es hat sich gezeigt, das Cytochrom-aa3 das *mit Abstand* wichtigste Enzym der mitochondrialen Atmung ist, da es für die Verarbeitung von über 90 Prozent des vom Körper verbrauchten Sauerstoffs verantwortlich ist. Ohne diesen »biologischen Katalysator« könnten die Mitochondrien diesen Sauerstoff nicht erhalten. Deshalb ist das Fehlen eines voll funktionierenden Cytochrom-aa3 mit erheblichen Störungen in der Zellatmungskette verbunden. Jurasunas schreibt hierzu:

> »Paul Seeger wies in seinen 310 grundlegenden wissenschaftlichen Forschungsarbeiten nach, dass die Resultate von sorgfältig ausgeführten tausenden elektrochemischen und hunderten histologischen Experimenten seine frühere Forschung bestätigten, in der er die Deaktivierung und Zerstörung von Cytochrom-aa3 (Cytochrom-c-Oxidase) als krebsauslösenden Faktor ausgemacht hatte. Er konnte beweisen, dass von Erythrozyten (rote Blutkörperchen) transportierter Sauerstoff nur dann von den Mitochondrien verbraucht werden kann, wenn bestimmte Atmungsenzyme (Cytochrom-c-Oxidasen) vorhanden sind.«[5]

Die Lösungen, die Seeger und seine Mitarbeiter entwickelten, um das Problem der unterbrochenen Zellatmung anzugehen, sind das Thema späterer Kapitel. An dieser Stelle wollte ich jedoch bereits grundsätzlich darlegen, was Krebs ist und wie er sich auf Zellebene ausbildet, damit Sie das wahre Wesen dieser Erkrankung besser verstehen, wenn wir gemeinsam diese wichtige Reise fortführen.

Krebs ist eine moderne Krankheit

Beim Blick in die Geschichte fällt auf, dass der früheste Beleg für die Existenz von Krebs erst ungefähr im 17. Jahrhundert zu finden ist. Historische Aufzeichnungen und mumifizierte sterbliche Überreste aus noch früheren Zeiten deuten darauf hin, dass Krebs zuvor praktisch *nicht vorhanden* oder zumindest ausgesprochen selten war. Übereinstimmend sehen Historiker den Grund hierfür in der Tatsache, dass frühere Kulturen sauberere Nahrung zu sich nahmen und nicht den giftigen Chemikalien und der Umweltverschmutzung ausgesetzt waren wie wir im postindustriellen Zeitalter.

Wissenschaftler aus Großbritannien wollten dies 2010 genauer erforschen. Auf der Suche nach einem Beweis, dass es Krebs bereits vor mehr als rund 200 Jahren gab, studierten sie alte Literatur, Fossilberichte und echte mumifizierte Körper. Sie untersuchten Gewebeproben von hunderten ägyptischen Mumien und fanden nur eine einzige, die möglicherweise eine Krebserkrankung aufwies. Forschungsleiter Michael Zimmerman, Gastprofessor an der Manchester University, zog daraus folgenden Schluss:

> »In einer antiken Gesellschaft, in der man keine chirurgischen Eingriffe ausführte, müssten Krebsanzeichen gegebenenfalls ausnahmslos überdauern. Dass in den Mumien praktisch keine Malignome gefunden wurden, lässt sich nur dahingehend interpretieren, dass diese in der Antike selten waren, was wiederum darauf hindeutet, dass krebserregende Faktoren nur in Gesellschaften auftreten, die von der modernen Industrialisierung betroffen sind.«

War Krebs schon immer ein unentrinnbares Schicksal, das manche Menschen traf, oder ist er ein Ergebnis von Fehlern in der Neuzeit? Dazu bemerkte Professor Rosalie David, als sie die Ergebnisse der Studie auf einem Onkologenkongress präsentierte:

»In einer natürlichen Umgebung gibt es nichts, was Krebs verursachen kann. Daher muss Krebs eine von Menschen verursachte Krankheit sein, zurückzuführen auf Umweltverschmutzung und Veränderungen in Ernährung und Lebensstil. [...] Wir können sehr klare Aussagen über die Krebsraten in Gesellschaften treffen, weil wir einen Gesamtüberblick haben. Wir haben nicht nur einhundert Jahre, sondern Jahrtausende untersucht, und wir haben Unmengen von Daten.

Und wieder einmal übermitteln die umfangreichen altägyptischen Daten zusammen mit anderen Daten aus dem Lauf der Jahrtausende der modernen Gesellschaft eine deutliche Botschaft – Krebs ist von Menschen verursacht, und wir können und sollten uns ihm stellen.«[6]

Wenn es Krebs wirklich schon immer gegeben hat, wie die American Cancer Society und andere prominente Krebsorganisationen behaupten, warum finden wir dann nur so wenige Belege, wenn überhaupt welche, dass er bereits vor der Industriellen Revolution existierte? Was früher eine praktisch nicht vorhandene Krankheit war, ist nun die *zweithäufigste Todesursache* in entwickelten Ländern und die *häufigste Todesursache* in »unterentwickelten« und sich entwickelnden Ländern.

Das National Cancer Institute schätzte 2015, dass 2016 in den USA 1 685 210 neue Krebsfälle diagnostiziert würden. Umgerechnet sind dies 4617 neue Krebsfälle pro Tag, 192 neue Krebsfälle pro Stunde und mehr als 3 neue Krebsfälle *pro Minute.*

Das NCI schätzte auch, dass im gleichen Jahr 595 690 Menschen an Krebs *sterben* würden – oder realistischer an *Krebsbehandlungen* wie Chemotherapie und Bestrahlung. Umgerechnet sind dies 1632 Krebstote an jedem einzelnen Tag des Jahres 2016, 68 Krebstote pro Stunde und mehr als ein Krebstoter pro Minute. Annähernd 10 Prozent der 1 685 210 Menschen, die jährlich neu an Krebs erkranken, sind Minderjährige bis zu 19 Jahren. Und mehr als 3 Prozent der 595 690 Menschen, die an Krebs sterben, sind Kinder, von denen die meisten an Gehirnkrebs, an bösartigen Tumoren des zentralen Nervensystems oder an Blutkrebs litten.

Krebs ist in der heutigen Zeit so weit verbreitet, dass er mittlerweile weltweit zur häufigsten Todesursache geworden ist. Den Daten der Weltgesundheitsorganisation (WHO) aus dem Jahr 2012 zufolge fordert er jährlich das Leben von 8,2 Millionen Menschen. Weltweit wird jeder achte Todesfall – also 12,5 Prozent aller Todesfälle – durch Krebs verursacht. Noch schlimmer ist dieses Verhältnis in den USA, wo jeder *Vierte* an Krebs stirbt.

Bis zu 14 Millionen neue Krebsfälle werden nächstes Jahr diagnostiziert werden, und diese Zahl wird sich im Jahr 2036 wohl fast verdoppeln auf 22 Millionen Fälle. Um eine Vorstellung von der Größenordnung zu erhalten: Bei rund 40 Prozent der Gesamtbevölkerung wird zu irgendeinem Zeitpunkt in ihrem Leben Krebs diagnostiziert werden – bei fast jedem Zweiten![7]

Wenn Sie verheiratet sind, werden also rein statistisch entweder Sie oder Ihr Ehepartner irgendwann an Krebs erkranken. Wenn Sie eine Frau sind, wird es wahrscheinlich eine Form von Brustkrebs sein. Wenn Sie ein Mann sind, kann es gut sein, dass es sich um Prostatakrebs handelt. Ich möchte Ihnen keine Angst einjagen, sondern nur veranschaulichen, wie weitverbreitet diese gnadenlose Krankheit mittlerweile ist.

Eine Studie von 1999, die in der Zeitschrift *Annual Review of Public Health* veröffentlicht wurde, berichtete:

> »Das Risiko einer heute lebenden schwarzen Frau, an Brustkrebs zu erkranken, ist um 54 Prozent höher, als es für ihre Mutter im selben Alter war, und für weiße Frauen ist es um 41 Prozent höher. Heute lebende Männer haben im Vergleich zu ihren Vätern ein drei- bis viermal so hohes Risiko, dass bei ihnen Prostatakrebs diagnostiziert wird.«[8]

Und dies sind relativ alte Daten; in den vergangenen Jahrzehnten hat sich die Situation zunehmend verschlechtert. Im Jahr 2000 belief sich die Gesamtzahl neuer Brustkrebsfälle in den USA auf 182 800.[9] 16 Jahre im Schnelldurchlauf vorgespult, und diese Zahl wird sich Schätzungen zufolge 2016 auf 246 660 erhöhen, was einer Steigerung um rund 35 Prozent entspricht.

Die Gruppe Breast Cancer Action berichtet:

> »Während des vergangenen halben Jahrhunderts hat sich das Risiko, im Lauf des Lebens an Brustkrebs zu erkranken, in den USA mehr als

verdreifacht. In den 1940er-Jahren lag die Wahrscheinlichkeit für eine Frau, an Brustkrebs zu erkranken, bei 1:22. Im Jahr 2004 bei 1:7. Im Jahr 2007 sank sie auf 1:8.«[10]

Im Lauf der Jahre führten einige wenige kleine Dellen in der Gesamtrate der Brustkrebsneuerkrankungen zur griffigen Parole, dass wir den Krieg gegen den Brustkrebs »gewinnen«. Tatsächlich ergeben die allgemeinen Entwicklungen jedoch ein ganz anderes Bild. Dasselbe gilt für Prostatakrebs bei Männern und für viele andere Krebsarten, die Männer wie Frauen betreffen.

Ob Sie es glauben oder nicht, Prostatakrebs ist neben Hautkrebs derzeit die am häufigste diagnostizierte Krebsart in den USA. 2012 wurde er bei fast einer Viertelmillion amerikanischer Männer diagnostiziert, und mehr als 28 000 starben im selben Jahr daran.[11]

Ähnliche Entwicklungen zeigen sich bei Lungen-, Dickdarm-, Enddarm-, Blasen-, Haut-, Schilddrüsen-, Nieren-, Unterleibs-, Bauchspeicheldrüsen- und Blutkrebs. Die Fallzahlen bei all diesen Krebsarten steigen ständig, wenn auch bei einigen mehr als bei anderen, und zugegebenermaßen sind immer wieder mal Rückgänge zu verzeichnen. Aber nichtsdestoweniger steigen sie insgesamt. All diesen Patienten Pflege und Behandlung angedeihen zu lassen ist eine enorme Belastung für die Gesellschaft.

Krebs ist die größte finanzielle Belastung für die Gesellschaft

Wenn Sie oder Ihre Angehörigen noch nie eine konventionelle Krebsbehandlung erhalten haben, wissen Sie wahrscheinlich nicht, welch astronomische Kosten damit verbunden sind. Von *DrugWatch* gesammelte Schätzungen beziffern die jährlichen Kosten für Krebsbehandlungen auf fast eine *Billion* US-Dollar, das ist mehr als die Summe der Behandlungskosten für Verkehrsunfallopfer und Diabeteskranke. Die mit den Krebsbehandlungen verbundenen Gesamtkosten übersteigen sogar die für Herzerkrankungen, die häufigste Todesursache in den Vereinigten Staaten.

Pro Patient kostet eine Krebsbehandlung mittlerweile mehr als 200 000 US-Dollar pro Jahr – ein Zuwachs von mehr als 50 Prozent im

Vergleich zu den 139 000 US-Dollar im Jahr 2005. Manche der neuesten Krebsmedikamente sind sogar noch teurer: Eine von der FDA zugelassene Hautkrebsbehandlung aus der Produktion von Bristol-Myers Squibb, die nur mit rund 60-prozentiger Wirksamkeit Tumoren schrumpfen lässt – aber nicht unbedingt heilt –, kostet 141 000 US-Dollar im Vierteljahr und jährlich ungefähr 256 000 US-Dollar.

Dem American Institute of Cancer Research (AICR) zufolge ist Krebs zweifellos die am teuersten zu behandelnde Krankheit. Die Kosten sind nicht nur finanzieller Art (für die Behandlung), sondern sie schlagen auch in sozialer Hinsicht zu Buche, was den Verlust von Leben und Produktivität betrifft. *DrugWatch* fasst dies wie folgt zusammen:

> »Die größte finanzielle Auswirkung (des Krebses) zeigt sich in Form von Verlusten von Menschenleben und Produktivitätseinbußen, wobei Krebs für 1,5 Prozent der Einbußen beim Bruttoinlandsprodukt (BIP) verantwortlich ist. Das AICR schätzt, dass die Amerikaner im Jahr 2008 aufgrund von Todesfällen und Behinderungen durch Krebs 83 Millionen gesunde Lebensjahre verloren haben.«[12]

In den USA beliefen sich 2010 die Gesamtkosten der Krebsbehandlungen auf 124,5 Milliarden US-Dollar. Eine 2011 im *Journal of the National Cancer Institute* veröffentlichte Studie rechnet hoch, dass diese Kosten im Jahr 2020 auf 157,7 Milliarden US-Dollar hochschnellen werden, was eine Steigerung um 27 Prozent bedeutet. Gründe hierfür sind, dass mehr Menschen an Krebs erkranken und die Preise für konventionelle medikamentenbasierte Behandlungen rasant steigen.[13]

Recherchen des National Bureau of Economic Research ergaben, dass die Preise für Krebsmedikamente seit 1995 *jährlich* um rund 10 Prozent gestiegen sind und kein Ende in Sicht ist. Auf der Basis der aktuellen Preise ergeben sich Steigerungen um rund 8500 US-Dollar *jährlich*, unter Einbeziehung der Inflationsrate und der Erlebensfallleistungen.[14]

Allerdings wird durch solche Behandlungen Krebs fast *niemals* tatsächlich geheilt. In manchen Fällen können sie helfen, das Leben eines Patienten um ein paar Monate oder vielleicht um 1 oder 2 Jahre zu verlängern. Wir haben es hier jedoch mit alljährlichen Überlebensraten von Patienten mit Krebs zu tun, die meistens noch immer Krebs haben, es aber mit teuren Medikamenten gerade so »schaffen«. Und genau dieses Krebsmanagement belastet die Kassen unserer Nation in alarmierender Höhe, während es Patienten die Hoffnung nimmt, ihren Krebs wirklich zu überwinden. *DrugWatch* erklärt:

> »Als Forscher die Durchschnittskosten für ein Extra-Lebensjahr berechneten, kamen sie zu dem Ergebnis, dass im Jahr 1995 Patienten und Versicherer 54 100 US-Dollar zahlten. 2005 stieg der Preis für ein Lebensjahr auf 139 100 US-Dollar und 2013 auf 207 000 US-Dollar.«

Dies sind nur die Kosten für die Behandlung selbst; realistischerweise fallen für die Familie eines Krebspatienten zusätzliche Ausgaben für Arbeitsausfall, Transport, spezielle Kost, Kinderversorgung, Spezialausstattung, Kleidung und vieles mehr an. Und da sich die Versicherungen mehr und mehr weigern, die neuesten teuren Behandlungen zu bezahlen, müssen sich viele Krebspatienten und deren Familien von Rechtsanwälten beraten lassen, wenn sie versuchen, ihre Verluste zu decken.

Die finanzielle Belastung durch Produktivitätseinbußen ist ebenfalls enorm. Eine 2014 im *International Journal of Cancer* veröffentlichte Studie schätzt, dass allein in Europa durch die Krebsopfer der Gesellschaft jährlich Kosten von rund 84 Milliarden US-Dollar entstehen. Davon entfallen 7,84 Milliarden US-Dollar auf Todesfälle in Verbindung mit Brustkrebs.[15] Ich sage deshalb »in Verbindung mit«, da viele durch Krebs verursachte Todesfälle tatsächlich durch die *Krebsbehandlung* verursacht wurden, wie ich schon früher angemerkt habe. Nachdem Krebspatienten also zehn- oder gar hunderttausende Dollar gezahlt haben, um wieder gesund zu werden, sterben viele von ihnen genau an der Behandlung, von der sie sich Heilung erhofft hatten. Dies wiederum resultiert in sogar noch höheren Kosten für die Familien der Patienten und die Gesellschaft im Allgemeinen.

Dieses sich ewig drehende Hamsterrad aus falschen Hoffnungen und Fehlschlägen eine finanzielle Katastrophe in untragbaren Dimensionen zu nennen kommt dem Ganzen nicht einmal im Ansatz nahe. Es ist eine bittere Ironie, dass ein System, das für sich in Anspruch nimmt, die bösartigen Veränderungen des Zellsystems zu bekämpfen, selbst der größte soziale und finanzielle bösartige Tumor der modernen Welt ist.

Auch wenn die Komponenten – darunter die damit verbundenen finanziellen, sozialen und physischen Kosten – der konventionellen Krebsbehandlung zugegebenermaßen komplex sind, lässt sich nicht leugnen, dass das, was wir machen, *schlicht nicht funktioniert.* Die Krebsraten explodieren, obwohl mehr Geld als jemals zuvor in die Kassen der Krebsindustrie gespült wird. Etwas muss sich ganz schnell ändern, um den finanziellen Zusammenbruch zu verhindern, der unvermeidlich kommen wird, wenn wir so weitermachen wie bisher. Es ist an der Zeit, dass wir unseren Stolz vergessen, zugeben, dass das derzeitige System kaputt ist, und zusammenarbeiten, um *echte* Lösungen für Krebs zu finden, die nicht das Eigentum von Firmen und erst recht nicht unerschwinglich teuer sind.

Ehrlich gesagt sind konventionelle Krebsbehandlungen für den durchschnittlichen Amerikaner bereits so unerschwinglich, dass eine Krebsdiagnose selbst bei einer exzellenten Versicherung den absoluten finanziellen Ruin bedeuten kann. Dies gilt sogar für Angehörige der sozioökonomischen oberen Mittelschicht. Stellen Sie sich vor, was dies für Menschen in Drittwelt- und Schwellenländern bedeutet, in denen die Krebsraten derzeit noch mehr explodieren als irgendwo anders auf der Welt.

Krebsmedikamente sind in den USA zudem aufgrund der monopolistischen Preispolitik, von der die Pharmaindustrie auf Kosten der Patienten profitiert, weitaus teurer als andernorts. So kostet beispielsweise die Verabreichung des geläufigen Leukämiemedikaments Gleevac hier in den Staaten rund 70 000 US-Dollar. In Indien kostet genau das gleiche Medikament nur 2500 US-Dollar.[16]

Aber auch in unserer näheren Umgebung, nämlich in Kanada, sind viele der exakt gleichen Krebsmedikamente, die in den USA zu Spitzenpreisen verkauft werden, zu einem Bruchteil der Kosten erhältlich. Ein Beispiel sind gängige Brustkrebsmedikamente wie Tamoxifen, die in Kanada teilweise nur *ein Zehntel* des in den USA üblichen Preises kosten.[17] Erklären lässt sich dies einfach: Die Unternehmen kommen schlicht damit davon, die Amerikaner bis aufs Hemd auszuziehen –

dank des Kongresses, der sich weigert, zugunsten der Menschen zu verhandeln, für die er eigentlich tätig sein soll.

»Es sind die bestehenden Vorschriften, die die Preise in die Höhe treiben und Wettbewerb verhindern«, schreibt Logan Albright für *FreedomWorks* und betont, dass die FDA den Import preiswerterer äquivalenter Medikamente aus anderen Ländern verhindert. Auf diese Weise stellt sie sicher, dass sie weiterhin ihre Gebühren für Anträge auf Arzneimittelzulassungen (NDA, New Drug Application) kassiert und dass ihre Pharma-»Kunden« weiter vor ausländischen Konkurrenten geschützt werden. »Würde man es leichter und billiger machen, Medikamente auf den Markt zu bringen, und zudem den Import sicherer Medikamente aus anderen Ländern erlauben, würde man das Angebot vergrößern, die Kosten verringern und es selbst dem skrupellosesten Geschäftsmann erheblich erschweren, den Markt für Lebensrettung zu beherrschen.«[18]

Ich stimme dem voll und ganz zu, allerdings würde ich noch weitergehen und den Markt für andere Krebsbehandlungsmethoden öffnen, von denen ich viele in späteren Kapiteln vorstellen werde. Der einzige Weg, das monopolistische Pharmasystem zu beenden und der Öffentlichkeit echte Heilbehandlungen zu den geringstmöglichen Kosten zur Verfügung zu stellen, ist, echten Wettbewerb in die Medizin zurückzubringen.

KAPITEL 6

Krebsursachen ... Ist Krebs genetisch bedingt?

Was also verursacht *tatsächlich* Krebs? Ich habe das Thema schon kurz angesprochen, als ich einige der Stoffwechselanomalien beschrieb, durch die sich gesunde Zellen in Krebszellen verwandeln und als bösartige Tumoren etablieren. Doch wie werden diese Anomalien überhaupt ausgelöst – und, noch wichtiger, welche äußeren Einflüsse tragen, wenn überhaupt, dazu bei, dass der Körper die Grenze zum Krebs überschreitet?

Der offiziellen Position des National Cancer Institute zufolge ist Krebs eine reine Erbkrankheit. Die staatliche Behörde beharrt darauf, dass Krebs durch bestimmte Erbgutveränderungen verursacht wird, die die Art und Weise, wie sich die Zellen teilen, beeinflussen und dadurch verschiedene Mutationen und das Wachstum von Tumoren auslösen. Das NCI behauptet auch, dass unsere Vorfahren und die »fehlerhaften« Gene, die von unseren Eltern und Großeltern an uns vererbt wurden, hauptsächlich mitbestimmen, ob wir als Individuen zu irgendeinem Zeitpunkt in unserem Leben Krebs ausbilden oder nicht.

Vererbte oder somatische (im Lauf des Lebens erworbene) Erbgutveränderungen sind also angeblich die entscheidenden Faktoren, dass Krebs entsteht und wuchert. Als Durchschnittsmensch könne man zwar Zigaretten und Sonnenbäder meiden, aber ansonsten kaum etwas tun, um dem Verlauf entgegenzuwirken. Sie lesen richtig: Das NCI sieht unsere Hauptlichtquelle und den wichtigsten Faktor für die Vitamin-D-Produktion unseres Körpers als bedeutende Gefahr für unser Genom.

Die häufig wiederholte Mär, dass genetische »Defekte« irgendwie Krebs verursachen, hat das kollektive Bewusstsein so sehr durchdrungen, dass viele Menschen jetzt alle Vorsicht fahren lassen. Sie leben so, wie sie wollen, weil sie ein für alle Mal darauf programmiert wurden, dass »*alles* Krebs verursacht«. Diese Aussage habe ich bei vielen Gelegenheiten von Menschen gehört, die keine Ahnung haben, wie wichtig Ernährung und Lebensstil in Bezug auf Krebs sind. Und sicherlich haben auch Sie sie schon gehört.

Dieser Defätismus basiert auf der Vorstellung, dass man Krebs nicht durch die Gewohnheiten und Routinen eines gesunden Lebensstils vorbeugen, sondern möglicherweise nur durch Glück vermeiden kann – und es sei ja auch reine Glückssache, ob man mit »guten« Genen geboren wird. Dies ist der wohl grausamste Irrglaube, der über den größten Killer der Welt in Umlauf ist. Doch viele Menschen hängen diesem Glauben an, weil er ihnen von ihren Ärzten so vermittelt wird und weil staatliche Behörden wie das NCI behaupten, dies sei das korrekte »wissenschaftliche« Wissen über Krebs.

Tatsächlich sind genetische Anomalien jedoch ein Symptom und nicht die Ursache von Krebs. Und die meisten dieser Anomalien sind nicht vererbt, sondern somatisch bedingt, was schlicht bedeutet, dass sie durch äußere Einflüsse wie schlechte Ernährung und toxische Belastung verursacht wurden. Nur rund 5 Prozent aller Krebsfälle können auf die Vorfahren der jeweiligen Patienten zurückgeführt werden.[1] Der Rest ist ein Produkt der jeweiligen *Umwelt*.

Krebs ist nicht genetisch bedingt, sondern das Resultat eines Immunversagens

Krebs kann im Wesentlichen als ein *Versagen des Immunsystems* charakterisiert werden, dem es nicht gelingt, anormale Zellen zu vernichten, bevor sich diese festsetzen und zu Krebs entwickeln. In unserem Körper wimmelt es buchstäblich von Krebszellen, die täglich zu Hunderten oder Tausenden neu entstehen. Das ist nicht weiter erwähnenswert, wenn das Immunsystem optimal funktioniert. Wenn es jedoch nicht optimal funktioniert, tauchen Probleme auf.

»Unser Immunsystem hat die Aufgabe, diese Zellen zu beseitigen – falls Ihr Immunsystem perfekt ist, falls Sie kein Virus haben, das es bereits bekämpfen muss, falls nicht zu viele Chemikalien oder andere Substanzen Ihren Körper belasten«, erklärte mir Dr. Bita Badakhshan, integrative Ärztin am Center for New Medicine in Irvine, Kalifornien, in einem Interview für *The Truth About Cancer: A Global Quest*. »Falls doch«, sagte sie mir geradeheraus, »dann werden diese malignen Zellen weiterwachsen und weiterwachsen und immer mehr werden, und dann bekommen Sie einen Tumor.«

Es ist wirklich so einfach. Wenn eine gesunde Zelle aus dem Rahmen fällt und die Apoptose, den normalen Prozess des programmierten Zelltods, nicht ordentlich ausführt, dann ist das Immunsystem darauf programmiert, diese Zelle aufzuspüren und zu zerstören. Wenn jedoch das Immunsystem auf irgendeine Weise geschwächt ist, ist es für Krebszellen geradezu eine »Einladung«, sich so lange ständig weiter zu reproduzieren, bis sie den Körper zerstören.

Dr. Badakhshan, die ihre Karriere als konventionelle Ärztin begann, sagt, dass viele Patienten, die sie am Center for New Medicine behandelt, an einer Immunsuppression leiden, die durch permanent vorhandene Viren verursacht wird: unter anderem durch HPV (humanes Papillomavirus), Herpes, Mononukleose (Pfeiffersches Drüsenfieber) und das Epstein-Barr-Virus. Borreliose und Parasiten sind ihr zufolge ebenfalls häufige Prädikatoren einer Krebserkrankung. In der Praxis hat sie diese Erkrankungen unzählige Male im Zusammenhang mit Krebsdiagnosen beobachtet. »Was tut der Parasit Ihrem Körper an? Er unterdrückt das Immunsystem«, warnt sie. »Manche Ärzte glauben, dass Menschen aufgrund des Parasiten Krebs entwickeln, andere glauben, wegen Candida, wieder andere, wegen Pilz und Hefe – ich glaube, dass alles damit in Zusammenhang steht.«

Dr. Badakhshan bestätigt vieles von dem, was ich im vorangegangenen Kapitel dargestellt habe. Als Verfechterin der metabolischen Krebstheorie liegt für sie die wahre Ursache dieser Erkrankung in einer Fehlfunktion der Mitochondrien, die durch eine unzureichende Sauerstoffversorgung der gesunden Zellen ausgelöst wird. In der Folge wird zu wenig ATP produziert, und wenn dies mit einem Ausfall des Immunsystems zusammentrifft, findet der Krebs perfekte Bedingungen vor, um zu gedeihen.

Dr. Aleksandra Niedzwiecki, Forschungsleiterin am Dr. Rath Research Institute im kalifornischen Santa Clara, stellt es folgendermaßen dar: »Krebs ist ein Prozess, der in unserem Körper ständig auftritt. Während wir hier sitzen und uns unterhalten, werden in unserem

Körper ständig Krebszellen produziert. Sie führen nicht immer zur Ausbildung eines Krebses, weil unser Immunsystem sie als anormale Zellen ausfindig macht und eliminiert.«

Wenn jedoch das Immunsystem geschädigt ist, beginnen diese Krebszellen, die sich »unendlich« teilen, zu streuen – zu metastasieren – und andere Organe zu befallen. Und genau diese Metastasierung ist es, die den Tod der meisten Krebspatienten bewirkt – im Verbund mit den destruktiven Behandlungen, denen sich viele verängstigte und verzweifelte Krebspatienten im Namen der wissenschaftlich begründeten Medizin unterziehen.

Pestizide, Antibiotika, Wachstumshormone und Umweltverschmutzung: der Umwelteffekt

Eine der Tatsachen, die ich über Krebs lernte und die mich wirklich schockierte, ist, dass die meisten Krebstodesfälle nicht dem Krebs selbst, sondern seiner Metastasenbildung zuzuschreiben sind: wenn sich der Krebs im ganzen Körper ausbreitet und lebenswichtige Organe und sonstige wichtige Bereiche befällt. Wenn der Krebs dieses Stadium erreicht, was 5, 10 oder sogar noch mehr Jahre dauern kann, dann ist es schon zu spät.

Deshalb ist die Prävention oder zumindest die *Früherkennung* im Kampf gegen den Krebs so wichtig. Entscheidend ist hierbei, die Faktoren und Einflüsse zu kennen, die zur Ausbildung von Krebs beitragen. Doch welche sind dies genau? Eine bedeutende Gruppe stellen die Umweltgifte dar: Dazu gehören unter anderem Pestizide und Herbizide, Antibiotika, künstliche Wachstumshormone und sonstige belastende Substanzen, die die Sauerstoffaufnahme behindern und das Immunsystem schädigen.

Die Viren, Bakterien, Pilze und Hefen, die Dr. Badakhshan als Zusatzfaktoren bei der Ausbildung von Krebs benannte, sind nur so weit schädlich, wie es ihnen der Körper, in den sie eindringen, erlaubt. Noch einmal: Krebszellen können wuchern und metastasieren, weil das Immunsystem versagt, und in sehr vielen Fällen ist für die Zerstörung der natürlichen Immunität eine toxische Überbelastung verantwortlich.

Nachdem das President's Cancer Panel jahrelang von der Öffentlichkeit und öffentlichen Interessengruppen aufgefordert worden war, die Erforschung der Umweltursachen von Krebs zu fördern, stellte es 2009 einen Bericht zusammen, demzufolge die wahre Last des umweltbedingten Krebses »ganz erheblich unterschätzt wurde. […] Mit fast 80 000 Chemikalien, die in den USA auf dem Markt sind, von denen viele von Millionen Amerikanern im Alltag benutzt werden und die nicht oder zu wenig erforscht und weitgehend unreguliert sind, ist die Belastung durch potenzielle Umweltkanzerogene erheblich.«

Mit offener Dringlichkeit in seiner Petition an den Präsidenten fügte das Gremium hinzu:

> »Die Menschen Amerikas werden – sogar bevor sie geboren werden – ununterbrochen mit einer Unzahl von Kombinationen dieser gefährlichen Belastungen bombardiert. Das Panel bittet Sie mit aller Dringlichkeit, die Macht Ihres Amtes zu nutzen, damit die Kanzerogene und anderen Toxine, die unnötigerweise die Kosten des Gesundheitswesens steigen lassen, die Produktivität unserer Nation stark beschädigen und das Leben von Amerikanern zerstören, aus unserer Nahrung, unserem Wasser und unserer Luft entfernt werden.«[2]

Der Arzt Dr. Rob Verkerk, Geschäftsführer der Alliance for Natural Health International, gibt weitere Einblicke in dieses Riesenproblem. Er führt aus, dass der durchschnittliche Stadtbewohner *tagtäglich* bis zu 20 000 oder sogar mehr industriell produzierten Chemikalien ausgesetzt ist. Viele dieser Chemikalien sind bekanntermaßen Karzinogene. Die meisten von ihnen tauchten nach dem Zweiten Weltkrieg als Komponenten natürlicher Verbindungen auf, die in dieser Form nicht patentiert werden konnten und damit für die Chemiebarone nicht rentabel waren. »Nach dem Krieg jedoch erlebten wir sowohl bei den Agrochemikalien als auch bei den Pharmazeutika eine gigantische Entwicklung patentierter synthetischer Moleküle, die zum Geschäftsmodell wurden«, berichtete er mir vor Kurzem in einem Interview.

Der Aufstieg dieser neu entdeckten Chemiebranche öffnete eine zerstörerische Büchse der Pandora, aus der sich eine Unmenge von krebserregenden Stoffen über die Welt ergoss. Sie haben zumindest im vergangenen halben Jahrhundert erheblich zu dem großen Anstieg der Krebsraten beigetragen, die wir rund um den Globus in fast jeder Statistik sehen. Damit Sie eine bessere Vorstellung vom Ausmaß des Ganzen erhalten, möchte ich einige der schlimmsten Übeltäter vorstellen, denen viele von uns täglich ausgesetzt sind:

1) Agrochemikalien

Seit dem Sündenfall gibt sich die Erde ziemlich widerspenstig gegenüber den Anstrengungen der Menschen, durch Landwirtschaft oder auf andere Art für ihr Überleben zu sorgen. Zu diesem »Fluch« gehören auch Unkräuter und Schädlinge, und schon immer hat man versucht, deren schädliches Wirken durch Pestizide, Herbizide und Insektizide zu verhindern. Vor der industriellen Revolution bekämpfte man sie in der Regel mit natürlichen Mitteln. Die Sumerer zum Beispiel verwendeten Schwefel, um Insekten und Milben in Schach zu halten, und die Griechen und Römer bekämpften Mehltau und Fäule mit »Räuchern«. Die Bauern verbrannten Materialien wie Stroh, abgeschnittene Zweige von Hecken und sogar Tierdung, sodass sich Qualmschwaden bildeten, die vom Wind über ein Feld oder einen Garten geweht wurden. Es war auch üblich, Insekten mit Pflanzenextrakten, beispielsweise aus Bitterlupinen oder Wildgurken, fernzuhalten.[3]

Viele Pflanzen enthalten eigene schädlingsabwehrende Substanzen. In einigen Kulturen wurden diese extrahiert und als Konzentrat auf den Feldern verwendet. Pyrethrum beispielsweise, ein Derivat aus der Dalmatinischen Insektenblume (*Chrysanthemum cinerariifolium*), ist ein botanisches Breitbandinsektizid, das seit mehr als 2000 Jahren verwendet wird. Die Bordeauxbrühe aus gebranntem Kalk und Kupfersulfatlösung ist eine weitere natürliche Mischung, mit der man lange Zeit Pilzerkrankungen an Pflanzen behandelte.

In der Mitte des 20. Jahrhunderts wurden viele der seit Ewigkeiten genutzten organischen und anorganischen Substanzen durch chemische Nebenprodukte aus der Kohle- und Ölproduktion ersetzt, den Lieblingsbranchen der industriellen Revolution. Synthetische Pestizide traten in dieser Zeit ihren Siegeszug an und ersetzten fast alle anderen Methoden des Pflanzenschutzes – aber gegen einen hohen Preis. Die Einführung von frühen synthetischen Stoffen wie Nitrophenolen,

Chlorphenolen, Kreosot, Naphthalin und anderen mineralölbasierten Substanzen als Mittel gegen Pilzbefall und schädliche Insekten sowie der Einsatz von Ammoniumsulfat und Natriumarsenat gegen Unkräuter *erschien* als eine logische Lösung für die Probleme der Landwirtschaft in den USA. Doch diese Chemikalien sollten sich als schädlich für die Umwelt und die Gesundheit der Menschen erweisen.

Aufgrund der wahllosen Verwendung dieser Agrochemikalien der ersten Generation in der ersten Hälfte des 20. Jahrhunderts kam es zur Einführung einer zweiten und sogar einer dritten Generation von Agrochemikalien im späteren 20. Jahrhundert. In den 1970er- und 1980er-Jahren tauchten das Herbizid Glyphosat und eine Unzahl weiterer Pestizide auf, darunter *Bacillus thuringiensis* (Bt) und die Pyrethroide. Letztere sind eine synthetische Kopie des natürlichen Pyrethrums.

Ferner wurden Herbizide aus den Familien der »IMI« (Imidazolone), der »FOP« (Aryloxyphenoxypropionate) und der »DIM« (Cyclohexanedione), Insektizide wie Avermectine und Benzoylharnstoffe sowie Fungizide wie Pyrimidine, Imidazole und Triazole eingeführt, die *anfänglich* alle irgendwie wirken, mit der Zeit jedoch neue Probleme verursachen.

»Da viele der in dieser Zeit eingeführten Agrochemikalien nur einen einzigen Wirkmechanismus besaßen und somit selektiv ausgerichtet waren, tauchten Resistenzprobleme auf«, sagt John Unsworth von der International Union of Pure and Applied Chemistry. Resistenzen als Resultat von chemieintensivem Pflanzenschutz können sich nur verschlimmern, nicht verbessern. Deswegen führte die chemische Industrie Mitte der 1990er-Jahre gentechnisch veränderte Organismen, GVOs, ein, um das Problem zu lösen, das sie selbst durch die synthetischen Pestizide verursacht hatte.[4]

Doch nicht nur scheiterte der Versuch, das Problem der Schädlinge und Unkräuter durch großflächigen Monokulturanbau und Unmengen von Pestiziden zu lösen – diese Methoden haben auch der allgemeinen Gesundheit reichlich geschadet. Seit vielen Jahrzehnten verfolgt das Pesticide Action Network of North America die Entwicklung chronischer Krankheiten in Verbindung mit der Verwendung von Agrochemikalien, und die Daten sind ernüchternd. »Chemikalien können Krebs auf vielfältige Arten auslösen, indem sie unter anderem

Hormone durcheinanderbringen, DNS beschädigen, Gewebe entzünden und Gene an- und ausschalten. Viele Pestizide sind ›bekannte oder mutmaßliche‹ Kanzerogene, und, wie das President's Panel bemerkt, die Belastung durch diese Chemikalien ist weitverbreitet.«[5]

Am meisten gefährdet durch diese Substanzen sind Kinder sowie Schwangere, die ihre ungeborenen Kinder im Uterus ungewollt Chemikalien aussetzen. Farmarbeiter, die regelmäßig mit Pestiziden in Berührung kommen, sind ebenso stark gefährdet und weisen erheblich erhöhte Raten von Prostatakrebs (bei Männern), Eierstockkrebs (bei Frauen) und Hautkrebs auf.

Agrochemikalien sind äußerst weit verbreitet und bioakkumulieren sich in der Umwelt und im menschlichen Gewebe. Glyphosat, das unter der Monsanto-Marke Roundup verkauft wird, ist heute die weltweit am meisten verwendete Agrochemikalie. Eine neue Studie, die in der Zeitschrift *Environmental Toxicology Chemistry* veröffentlicht wurde, ergab, dass es mittlerweile in 75 Prozent der Luft- und Regenproben in nachweisbaren Mengen vorhanden ist.[6] Glyphosat wurde übrigens 1964 ursprünglich als ein Chelator von Mineralien, Spurenelementen und insbesondere Magnesium entwickelt. Es zieht diese Mineralien aus dem Boden, über dem es versprüht wird, aber auch aus dem Körper der Menschen, die ihm ausgesetzt sind. Es ist eine üble Chemikalie, die jetzt *überall* vorkommt, zum großen Schaden heutiger und zukünftiger Generationen.

Die Wirkung, die Glyphosat und andere Agrochemikalien auf den Magnesiumspiegel im Körper haben, ist besonders besorgniserregend, da Magnesium für mehr als 300 Körperfunktionen unentbehrlich ist. Magnesiummangel ist ein bedeutender Risikofaktor für Krebs, weil dieses lebenswichtige Mineral von den Zellen für die ATP-Produktion und Energieerzeugung verwendet wird.

»Wir haben Pestizide … in unserer gesamten gemeinsamen Umwelt versprüht«, klagt die Biologin und Krebsüberlebende Sandra Steingraber, deren Aussagen über Krebs und Pestizide in den Bericht des President's Cancer Panel eingeflossen sind. »Sie sind mittlerweile im Fruchtwasser. Sie sind in unserem Blut. Sie sind in unserem Urin. Sie sind im Atem, den wir ausstoßen. Sie sind in der Muttermilch. […] Welche Krebslast können wir dem Gebrauch dieser Gifte in unserem

Agrarsystem zuschreiben? [...] Die Antwort werden wir erst wirklich wissen, wenn wir das andere Experiment ausführen, indem wir die Gifte aus unserer Nahrungskette entfernen, eine andere Art der Landwirtschaft praktizieren und abwarten, was passiert.«[7]

2) Gentechnisch veränderte Organismen (GVOs)

Der Anteil chemischer Gifte in der modernen Landwirtschaft ist nur eine Seite des Problems, die andere sind transgene Nutzpflanzenarten. Trotz ihres offiziellen Status als »Lebensmittel« sind GVOs im Grunde Medikamente, die ohne unsere Einwilligung in die Lebensmittelversorgung hineingeschmuggelt wurden. In zahllosen unabhängigen Forschungen sind sie als Katastrophe für die Gesundheit entlarvt worden.

Die FDA hat niemals ordentliche Sicherheitstests für GVOs gefordert, da sie mit der chemischen Industrie darin übereinstimmt, dass sich GVOs und Nicht-GVOs im Wesentlichen nicht unterscheiden – außer natürlich in Bezug auf den Patentschutz. Aus unabhängigen Tests wird jedoch deutlich, dass ein langfristiger Konsum von GVOs mit einer ganzen Reihe ernsthafter Erkrankungen einhergeht.

> »Mehrere Tierversuche deuten darauf hin, dass der Konsum genmanipulierter Nahrung mit ernsthaften Gesundheitsrisiken verbunden ist, darunter Unfruchtbarkeit, Immundysregulation, beschleunigte Alterung, Dysregulation von Genen in Zusammenhang mit der Cholesterolsynthese, Insulinregulation, Proteinbildung und Veränderungen in Leber, Nieren, Milz und Magen-Darm-Trakt«, berichtet die American Academy of Environmental Medicine (AAEM).[8]

Laut Jeffrey M. Smith, Experte für GVOs, Filmemacher, Forscher, Dozent und Vorsitzender des Institute for Responsible Technology, stellen auch GVOs, die ihre eigenen Pestizide produzieren, ein hohes Risiko dar. Er erklärte mir vor Kurzem in einem Interview, dass der *Bacillus thuringiensis*, der in transgenen Mais eingeschleust wird, bei Menschen Darmbakterien verändert und das Risiko erhöht, Krebs zu entwickeln. »Wenn das Bt-Gen auf Darmbakterien übersiedelt und weiter funktioniert, kann es unsere Darmflora in lebende Pestizidfabriken umwandeln, die rund um die Uhr Bt-Toxin produzieren. Das könnte Löcher in die Zellwände bohren, auf diese Weise Entzündungen und alle möglichen Magen-Darm-Störungen verursachen sowie möglicherweise zu einer pathologisch durchlässigen Darmwand führen, die auch mit Krebs in Verbindung gebracht wird«, erklärte mir Smith 2014 in einem Interview.

Die Biotechnologie-Industrie hat Unmengen von Geld und Zeit dafür verwendet, um GVOs als unverzichtbare Komponente zur Beendigung des Hungers in der Welt zu verteidigen. Aber sie lügt, wenn sie behauptet, dass GVOs sicher und zudem effizienter und ertragreicher als traditionelle Lebensmittel seien. Deshalb verlangen Gruppen wie die AAEM, dass sofort ein Moratorium über den Anbau und die Verwendung von GVOs in der Lebensmittelversorgung einberufen wird.

3) Umweltgifte

Man kann sie nicht immer sehen, aber Umweltschadstoffe sind überall, und viele sind krebserregend. Sie sind nicht zu übersehen, wenn sie aus einem Schornstein qualmen oder aus einem Auspuff ausgestoßen werden, doch einige der schlimmsten verstecken sich unsichtbar in Boden und Wasser und sogar in Lebensmitteln, die Sie wahrscheinlich regelmäßig essen. Einige kommen in der Natur vor, andere sind Nebenprodukte von industriellen Abfallerzeugnissen; einige sind beides, beispielsweise Arsen. Das National Cancer Institute listet die folgenden Toxine als jene Umweltkanzerogene auf, die sich mit größter Wahrscheinlichkeit auf die menschliche Gesundheit auswirken:

Aflatoxine (ein Art mykotoxischer Schimmelpilze, die auf einigen Nutzpflanzen vorkommen), Aristolochiasäure (in manchen Pflanzen vorhanden), Arsen (häufig durch Bergbau und Verhüttung freigesetzt), Asbest (in alten Gebäuden), Benzol (ein chemisches und pharmazeutisches Lösungsmittel), Benzidin (in manchen Textilfarbstoffen), Beryllium (ein natürliches Metall), 1,3-Butadien (wird zur Herstellung von Synthesekautschuk verwendet), Cadmium (ein natürliches Element), Steinkohlenteer und Steinkohlenteerpech, Emissionen aus Koksöfen, kristalline Kieselsäure (lungengängig), Erionit (in Zeolith-Mineralen), Ethylenoxid (eine Chemikalie in Kälteschutzmitteln), Formaldehyd (eine Chemikalie, die oft in Baumaterialien verwendet wird), Chrom-VI-Verbindungen, Mineralöle, Nickelverbindungen, Radon (ein aus der Erde freigesetztes radioaktives Gas), passiver Zigarettenrauch, Ruß, Schwefelsäure, Thorium (ein radioaktives Metall), Vinylchlorid (zur Herstellung von PVC verwendet) und Holzmehl.[9]

Eine ganze Reihe von weiteren Substanzen sollten meiner Meinung nach auch auf dieser Liste stehen:

- *Triclosan*, eine antibakterielle Chemikalie, die oft in Handseifen verwendet wird;
- *Perfluoroctansäure* (PFOA), eine Chemikalie, die in Teflon und anderen Antihaftbeschichtungen für Kochgeschirre verwendet wird;
- *Flüchtige organische Verbindungen* (VOC), hochgiftige Chemikalien, die in Auslegeware verwendet werden. VOC erzeugen Formaldehyd, Benzidin und andere krebserregende Chemikalien wie Acetaldehyd, Toluol und Perchlorethylen;
- *Parabene*, eine Gruppe kanzerogener Chemikalien, die in Shampoos und Parfums zum Einsatz kommen;
- *Alkylamide*, eine Gruppe von Chemikalien, die zur Emulgierung von Handlotionen und Seifen verwendet wird;
- *Aluminium*, ein giftiges Metall, das schweißhemmenden Deodorants hinzugefügt wird;
- *Oxybenzon*, eine krebserregende Chemikalie, die in vielen im Handel erhältlichen Sonnencremes enthalten ist;
- *Natriumpolyacrylat* (SAP), ein chemischer Wirkstoff, der in Wegwerfwindeln verwendet wird.

Darüber hinaus sollte man nicht die vielen anderen Mykotoxine vergessen, die überall lauern, wie Citrinin, Fumonisin B1 und B2, Ochratoxin A, Mutterkornalkaloide, Zearalenon und Trichothecene. Diese Begriffe werden Ihnen vielleicht nicht allzu viel sagen, doch jedes dieser häufig in Lebensmitteln versteckten Schimmelpilz-Stoffwechselprodukte stellt eine ernsthafte Gefahr für Ihre Gesundheit dar.

Konventioneller Mais ist erheblich mit Fumosinen kontaminiert, die mit Nieren- und Leberschäden, Schädigungen des Gehirns und der Wirbelsäule (bei menschlichen Embryos) sowie mit Speiseröhrenkrebs assoziiert werden. Trichothecene, die von Pilzen produziert werden, die auf Getreidekörnern wachsen, hemmen die Proteinbiosynthese und stören die Zellfunktion: Wenn man da nicht an Krebs denkt...[10]

4) Impfstoffe

Diese »Wunder« des öffentlichen Gesundheitssystems stecken voller chemischer Konservierungsmittel und Wirkungsverstärker, die bekanntermaßen krebserregend sind. Und nicht zuletzt enthalten sie Lebendviren, die in vielen Fällen die Immunität gefährden und schwächen. Additiva wie Formaldehyd (Rattengift), Aluminium und Quecksilber (Thiomersal) gehören zu den schlimmsten Übeltätern, die in Impfstoffen zu finden sind, ebenso wie erdölbasierte Lebensmittelfarbstoffe, Aceton (ein entzündliches Lösungsmittel), Zellen von abgetriebenen Föten und Ammonium.[11]

Sowohl die Environmental Protection Agency als auch die Internationale Agentur für Krebsforschung (IARC) der Weltgesundheitsorganisation klassifizieren Formaldehyd als eine krebserregende Substanz. Studien haben auch ergeben, dass Formaldehyd ein DNA-Addukt ist. Es agiert also als eine Art Wegbereiter bei der Bildung von neuen Krebszellen und treibt einfach gesagt den Körper dazu, dass dieser irgendwann in der Zukunft einen voll entwickelten Krebs aufweist.[12]

Bedenken über die Sicherheit von Quecksilber, das gemeinhin auf den Beipackzetteln von Impfstoffen als Thiomersal aufgelistet wird, haben dazu geführt, dass es aus vielen Impfstoffen auf dem Impfplan der CDC (US-Seuchenschutzbehörde) entfernt wurde. Allerdings wird es noch immer, auch wenn Sie vielleicht anderes gehört haben, bei der Produktion von Grippeimpfstoffen, die zur mehrfachen Entnahme in Durchstechfläschchen aufbewahrt werden, und bei der Herstellung von Impfstoffen gegen Diphtherie, Meningitis und Tetanus verwendet.

Der Zusammenhang von Quecksilber und Autismus ist gut nachgewiesen, wobei die gesamte Neurotoxizität des Metalls ein bedeutender Faktor bei Sprachstörungen und anderen neurologischen Entwicklungsstörungen bei Kindern ist. Studien haben Quecksilber auch mit Tumoren in den Nieren, der Lunge und dem zentralen Nervensystem in Verbindung gebracht.[13]

Aluminium ist ein weiterer großer Hit in Impfstoffen, warum, sei dahingestellt. Aluminiumsalze wie Aluminiumhydroxid sollen die immunologische Abwehrreaktion verstärken, die von den Impfstoffantigenen selbst verursacht werden. Forschungen zeigen jedoch, dass dieses »Leichtmetall« eine bedeutende Rolle bei der Makrophagischen Myofasciitis (MMF) sowie bei Autismus spielt.

Des Weiteren gibt es den umstrittenen Simian-Virus 40, kurz SV40. Dieser wurde ursprünglich in den 1950er-Jahren aus den Nierenzellen von Rhesusaffen extrahiert und zur Produktion des ersten Polioimpfstoffes verwendet. Obwohl er eigentlich schon seit Jahrzehnten aus Impfstoffen verschwunden sein sollte, war er Berichten zufolge noch in Vakzinen vorhanden, mit denen bis mindestens in die 1990er-Jahre Kinder geimpft wurden.

Der berüchtigte Salk-Impfstoff gegen Polio, der SV40 enthielt, steigerte einer im *New England Journal of Medicine* veröffentlichten Studie zufolge das Risiko, einen Gehirntumor zu entwickeln, um 1300 Prozent. Man entdeckte auch, dass das Virus mit Osteosarkomen und Mesotheliomen in Verbindung steht.

5) Mobiltelefone und elektromagnetische Felder

Wenn es nicht gerade an Ihren Oberschenkel gedrückt ist, halten Sie es wahrscheinlich in der Hand oder dicht an Ihr Ohr. Ich spreche von Ihrem Handy, der Rundumbegleitung, die den meisten Menschen niemals von der Seite weicht außer nachts, wenn sie schlafen – und selbst dann steckt es in der Regel in nur kurzer Entfernung von ihren Köpfen zum Aufladen in der Steckdose.

Der ständige Kontakt mit diesen praktischen Utensilien ist problematisch, weil sie ständig elektromagnetische Strahlung emittieren, die laut IARC für Menschen »möglicherweise« krebserregend ist.[14] Mobiltelefone sind zwar als leistungsschwache Funksender klassifiziert, haben aber ähnliche Auswirkungen wie Mikrowellengeräte, da sie Strahlung abgeben und die Wassermoleküle erhitzen, mit denen sie in Kontakt kommen.

Ein Mobiltelefon, das Sie direkt an den Kopf halten, während es Strahlung und Daten aussendet und empfängt, bringt Ihre Hirnzellen unvermeidlich zum »Kochen«, da dieses Gewebe hauptsächlich aus Wasser besteht. Welche langfristigen Effekte damit verbunden sind, weiß man heute noch kaum. Der gesunde Menschenverstand sagt einem aber, dass Hirngewebe regelmäßig zu kochen ein Rezept für Krebs ist, insbesondere für Gehirnkrebs.

Selbst wenn die Handystrahlung Zellgewebe nicht kocht, so schädigt sie immer noch die Funktion der Hirnzellen. Dies zeigt eine 2011 durchgeführte Studie von Forschern der National Institutes of Health. Die Funkwellen von Mobiltelefonen erzeugen »Stress«-Proteine in menschlichen Zellen, sagt Dr. Martin Blank, der an der Columbia University in New York Physiologie und Zellbiophysik lehrt.[15] Eine deutsche Studie, die 2015 im *Journal of Negative Results in BioMedicine* erschien, kam aufgrund der untersuchten wissenschaftlichen Ergebnisse zu folgendem Schluss: »Einige Indizien deuten auf eine Verbindung von starkem Handygebrauch und einem erhöhten Risiko für das Auftreten von Hirntumoren, insbesondere von Gliomen.«[16]

6) Fluorid

Fluorid wirkt angeblich vorbeugend gegen Karies und wird deshalb in vielen Gemeinden dem Trinkwasser beigefügt. Vor allem aber ist Fluorid ein bekanntes Mutagen. Aufgrund »überzeugender Beweise« kam das National Toxicology Program zu dem Schluss, dass Fluoride mutagen sind. Das heißt, dass sie dem Erbgut die Art der Schädigung zufügen, die irgendwann später Krebs auslösen kann.[17]

Ganz im Gegensatz zu dem, was man Ihnen wahrscheinlich Ihr Leben lang weisgemacht hat, ist Fluorid nicht sicher, nicht einmal in den vermeintlich »niedrigen« Dosen, die in die öffentliche Wasserversorgung gegeben werden. Denn Fluorid ist bioakkumulativ – es lagert sich im Lauf der Zeit in sogenannten Mikroumgebungen wie dem Gehirn, den Knochen und lebenswichtigen Organen ab. Dem Fluoride Action Network zufolge haben mindestens sieben Studien, die in den vergangenen 30 Jahren veröffentlicht wurden, Belege für Erbgutschäden in Verbindung mit Fluoridbelastung gefunden. Eine dieser Studien, die 2006 in der Zeitschrift *Cancer, Causes & Control* erschien, kam in Hinblick auf Knochenkrebs bei Jungen zu folgender Einschätzung:

> »Bei der Diagnose von männlichen Personen unter 20 Jahren haben wir beobachtet, dass Fluoridanteile im Trinkwasser während des Wachstums mit einem erhöhten Risiko für Osteosarkome einhergingen, wobei

sich im Alter von 6 bis 8 Jahren ein besonders hohes Risikoverhältnis ergab. Alle unsere Modelle wiesen diesen Effekt, der mit dem Wachstumsschub im mittleren Kindesalter zusammenfällt, in beträchtlichem Maße auf.«[18]

Dies würde insofern Sinn ergeben, als Fluorid mit dem *nützlichen* Mineral Jod um Platz im Zellgewebe konkurriert. Tatsächlich ersetzt Fluorid Jod in der Schilddrüse, was einen Zusatzfaktor für Schilddrüsenkrebs darstellt. Fluorid wurde auch schon mit Haut-, Blasen- und Lungenkrebs in Zusammenhang gebracht.[19]

7) Kunststoffe

Generell lässt sich über Kunststoff nichts Gutes sagen, ist doch dieser Erdölabkömmling nicht unbedingt gut für unseren Körper und für unsere Umwelt. Doch einige Kunststoffarten sind schlimmer als andere, weil sie mit höherer Wahrscheinlichkeit hormonelle Veränderungen bewirken und möglicherweise Krebs auslösen, wenn man ihnen langfristig ausgesetzt ist.

Viele Chemikalien, die Kunststoffen zugesetzt werden, um ihnen Elastizität, Strapazierfähigkeit und verschiedene andere Eigenschaften zu verleihen, sind hochgiftig. Eine große Zahl von ihnen ist zudem kanzerogen. Zu den bekanntesten gehört der Wasserflaschen zugesetzte Weichmacher Bisphenol A, BPA. Eine Studie zeigte 2014, dass er Ratten für Brustkrebs prädisponiert.[20]

Wie Fluorid scheint BPA insofern mutagen zu sein, als es die genetische Ausprägung verändert, was unter Umständen zu Krebs führt. Doch es gibt noch viele weitere Kunststoffe mit ähnlicher krebserregender Neigung:[21]

- Phthalate wie Diethylhexylphthalat (DEHP), ein Weichmacher, der häufig in Schuhen, Vinylböden und verschiedenen medizinischen Geräten vorhanden ist;
- Polyvinylchlorid (PVC) in Lebensmittelverpackungen, Plastikfolie und Duschvorhängen;
- Polyethylenterephthalat (PET), ein Polyester, das Wasserflaschen, Teppichfasern und sogar Kaugummi beigefügt wird;

- Harnstoff-Formaldehyd-Harz in Spanplatten und Sperrholz;
- Polyurethanschaum in Kissen, Polstern und Matratzen.

8) Chemtrails

Chemtrails – zu deutsch etwa »Chemikalienstreifen« – sollte man nicht mit normalen Kondensstreifen verwechseln. Als Chemtrails werden die von Flugzeugen verursachten Streifen am Himmel bezeichnet, die sich nicht nach kurzer Zeit verflüchtigen, sondern sich wie eine weiße Dunstdecke ausbreiten. Als diese Geoengineering-Verschmutzungen in einigen Gebieten getestet wurden, zeigte sich, dass sie einen hohen Anteil an Aluminium, Barium und anderen gesundheitsschädlichen Chemikalien enthielten. Leider kann man ihnen nur schwer aus dem Weg gehen.

Im Jahr 2004 versuchte ein Forscherteam vom Wyoming Institute of Technology, dem Phänomen der Chemtrails auf den Grund zu gehen. Dazu untersuchte es Regen- und Grundwasserproben aus Redding und anderen Orten im ganzen nordkalifornischen Shasta County. Was sie entdeckten, liest sich wie ein schreckenerregendes Who's Who der krebserregenden Chemikalien:

> »Die Proben durchliefen zahlreiche Tests, und es zeigte sich, dass sie Barium, Fiberglas, radioaktives Thorium, Schimmelpilzsporen, Cadmium und getrocknetes Blut enthielten. [...] Viele dieser Substanzen sind bekanntermaßen krebserregend, und die Krebsraten steigen unbestreitbar im Shasta County. Zwischen 1998 und 2014 hat sich die Krebsrate fast verdreifacht, und die Bürger stellen einen offensichtlichen Zusammenhang fest.[22]

9) Verarbeitetes Fleisch

Über Lebensmittel sagt man, dass sie frisch am besten sind. Und wir wissen zudem: je weniger Chemikalien, desto besser. Aber was heißt das für Fleisch, und zwar insbesondere geräuchertes Fleisch, das chemische Konservierungsmittel enthält? Der Weltgesundheitsorganisation zufolge erhöht sich das Dickdarmkrebsrisiko eines Menschen bereits um rund 18 Prozent, wenn er täglich nur knapp 2 Unzen (57 Gramm) verarbeitetes Fleisch zu sich nimmt – beispielsweise in

Form von Hotdogs, Beef Jerky (getrocknetes Rindfleisch), Würstchen oder Salami. Eine WHO-Kommission aus 22 Wissenschaftlern überprüfte die Daten aus mehr als 800 Studien, die Krebs mit dem Konsum von verarbeitetem Fleisch in Zusammenhang stellen. Sowohl Magen- als auch Bauchspeicheldrüsen- und Dickdarmkrebs waren unter Konsumenten von verarbeitetem Fleisch verbreitet. Zu den Ursachen hierfür gehören kanzerogene polyzyklische aromatische Kohlenwasserstoffe (PAK) und Nitrite, die als Konservierungsstoffe dienen.

Nitrite lösen die Bildung von N-Nitroso-Verbindungen aus, die in Tierstudien mit Kanzerogenität in Verbindung gebracht wurden. Das Garen von Fleisch bei hohen Temperaturen bewirkt auch die Katalysierung von heterozyklischen Aminen (HCA), die krebserregende PAK enthalten.[23]

Sauberes Essen ist ein solch wichtiger Teil eines Antikrebs-Lebensstils, dass viele alternative Behandlungsprotokolle ihm dieselbe hohe Wertschätzung entgegenbringen wie den verschriebenen wirkstarken Therapeutika. Thomas Edison hatte ganz recht, als er sagte: »Der Arzt der Zukunft wird den menschlichen Körper nicht mehr mit Medikamenten behandeln, sondern durch die Ernährung Krankheiten heilen und ihnen vorbeugen.«

KAPITEL 7

Was Sie über die Krebserkennung wissen sollten

Ich erinnere mich daran, wie ich trauerte, als meine Eltern in ihren letzten Tagen durch die konventionellen Krebsbehandlungen dahinsiechten. Damals dachte ich, ich möchte *nie wieder* ein Familienmitglied oder einen Freund in dieser Situation sehen. Weder waren mir die schrecklichen Auswirkungen von Chemotherapie und Bestrahlung vollkommen klar noch die absolut zerstörerischen Folgen dieser Behandlungen für den Körper. Ich war mir jedoch bewusst, dass es unlogisch war, Krankheiten mit bekannten Kanzerogenen und chemischen Giften zu »behandeln« oder Krebs mit Methoden zu diagnostizieren, durch die er möglicherweise erst recht am Leben gehalten wird.

Eine Früherkennung ist nicht immer nutzbringend. Dies gilt insbesondere, wenn die angewandten Methoden nicht exakt sind – und in manchen Fällen sogar kanzerogen! Ein Musterbeispiel hierfür ist die Mammografie: Das National Cancer Institute schätzt, dass regelmäßige Mammografien bei Frauen unter 35 Jahren pro 15 exakt erkannten Brustkrebsfällen wahrscheinlich 75 neue Brustkrebsfälle auslösen.[1]

Ich werde mich in diesem Kapitel später noch genauer mit den Tücken der Mammografie beschäftigen, zuvor möchte ich jedoch deutlich machen, dass alle Arten von Früherkennungsuntersuchungen – zumindest die von der Krebsindustrie empfohlenen – generell riskant sind. Krebsvorsorgeuntersuchungen sind, ehrlich gesagt, häufig ungenau und viele tatsächlich *schädlich*. Diese zwei unbequemen Wahrheiten werden Sie wahrscheinlich niemals in den von der Industrie beherrschten Massenmedien hören. Nur selten, wenn überhaupt, erfahren wir von den sehr realen Risiken in Verbindung mit Mammografieaufnahmen zur Brustkrebserkennung, PSA-Tests zur Früherkennung von Prostatakrebs, Darmspiegelungen zur Erkennung von Dickdarmkrebs und vielen anderen Krebsvorsorgeuntersuchungen, die im Allgemeinen als beste Chance für ein langes Leben empfohlen werden. Da ich wusste, dass uns so viele Wahrheiten über die Früherkennung verschwiegen wurden, suchte ich weiter nach Antworten und kam zu einer schockierenden Erkenntnis:

Die Krebsvorsorge wird oft als Manipulationswerkzeug genutzt, um mehr Menschen in die Krebsbehandlung zu treiben.

Damit will ich Folgendes sagen: Ob die Früherkennung nun falsch-positive Befunde hervorbringt oder genau den Krebs verursacht, den sie entdecken soll – in der Regel ist sie nur ein Trick, um mehr Menschen dazu zu bringen, sich einer Chemotherapie und einer Bestrahlung zu unterziehen. Und wie Sie bereits wissen, können diese Behandlungen ein Todesurteil für jene bedeuten, die nicht wirklich verstehen, was sie tun und wie dabei ihr Immunsystem vernichtet wird.

Der Krebs ist sein eigenes Heilmittel

Krebs ist wohl eine der am meisten missverstandenen Krankheiten der Welt. Der breiten Öffentlichkeit hat man schon erfolgreich eingeredet, man müsse Krebs, falls er auftritt, mit Chemikalien und Bestrahlungen behandeln, um ihn wieder loszukriegen – und zwar schnell! Weitverbreitet ist auch die Vorstellung, dass häufige Vorsorgeuntersuchungen eine bessere Chance bieten, dem Krebs vorzubeugen und ihn zu überwinden. In Wahrheit können Krebs-Screenings jedoch das Problem verschlimmern, indem sie in das natürliche Vorgehen des Körpers gegen Krebszellen eingreifen.

Wie gesagt, ist fast alles, was uns über Krebs erzählt worden ist, grundverkehrt, denn Krebs ist *völlig normal*. Ihr Körper ist ganz und gar gerüstet, Krebs selbst zu bekämpfen, denn er besitzt die faszinierende Fähigkeit, all die zehntausenden Krebszellen, die sich *täglich* neu bilden, selbst zu zerstören. Das menschliche Immunsystem ist, wenn es optimal funktioniert, ein wahrhaft unglaubliches Wunder der Schöpfung, und es wird ihm nicht die Ehre zuteil, die ihm gebührt.

Eigentlich ist Krebs das ultimative Mittel gegen extreme Toxizität. Ähnlich wie mit einer lokalen Entzündung bei einer Infektion oder mit Fieber bei einer Grippe versucht Ihr Körper damit, den Schaden auszugleichen, der durch ein Stoffwechselversagen, Chemikalien oder andere krebsauslösende Faktoren verursacht wurde.

Mein guter Freund Dr. Leonard Coldwell, ein Naturheilpraktiker, Radiomoderator, Bestsellerautor und Arzt, erklärte es mir so: »Krebs ist die Heilung. Die Menschen verstehen das nicht. Krebs ist da, um ihr Leben zu retten. Wenn unser Körper so toxisch ist, dass wir an diesem Gift sterben würden, bildet der Körper eine Tasche – den Tumor. Er stopft das ganze Gift dort hinein und schließt es weg.«

Angesichts dessen, was Sie bislang über Krebs zu wissen glaubten, müssen Sie diese Aussage wahrscheinlich erst einmal verdauen, aber sie ist wirklich wahr. Krebs ist die normale Reaktion des Körpers auf eine extrem pathogene und toxische Invasion. Und Krebsvorsorgeuntersuchungen – auch wenn ihre Befürworter ihnen noch so viel Gutes nachsagen – können diesen Immunmechanismus behindern und tatsächlich den Krebs dazu bringen, zunehmend außer Kontrolle und schließlich zu einem Todesurteil zu geraten.

Die Probleme treten jedoch auf, wenn Krebszellen ihren Auftrag nicht mehr erfüllen und abtrünnig werden – möglicherweise ist es aber auch unzutreffend, sie in diesem Zusammenhang überhaupt als Krebszellen zu bezeichnen. In unserem Körper ist ja immer eine gewisse Anzahl von Krebszellen vorhanden, doch die »guten« wissen, dass sie beschädigt sind, und reparieren sich entweder selbst oder sterben den programmierten Zelltod. Dies würden wir als den normalen Zellkreislauf bezeichnen.

Die »schlechten« Krebszellen dagegen replizieren sich immer weiter, obwohl sie bösartig sind. Sie bilden Tumoren und zehren dabei von der Körperenergie und den Nährstoffen, die eigentlich für die gesunden Zellen vorgesehen sind. Solche Krebszellen sollen durch die Vorsorgeuntersuchungen erkannt und durch Behandlungen zerstört werden. Sie sind die Krebszellen, die man nie einfach links liegen lassen sollte, da ziemlich bald das Immunsystem allein ihrer nicht mehr Herr wird. In diesem Fall ist eine Intervention von außen nötig.

Gefahren der Mammografie

Im Rahmen der Brustkrebsvorsorge werden routinemäßig Mammogramme erstellt. Die American Cancer Society empfiehlt allen Frauen über 45, eine solche Untersuchung im einjährigen Rhythmus zu wiederholen. Dahinter steht die Absicht, einen Brustkrebs möglichst bald zu erkennen, damit er schon im Frühstadium behandelt werden kann und so das Risiko von Metastasen und einem späteren Krebstod minimiert wird.

Aber die mechanische Vorgehensweise bei einer Mammografie – das Brustgewebe zwischen zwei feste Platten zu quetschen – widerspricht aller Logik, wenn man wirklich versteht, wie Krebs funktioniert. Wenn ein Krebstumor eine Tasche ist, in die der Körper Gift eingelagert hat, um es zu neutralisieren und zu vernichten, dann kann man bei der Prävention eigentlich nichts Schlimmeres tun, als diese Tasche zu quetschen, nur um herauszufinden, ob sie existiert.

»Wenn Sie schon an Krebs erkrankt sind, kann das Zusammenquetschen der Brust während einer Mammografie den Krebs zum Streuen bringen«, sagt Dr. Russell Blaylock, Herausgeber von *The Blaylock Wellness Report*.[2] »Ärzten wird beigebracht, einen entdeckten Knoten nicht zu drücken – nicht einmal während einer Untersuchung –, weil man auf diese Weise die Krebszellen dazu bringt, sich auszubreiten.«

Für meine Dokuserie hatte ich Gelegenheit, mit Dr. Raymond Hilu, dem Gründer und medizinischen Leiter des Hilu Institute in Spanien, zu sprechen. Er hegt ähnliche Bedenken hinsichtlich der Gefahren von Mammografien: Durch das Zusammenquetschen von potenziell kanzerösem Brustgewebe riskiere man, dass sich eine Flut von Krebszellen in das umgebende Gewebe und möglicherweise in den Blutkreislauf ergießt. Und selbst wenn ein Tumor gefunden wird, erzählte er mir, sei es eh schon zu spät, um dagegen etwas zu unternehmen. »Angeblich ist die Früherkennung der beste Schutz bei Mammakarzinomen. Aber sobald man es auf einem Mammogramm sieht, ist es normalerweise schon zu spät. Man möchte den Krebs früh erkennen, und das ist *damit* möglich«, erklärte er mir und meinte dabei die hochaufgelöste Blutanalyse (HRB). Bei diesem ungiftigen Diagnoseverfahren wird das Blut bis zu 18 000-fach vergrößert, um Schäden durch freie Radikale, Immunfunktionsstörungen, Schwermetallbelastung usw. zu entdecken.

Bei Mammografien wird auch ionisierende Strahlung freigesetzt, die zusammen mit dem mechanischen Druck während der Aufnahme die Zellen verändert, die dabei möglicherweise vom Tumor freigesetzt werden. Die Radiological Society of North America bestätigt, dass bei manchen Frauen tatsächlich die jährliche Mammografie als direkte Ursache für Brustkrebs verantwortlich ist.

Die Verbreitung einer dieser Brustkrebsarten, des duktalen Karzinoms in situ (DCIS), hat seit der ersten Einführung der Mammografie um rund 328 Prozent zugenommen. Statistische Analysen zeigen, dass bis zu 200 Prozent dieser Steigerung auf die Kombination von Bestrahlung und mechanischem Druck während der Mammografie zurückzuführen sind.

Es ist eigentlich kaum zu fassen, aber die Strahlendosis bei einer einzigen Mammografie ist bis zu 1000-mal höher als bei einer typischen Röntgenaufnahme der Brust. Dies könnte erklären, warum manche Krebsorganisationen ihre Empfehlungen für Mammografien herunterschrauben, insbesondere da die Brustkrebsraten weiterhin in die Höhe schießen.[3]

Ferner gibt es falsch-positive Befunde, die laut einer Abhandlung in *The Lancet* für mehr als 93 Prozent der Überweisungen verantwortlich sind, die aufgrund von Mammogrammen getätigt werden. Sie entstehen, weil Mammogramme Ärzten nicht ausreichend klare und spezifische Daten liefern, um zwischen gesundem und malignem Gewebe zu unterscheiden. Aufgrund von falsch-positiven Befunden unterziehen sich viele Frauen noch schmerzhafteren und gefährlicheren Prozeduren, wie Gewebebiopsien. So entstehen mehr Ängste und Sorgen, und es werden unnötige Behandlungen mit Chemotherapie und Bestrahlung durchgeführt. Dieser Teufelskreis ist alles andere als ein Ruhmesblatt für unser Gesundheitssystem – außer vielleicht man sieht es aus der Perspektive der Profiteure in der Krebsindustrie.

Dr. Coldwell erklärt in diesem Zusammenhang:

> »Früherkennung ist wie eine Darmspiegelung – zuerst einmal kommt man gar nicht hoch genug, um etwas Wichtiges zu finden. Zweitens werden dabei Löcher in den Dickdarm gestochen. Drittens sind die, die die Behandlung ausführen, nicht in der Lage, ihre angeblich sterilen Instrumente auf eine Art und Weise zu reinigen, die Ihnen keinen Schaden zufügen würde. Es dreht sich alles nur ums Geldverdienen. Es geht nicht darum, Sie zu heilen. Es geht nicht darum, Ihnen zu helfen. Es gibt auf der ganzen Welt keinen Arzt, der Sie heilen kann.«

PSA-Tests sind wie Mammogramme für Männer

In jüngster Zeit forciert die Krebsindustrie den PSA-Test für Männer als ein Mittel zur Früherkennung von Prostatakrebs. Doch wie bei der Mammografie schadet das Verfahren mehr, als dass es hilft, und es zieht eine Flut von falsch-positiven Befunden und letztendlich falschen *Hoffnungen* nach sich.

In Bezug auf Krebs ist der PSA-Test ehrlich gesagt weitgehend *nutzlos,* weil er voll und ganz am Ziel vorbeischießt. *Consumer Reports* zufolge sagen viele Experten, dass dieser weitverbreitete Bluttest »mehr Risiken als Nutzen« mit sich bringt. Die U.S. Preventive Services Task Force beispielsweise steht in offener Opposition zum Standpunkt der offiziellen Krebsindustrie zum PSA-Test. Sie empfiehlt Ärzten, das Screening aller Männer einzustellen, weil sehr viel mehr Männer »durch das Screening und durch die Behandlung der durch das Screening entdeckten Krankheit Schäden erleiden als dessen Nutzen erfahren werden.«[4]

Ein hoher PSA-Spiegel kann außer Krebs auch viele andere Dinge bedeuten. Dennoch wird jeder Mann, bei dem der Test hohe Werte aufweist, zu einer Prostatabiopsie gedrängt. Diese extrem invasive Methode kann, um es nochmals zu sagen, wie die Mammografie bei Frauen dazu führen, dass sich Krebszellen von einem Tumor aus im Rest des Körpers ausbreiten.

Erwiesenermaßen haben die meisten Männer natürlich vorkommende Krebszellen in ihrer Prostata, so wie Frauen in ihren Brüsten. Das Immunsystem ist vollständig in der Lage, selbst mit diesen Zellen umzugehen. Sie durch Strahlung, Druck und Biopsien aufzurühren, ist, wie einen aktiven Bienenstock zu schütteln; die Folgen sind definitiv nicht positiv.

Mammogramme, Biopsien, CTs (Computertomografien) – diese und viele andere konventionelle Krebsfrüherkennungs- und -testverfahren gehen auf fatale Weise falsch mit Krebs um. Sie schaden den Menschen, die sich ihnen unterziehen, und dienen allein den Interessen der Krebsindustrie, indem sie ihr einen endlosen Strom neuer Patienten – oder besser gesagt: *Kunden* – liefern und so die Kassen der Unternehmer klingeln lassen.

Die massive Propagierung der Früherkennung

An dieser Stelle finde ich es wichtig, Ihnen in einem kurzen Exkurs den direkten Zusammenhang zwischen der Krebs-»Aufklärung« und dem neuerdings auf jeden Einzelnen ausgeübten Druck zu erklären, zur Krebsvorsorge zu gehen. Das Ganze geht von der Chemieindustrie aus. Sie will mit von ihr entwickelten Kampagnen wie dem National Breast Cancer Awareness Month (NBCAM) Menschen dazu bringen, dass sie an den Krebs-Screenings teilnehmen und sich im Endeffekt gegen Krebs *behandeln* lassen.

Der Pharmagigant AstraZeneca, der vormals zu Imperial Chemical Industries (ICI) gehörte, ist Hersteller des weltweit populärsten Brustkrebsarzneistoffs, Tamoxifen, und der Gründer des NBCAM. Gemeinsam mit der American Cancer Society entwickelte AstraZeneca 1985 diese Idee, um so die Mammografie als die »wirksamste Waffe im Kampf gegen Brustkrebs« – um *Wikipedia* zu zitieren – zu fördern.

Meinem guten Freund Sayer Ji von GreenMed*info* zufolge täuscht die Screening-Bewegung die allgemeine Öffentlichkeit und lenkt von der *tatsächlichen* Krebsprävention ab, die mit der Teilnahme an Mammografien wenig zu tun hat. »Dass die Brustkrebsindustrie ›Prävention‹ so ausdrücklich mit ›Früherkennung‹ durch Röntgenmammografie gleichsetzt, zeigt deutlicher als alles andere die grundsätzlich krankhafte Ideologie der allopathischen Medizin. [...] Denn genau die ionisierende Strahlung, die verwendet wird, um pathologische Herde in Brustgeweben zu erkennen, ist ein Risikofaktor für die Entwicklung von Brustkrebs. Indem man aber die Bezeichnungen ›Prävention‹ und ›Früherkennung‹ gleichsetzt, verkündet man auf ganz hinterhältige Weise, dass wir Brustkrebs nur vorbeugen können, indem wir seine unvermeidliche Existenz früher erkennen, als es ohne diese Technologie möglich wäre.«[5]

Alternativen zu konventionellen Vorsorgeuntersuchungen

Krebsvorsorgeuntersuchungen sind sicherlich angebracht, *solange sie gesundheitsverträglich und effektiv sind.* Denn das Letzte, was Ihr Körper braucht, ist eine Attacke mit krebserregender Strahlung, um Krebs zu entdecken, oder regelmäßige Analysen von Biomarkern, die Krebs anzeigen – oder auch nicht. Es muss doch bessere Wege geben als die, die das System derzeit anbietet, denken Sie sich jetzt wahrscheinlich, und die gute Nachricht ist: Die gibt es in der Tat!

Die folgenden Verfahren werden von der Krebsindustrie nicht offiziell befürwortet, sie sind jedoch weitaus sicherer und genauer als Mammografie und PSA-Test. Viele lernte ich in den vergangenen Jahren auf meinen Reisen kennen, und gern gebe ich diese Informationen an Sie weiter. Ich verbinde damit die Hoffnung, dass Sie oder Ihre Angehörigen einen Vorsorgefehler vermeiden, der Sie Ihr *Leben* kosten könnte. Im Folgenden beschreibe ich jene alternativen diagnostischen Methoden, die ich jederzeit mehr empfehlen kann als die konventionellen.

1) Thermografie

Falsche Informationen über Brustkrebs und dessen Ursachen gibt es im Überfluss. Da der öffentliche Fokus auf der Brustkrebsaufklärung liegt, wird nur wenig Aufmerksamkeit der *Brustgesundheit* gewidmet, die, wie wir wissen, von Faktoren wie sauberem Essen, regelmäßiger Entgiftung, Energiehaushalt und Stressabbau bestimmt wird. Ferner gehört hierzu unter anderem auch, die Brüste *nicht* einer mammografischen Bestrahlung auszusetzen, durch die das Brustkrebsrisiko nur erhöht wird.

Dr. Martin Bales, Doktor für Akupunktur und Fernöstliche Medizin sowie amtlich zugelassener Akupunkteur und staatlich geprüfter Spezialist für Thermografie am Center for New Medicine im kalifornischen Irvine, verwendet seit Jahren eine der bekanntesten Alternativen zur Mammografie: die Thermografie. Wie der Name schon sagt, nutzt die Thermografie die Kraft der Infrarotwärme – daher der Wortstamm »Thermo-« –, um physiologische Anomalien zu entdecken, die auf einen möglichen Brustkrebs hinweisen. Dr. Bales' Vater war in den späten 1970er-Jahren ein Wegbereiter dieser Technologie. Er entwickelte die weltweit erste volldigitale Infrarotkamera, die zu Kriegszeiten zum Aufspüren von Raketen verwendet wurde. Ihre Fähigkeit, das charakteristische Wärmebild von Raketen zu orten, wurde in den 1980er-Jahren auf die Medizin übertragen und führte zur Entwicklung von thermografischen medizinischen Geräten.

Dr. Bales berichtete vor Kurzem in einem Interview:

> »In den frühen 1980er-Jahren wandte sich eine Gruppe von Ärzten an meinen Vater. Sie sagten: ›Unser Bild vom Körper erhalten wir oft, indem wir in ihn hineinhorchen und etwa den Herzschlag messen. Wir glauben nun, wir könnten viele Krankheiten diagnostizieren, wenn wir sehen könnten, wo genau er warm ist und wo kalt.‹ Mein Vater antwortete: ›Gut, ich werde ein medizinisches Gerät für Sie bauen.‹«

Der Rest ist bekannt: Thermografiegeräte, die heiße Herde in den Brüsten erkennen, kamen auf den Markt, und einige Ärzte und Kliniken bieten damit eine sichere Alternative ohne Nebenwirkungen zur Mammografie an. »Der vielversprechendste Aspekt der Thermografie ist ihre Fähigkeit, Anomalien Jahre vor der Mammografie zu entdecken«, sagt die Expertin für Frauengesundheit Dr. Christiane Northrup über die Verdienste der Thermografie. »Nutzt man die Thermografie als regelmäßige Methode zur Vorsorgeuntersuchung, so hat man gegebenenfalls wahrscheinlich noch die Möglichkeit, Ernährung, Überzeugungen und Lebensstil anzupassen, damit sich die Zellen umwandeln, bevor sie kanzerös werden. Das nenne ich echte Prävention.«[6]

2) AMAS (Anti-Malignin-Antikörper im Serum)

Als ich zuvor über die Tücken der Mammografie und PSA-Tests in Bezug auf ihre vielen falsch-positiven Befunde schrieb, juckte es mich in den Fingern, schon dort den AMAS-Test vorzustellen (ich habe mir aber dann das Beste lieber bis zum Schluss aufgehoben). Das AMAS-Testverfahren ist eine hocheffektive Untersuchungsmethode, die es ermöglicht, jede Krebsart mit 95-prozentiger Genauigkeit nach nur einem Test und mit über 99-prozentiger Genauigkeit nach zwei Tests zu erkennen.

AMAS ist ein Antikörper, der natürlich im Blutserum vorkommt und dessen Zahl sich erhöht, wenn irgendein Krebs beginnt, sich zu entwickeln und zu streuen. Die Anti-Malignin-Antikörper erscheinen vor allen anderen Antikrebs-Antikörpern, was bedeutet, dass mit dem AMAS-Testverfahren im Grunde genommen Krebs *am frühesten* entdeckt werden kann. Das AMAS-Testverfahren ist ungiftig, außergewöhnlich exakt und kann sowohl zur Krebserkennung als auch zur Krebsüberwachung eingesetzt werden.

»Jeder Krebs produziert Anti-Malignin-Antikörper«, schreibt der Arzt Dr. Tim Smith in seinem Buch *The GcMAF Book (2.0)*. »Wenn unser Immunsystem feststellt, dass Malignin vorhanden ist, beginnt es, Anti-Malignin-Antikörper zu produzieren. [...] Wenn ein Krebs durch eine Behandlung zurückgeht, gehen auch die AMAS zurück. [...] Normalerweise zerstört ein gesundes Immunsystem (eines mit aktivierten Makrophagen) diese Krebszellen, sobald sie sich ausbilden. Ein AMAS-Spiegel, der über einem Wert von 135 liegt, zeigt uns jedoch, dass das Immunsystem diese neuen Krebszellen nicht zügig genug vernichtet und ihre Zahl deshalb ansteigt. Der Krebs ist im Gange.«[7]

Multizentrisch durchgeführte klinische Doppelblindstudien von Oncolab, das kostenlose AMAS-Testsets anbietet, zeigen, dass der AMAS-Test ein hocheffektives Verfahren ist, um Krebs früh zu erkennen und seinen Verlauf zu überwachen, wenn ein Patient in Behandlung ist und/oder Ernährung und Lebensstil ändert, um den AMAS-Spiegel wieder in den normalen Bereich zu drücken.[8]

3) Urin-Immunoassay auf humanes Choriongonadotropin (hCG)

Ähnlich wie bei einem Schwangerschaftstest wird mit dem hCG-Urin-Immunoassay festgestellt, ob humanes Choriongonadotropin (hCG) im Urin vorhanden ist. In den 1950er-Jahren entdeckte der Onkologe Dr. Manuel D. Navarro von der Navarro Medical Clinic auf den Philippinen, dass hCG ein Biomarker für Krebs ist. Dieses Hormon wird normalerweise vom menschlichen Embryo gleich nach der Befruchtung abgegeben, aber auch von Krebszellen, die es als Tarnung nutzen, um das Immunsystem auszutricksen. Mit anderen Worten: Je höher der hCG-Spiegel im Urin, desto maligner ist ein bestehender oder drohender Krebs.

Die Idee zum hCG-Test entstand, als Forscher die Theorie entwickelten, dass Krebs mit deplatzierten Trophoblastzellen in Zusammenhang steht. Diese bilden eigentlich die äußere Hülle um die Blastocyste, die den sich entwickelnden menschlichen Embryo versorgt. Wenn diese Zellen auf die schiefe Bahn geraten, fangen sie an, hCG freizusetzen, das leicht im Blutserum und im Urin festgestellt werden kann.

Letzterer wird von der Navarro Medical Clinic aufgrund der höheren Genauigkeit ausgewertet.

Tests in den 1980er-Jahren ergaben, dass ein hCG-Urin-Immunoassay eine bemerkenswerte Erfolgsrate von rund 98 Prozent erreicht. Auf diese Weise kann ein Hirnkrebs bereits 29 Monate vor Auftreten der ersten Symptome erkannt werden, ein Fibrosarkom 27 Monate, Hautkrebs 24 Monate und Knochenkrebs 12 Monate vorab. »Tausende Krebsüberlebende haben im Lauf der Jahre diesen Test genutzt, um den Verlauf ihres Behandlungserfolgs zu verfolgen und den Status der Remission zu überprüfen«, berichtet die Klinik. »Die Patienten erstellen nach einer einfachen Anleitung einen Trockenextrakt ihrer Urinprobe. Der pulvrige Extrakt wird an die Navarro Medical Clinic geschickt, wo der hCG-Test ausgeführt wird.«[9]

4) ONCOblot-Test

Wahrscheinlich erkennen Sie schon langsam das Muster: Krebszellen besitzen bestimmte eindeutige Attribute, die sie von normalen Zellen unterscheiden, und kluge Köpfe finden heraus, wie sie identifiziert werden können und wie dieses Wissen genutzt werden kann, um Menschen zu helfen, Krebs zu vermeiden und/oder zu überwinden. Der ONCOblot-Test passt perfekt zu dieser Vorgehensweise. Er sucht jedoch nicht nach Hormonen im Urin oder nach Antikörpern im Blut, sondern nach einem Protein, das nur auf den äußeren Oberflächen von bestimmten Krebszellenarten vorkommt.

Dr. James Morré, ein Wissenschaftler an der Purdue University in Indiana, entwickelte die Idee bereits als Teenager an der University of Missouri. In seinem ersten Job musste er Nutzpflanzen mit dem Agent-Orange-Derivat 2,4-D besprühen, das die ins Kraut geschossenen Schädlingspflanzen in wenigen Tagen ausmerzte, ohne die von ihnen bedrohten Nutzpflanzen zu töten. Dabei kam ihm folgender Gedanke: Was, wenn man dieses Konzept auch auf Krebs anwenden könnte?

Das genannte Herbizid ist selektiv toxisch, das heißt, es tötet nur ganz bestimmte Arten von Unkraut ab, und zwar, indem es sie mit »Unkrautkrebs« infiziert – die Zellen im Inneren des Unkrauts werden dazu gebracht, sich unkontrolliert zu teilen und zu vermehren, wodurch sie schließlich absterben. Dr. Morré kam zu der Erkenntnis, dass menschliche Krebszellen ihre eigenen Marker haben, die selektiv anvisiert oder zumindest selektiv *identifiziert* werden können. Und eine Art dieser Marker sind NOX-Proteine, als deren Entdecker er gilt. Dr. Morré grenzte dies später auf ein einziges NOX-Protein ein, das er tNOX nannte und das heute unter der Bezeichnung ENOX2 bekannt ist. Es kommt nur auf der äußeren Oberfläche von malignen Krebszellen vor. Und das Beste an dieser Entdeckung ist, dass jede Krebsart ihre spezifische ENOX2-Form besitzt. Deshalb ist es sehr einfach, genau die Krebsart zu bestimmen, an der ein Mensch erkrankt ist. »Je nachdem, wo der Krebs entstand, hat das Protein ein anderes Molekulargewicht«, erklärt Michele Cagan vom Health Sciences Institute.[10] »Deshalb zeigt der von Morré entwickelte Test nicht nur, ob man Krebs hat, er kann Ihnen auch genau sagen, wo er begann.«

Eine der Schwächen des oben beschriebenen AMAS-Tests ist, dass er nicht präzise bestimmen kann, wo sich ein Krebs ausbilden könnte. Er kann nur zeigen, dass sich irgendwo ein Krebs ausbildet, was bis zu einem gewissen Maß hilfreich ist. Der ONCOblot-Test dagegen kann mit 96-prozentiger Genauigkeit angeben, in welchem Organ bzw. welchen Organen der Krebs wächst.

Eine Analyse von mehr als 800 ONCOblots, die 26 Arten von klinisch bestätigtem Krebs umfassten, ergab eine zu 99,3 Prozent genaue Erkennungsrate ohne falsch-positive und mit weniger als einem Prozent falsch-negativen Befunden. Der ONCOblot-Test kann für nur 850 US-Dollar (der Preis kann sich freilich ändern) vom Cancer Center for Healing in Irvine, Kalifornien, erworben werden und gehört zu den einfachsten und exaktesten Krebsdiagnosetests, die der Allgemeinheit zur Verfügung stehen. Das Center teilt mit:

> »Es hat sich gezeigt, dass der ONCOblot-Test Krebs schon im Stadium null erkennt. Die Nachweisgrenze liegt bei geschätzten 2 Millionen Zellen (2 Millimeter oder weniger Tumormasse, ungefähr die Größe eines Stecknadelkopfs) im Vergleich zu mehreren Milliarden Zellen, die für ein positives Mammogramm erforderlich sind. […] Jeder ENOX2-Typ hat eine spezifische Position (Molekulargewicht und isoelektrischer Punkt) auf dem Blot, um das Vorhandensein von ENOX2 nachzuweisen und das Ursprungsgewebe zu identifizieren.«[11]

5) Thymidinkinasetest

Bislang haben wir Früherkennungsverfahren behandelt, die Antikörper (AMAS), Hormone (hCG) und Proteine (ENOX2) im Zusammenhang mit Krebs nachweisen, doch was ist mit Enzymen? Nach diesen sucht der Thymidinkinasetest: Thymidinkinase 1, kurz TK1, ist ein Enzym, das beschädigte DNS im Körper repariert. Eine 2013 in der Zeitschrift *Cancer and Clinical Oncology* veröffentlichte Studie erklärt, dass es typischerweise mit der Proliferation von malignen Krebszellen im Zusammenhang steht.[12]

Wie die anderen Erkennungsmethoden, die ich bereits beschrieben habe, kann der Thymidinkinasetest nicht nur zum Krebsnachweis verwendet werden, sondern auch zur Kontrolle des Krebsverlaufs. Er liefert Patienten und ihren Ärzten Erkenntnisse über die Wirksamkeit einer bestimmten Krebsbehandlung. Die ursprüngliche Testvariante suchte nur nach TK1 im Blutserum, neuere Techniken können es aber auch im Tumorgewebe feststellen.

»Thymidinkinase ist ein vom Zellzyklus abhängiger Marker, der im Serum von Patienten nachgewiesen werden kann, die mit vielen verschiedenen Krebsarten diagnostiziert wurden«, erklärt ein in der Zeitschrift *Expert Review of Molecular Diagnostics* publizierter Bericht.[13] Zu diesen Krebsarten gehören Brust-, Lungen-, Dickdarm-, Haut-, Gastrointestinal- und Blutkrebs.

TK1-Tests sind derzeit für Hunde und andere Haustiere mit Krebsverdacht erhältlich, werden jedoch im Allgemeinen nicht bei Menschen eingesetzt. Einige Studien sind jedoch zu dem Schluss gekommen, dass sich dies ändern muss, da der Test sich ja bei verschiedenen Säugetieren als erfolgreich erwiesen hat.

Eine neuere Studie, die 2014 in der Zeitschrift *Anticancer Research* veröffentlicht wurde, empfiehlt, TK1-Testverfahren zum Nachweis und Management von Lungenkrebs zu verwenden. Diese Studie bezeichnet TK1 als einen »gängigen Krebs-Biomarker, der im Serum des Patienten und im Tumorgewebe von vielen hämatologischen und soliden Tumorarten erhöht ist.«[14] Der Zeitschrift *Cancer and Clinical Oncology* zufolge ist TK1 »ein nützlicher Krebsmarker für eine breite Vielfalt von soliden Tumoren und könnte als universeller Krebsmarker in Betracht gezogen werden«.

Am deutlichsten wird die *Expert Review of Molecular Diagnostics*: »Tymidinkinase-Testkits sollten zu geringem Preis erhältlich sein und könnten als effektiver, preiswerter Test für den Nachweis und die Verfolgung von vielen Krebsarten beim Menschen dienen.«

6) Nagalasetest

Unser Immunsystem ist zwar vollauf dafür ausgerüstet, aus Krebs Hackfleisch zu machen, doch damit dies geschieht, müssen bestimmte Bedingungen erfüllt sein.

Die Makrophagen, die die Krebszellen aufspüren, angreifen und auslöschen, müssen erst durch GcMAF (Gc-Makrophagen-aktivierender Faktor) aktiviert werden, damit diese Immunantwort auftritt und wirksam ist. Unter anderem ist dies häufig nicht der Fall, weil Krebszellen gelernt haben, das Immunsystem zu überlisten. Dazu produzieren sie eine »Nagalase« genannte Substanz, die die Produktion von GcMAF blockiert und Makrophagen zu Makroversagern werden lässt. In seinem Buch *The GcMAF Book (2.0)* beschreibt Dr. Smith Makrophagen, denen GcMAF fehlt, als »Zombies«, die in einem scheintodartigen Zustand verharren.

Nagalase ist im Wesentlichen ein Enzym, das von Krebszellen abgegeben wird, wenn sie sich daran machen, einen Tumor zu bilden. Es greift die extrazelluläre Matrix des GcMAF an und macht es somit unfähig, eine angemessene Immunantwort auf den eindringenden Krebs zu geben. »GcMAF ist das Protein, das Makrophagen aktiviert und die gesamte Immunantwort auf Touren bringt«, schreibt Dr. Tim Smith. »Um das Immunsystem zu sabotieren und die Makrophagen in Schlaf zu versetzen, produzieren alle Krebsarten und Viren Nagalase, das Enzym, das die GcMAF-Produktion blockiert. Wenn GcMAF nicht vorhanden ist, können Krebs, HIV und andere Viren ungehindert wachsen.«[15]

Interessanterweise wird Nagalase sowohl von Krebszellen als auch von Viren produziert, was für manche der Nachteil des krebsspezifischen Nagalasetests ist. Doch mit diesem Nachteil kann man leicht umgehen: Viren lassen nach einiger Zeit nach, was den Nagalasespiegel wieder auf den Ausgangswert absacken lässt. Krebserkrankungen produzieren Nagalase hingegen mit der Zeit exponentiell zunehmend.

Wenn also eine Reihe von Nagalasetests über einem Zeitraum von Wochen oder Monaten ausgeführt werden, wird sich klären, ob es ein Patient mit einem Virus oder mit Krebs zu tun hat. Und da Nagalase früh auftaucht, lange bevor Krebszellen metastasieren können, ist es ein unschätzbares Instrument, um Krebs früh zu erkennen und zu vernichten. »Wenn alle neuen Krebserkrankungen früh durch regelmäßige Nagalasetests erkannt würden, könnten wir sie mit GcMAF auflösen – lange bevor sie von den Röntgenstrahlen gefunden werden können – und den Krebs ein für alle Mal von der Bildfläche verschwinden lassen«, fügt Dr. Smith hinzu.

Die Lösung für Nagalase, auf die ich in späteren Kapiteln detaillierter eingehen werde, ist, GcMAF mithilfe von einfachen Injektionen dem Körper wieder zuzuführen. Eine neuere Studie deutet zudem darauf hin, dass spezielle GcMAF-produzierende Kulturen in Joghurt ähnlich nützlich sind, ohne dass etwas injiziert werden muss.[16]

7) Hochauflösende Blutanalyse (HRB-Analyse)

Im 3. Buch Mose 17:11 heißt es, dass im Blut das Leben ist, und aus wissenschaftlicher Sicht können wir heute mit Sicherheit genau sagen, warum: Es ist das Blut, das unseren Körper am Leben erhält, indem es Sauerstoff, Nährstoffe und Immunfaktoren zu den Zellen transportiert und zugleich das Kohlendioxid aus dem Zellgewebe entfernt.

Wenn etwas im Körper schiefläuft, hat dies aller Wahrscheinlichkeit nach im Blut seinen Ursprung. Und dank der modernen Technologie haben wir heute die Möglichkeit, Blut so genau zu untersuchen, dass wir die Vitamin- und Mineralstoffspiegel, den Proteingehalt und die chemische Zusammensetzung messen können, um so Krankheiten zu diagnostizieren.

Eine hochentwickelte Blutanalyse kann sich auch in Hinsicht auf die Früherkennung von Krebs als nützlich erweisen, was sich Dr. Raymond Hilu vom Hilu Institute im spanischen Malaga seit 2008 zunutze macht. In einem Interview für meine Dokuserie erklärte er mir, wie sein hochauflösendes Verfahren der Blutanalyse (High Resolution Blood Analysis oder HRB-Analyse) exakt die Struktur des Blutes abbildet, um so bestimmte Anomalien zu identifizieren, die auf Krebs hinweisen. »Das ist eine unter Hochauflösung vorgenommene

Zellstudie des Blutes«, erklärte er mir. »Man braucht nur ein paar Blutstropfen aus dem Finger. [...] Wir vergrößern die Probe bis zu 65 000-fach, sodass ich sogar sehen kann, was im Inneren der Zellen vor sich geht. So erhalte ich einen sehr guten Eindruck von den Missverhältnissen, Defiziten, irregulären Morphologien und den Stoffen im Blutserum. Was immer auch falsch läuft, ich finde es heraus und versuche, es wieder zu richten. So einfach ist das.«

Obwohl die HRB-Analyse ursprünglich nicht per se als Methode zur Krebsdiagnose entwickelt wurde, bietet sie doch einen außergewöhnlich exakten Einblick in die komplexen Mechanismen des Zellsystems. Und den Fachkräften, die darin geschult sind, wonach sie suchen müssen, bietet sie die einzigartige Möglichkeit, aus diesen Daten eine vorläufige Diagnose abzuleiten. Die Methode ist hocheffizient, wenn es darum geht, das Vorhandensein von Krebszellen zu entdecken, lange bevor sie die Gelegenheit haben, sich zu ausgewachsenen Tumoren zu entwickeln. Dr. Hilu bezeichnet diese Missverhältnisse als »präkanzerös«, und sie können schon früh behandelt werden, bevor ein Krebs metastasiert.

»Das ist der Anfang jeder Krankheit«, sagt er und merkt an, dass durch die HRB-Analyse manche Krebserkrankungen bis zu 5 Jahre im Voraus entdeckt werden können. »Die Fehlentwicklungen beginnen auf zellulärer Ebene – und dann wird das Mikroskop zum äußerst nützlichen Hilfsmittel, weil wir diese Unregelmäßigkeiten schon Jahre vorher zu sehen beginnen, bevor die Krankheit, selbst Krebs, erscheint. So können wir verhindern, dass Krankheiten ausbrechen.«

Selbst wenn ein Patient bereits an fortgeschrittenerem Krebs leidet, sagt er, kann die HRB-Analyse die spezifischen zellulären Missverhältnisse, die ihn auslösten, ans Licht bringen. Dadurch wird es erheblich leichter, einen individuell angepassten Behandlungsplan zu erstellen. Und Dr. Hilu zufolge geht es bei der HRB-Analyse schlicht darum, Krebs zu verhindern *und zu behandeln*: »Wenn der Patient bereits an Krebs leidet, sehen wir natürlich die Missverhältnisse, an denen er leidet, und auch, was den Krebs schlimmer werden lässt. Das versuchen wir dann ebenfalls zu korrigieren. Die Methode ist also auch bei der Behandlung nützlich, vor allem aber möchte ich sie so einsetzen, dass wir die Krankheit daran hindern, auszubrechen.«[17]

Dies sind nur ein paar wenige Beispiele für jene Methoden, die eine aufkommende Wissenschaft als Ergänzung zu den Ihnen wahrscheinlich vertrauten traditionelleren Bestrahlungs-Screenings entdeckt hat (oder besser noch *als Ersatz für sie*). Jedes dieser Diagnoseverfahren, die ich Ihnen hier vorgestellt habe, ist sicher, hocheffektiv und außergewöhnlich exakt.

Es ist natürlich auch beruhigend, wenn man weiß, dass man seinen Körper nicht vergiftet, während man ihn zu heilen versucht. Dafür gibt es diese Früherkennungsmethoden, und ich hoffe, dass Sie auch Ihre Angehörigen darüber informieren, um sie davor zu bewahren, ein Opfer der Krebserkennungsmethoden zu werden, die auf Bestrahlung und chirurgischen Eingriffen basieren und die mehr schaden als nützen.

KAPITEL 8

Wie kann ich Krebs vorbeugen?

Es mag sich wie eine Binsenweisheit anhören, aber die beste Methode, Krebs zu behandeln, ist, ihn von vornherein zu vermeiden. Und wenn ich Krebs sage und dabei berücksichtige, was wir bislang besprochen haben, meine ich wuchernden, metastasierenden Krebs, den das Immunsystem aus eigener Kraft nicht mehr ausmerzen kann und der schwerwiegende Interventionen von außen erfordert.

Dies ist die Art von Krebs, die keiner von uns bekommen möchte. Damit man ihn in Schach halten kann – man kann dies auch aktive Krebsprävention nennen –, ist es entscheidend, einen ganzheitlichen *Antikrebs-Lebensstil* anzunehmen, der die Gesundheit der drei wichtigsten Komponenten eines Menschen unterstützt: Geist, Körper und Seele.

Sie haben wahrscheinlich erwartet, dass ich mich an dieser Stelle nur mit Ernährung und Sport beschäftigte. Tatsächlich aber sind bei der Krebsprävention die Gedanken und die Dinge, an die Sie glauben, genauso wichtig wie Nahrung und Aktivitäten. Mein Fokus liegt zwar tatsächlich auf Ernährung, Sport und Nahrungsergänzung als den Hauptmitteln der Krebsprävention, ich möchte mich aber auch ein wenig mit den emotionalen und spirituellen Aspekten der ganzheitlichen Gesundheit beschäftigen, da beide wesentlich mit dem körperlichen Zustand verbunden sind.

Ernährung ist im Großen und Ganzen der wichtigste Aspekt der Krebsprävention, weil Nahrung buchstäblich der »Treibstoff« ist, den unser Körper verwendet, um die Zellen zu reparieren und zu erhalten, Immunität aufzubauen, Energie zu produzieren und Krankheiten abzuwehren. Wenn Sie zu wenig von den richtigen Lebensmitteln essen oder wenn Sie zu viele von den falschen verdrücken, wird Ihr Körper immer anfälliger für einen funktionellen Zusammenbruch. Das sagt einem schon der gesunde Menschenverstand.

Der menschliche Körper ist unglaublich komplex, dennoch lässt er sich auf die einfache Tatsache reduzieren, dass er als Gesamtorganismus *aus vielen kooperierenden Einzelteilen* konzipiert ist. Der Kopf steht nicht über der Hand, so wie das Herz nicht über der Leber steht. Jedes System des Körpers ist auf seine Weise lebenswichtig und trägt dazu bei, dass der gesamte Organismus so gut funktioniert, wie er es sollte. Und ganz offensichtlich verbindet die Ernährung die einzelnen Teile und hält das ganze System zusammen. Diese Verbindung wird aber auch durch die emotionale und geistige Gesundheit gestärkt. Dr. Rosy Daniel, Spezialistin für integrative Medizin, Gründerin und derzeitige medizinische Leiterin des berühmten Bristol Cancer Help Centre in Großbritannien, glaubt fest an die von mir »holistische Krebsprävention« genannte Methode, die alle drei Aspekte des menschlichen Daseins berücksichtigt: Körper, Psyche und Geist.

Dr. Daniel entwickelte ein Gesundheits-Coaching namens »Health Creation«. Diese Methode geht auf die ihrer Meinung nach wahre Ursache von Herzleiden, Adipositas, Krebs und praktisch allen anderen chronischen Krankheiten ein: destruktive Lebensstilwahl – oder, in ihren eigenen Worten, negatives »gesundheitsbestimmendes Verhalten«[1]. Gesundheitsbestimmendes Verhalten umfasst selbstverständlich weit mehr als nur die Essgewohnheiten; dazu gehören auch Denkmuster und spirituelles Wachstum, zwei Schwerpunkte ihrer Methode. »Wenn Menschen mutlos, niedergedrückt oder von ihrem Lebensweg abgekommen sind, wird Medizin weitaus weniger wirksam«, schreibt sie in ihrem Buch *The Cancer Prevention Book*. Sie beschreibt das sich stetig entwickelnde und wachsende Feld der Psychoneuroimmunologie, kurz PNI, die sich mit der untrennbaren Verbindung von Geist und Körper beschäftigt.[2] »Wenn sie jedoch umgekehrt angeregt oder motiviert werden und ein zielbewusstes Leben führen, über das sie gefühlsmäßig die Kontrolle innehaben, sinkt die Häufigkeit schwerer Erkrankungen, und der Behandlungserfolg steigt beträchtlich an.«

Anders ausgedrückt kann Ihre Ernährung Ihren Körper nur so weit vor Krankheiten schützen, wie es Ihre Denkmuster und Ihre seelische Verfassung erlauben, und umgekehrt: Die Nahrung, die Sie essen, und das Ausmaß Ihrer körperlichen Aktivität werden Ihren psychischen und spirituellen Fortschritt entweder fördern oder behindern, weil

Nahrung und Bewegung die Gehirnfunktion direkt beeinflussen. Dies ist auch ein entscheidendes Element für spirituelle Erkenntnis.

Die spirituell-emotionale Grundlage der Krebsprävention

Ein typisches Beispiel: Die Gesundheit und das Wohlergehen von mir und meiner Familie sind gleichermaßen von unserer Ernährung und unserem christlichen Glauben abhängig. Der spirituelle Anker, an dem wir vertäut sind, hält uns in stürmischen Zeiten am Boden und vermittelt uns einen Frieden, der jenseits des intellektuellen Verständnisses liegt. Und genau dieser Friede hilft uns, unser Stresslevel in Schach zu halten, was wiederum dazu beiträgt, den übermäßigen Ausstoß von Adrenalin und Cortisol zu minimieren, die beide das Immunsystem erheblich schädigen können.

Für uns bringt das Bewusstsein, dass unser irdisches Leiden vorübergehend und leicht erträglich ist und einem höheren Zweck jenseits des Weltlichen dient, ein einmaliges Gefühl spiritueller *Stabilität* in unser Leben. Und diese Stabilität weitet sich auch auf die Psyche und den Körper aus, indem sie hilft, Ängste, Sorgen und Stress zu eliminieren. Falls Sie es noch nicht wussten: Jeder dieser Seelenzustände setzt inflammatorische Stresshormone frei, die den Kör per schädigen und zu chronischen Krankheiten führen können.

Das heißt nicht, dass alle körperlichen Beschwerden wie durch Zauberhand vermieden werden können, indem man einfach Spiritualität nutzt. Allerdings funktioniert ein wirklich gesunder spiritueller Zustand, der auf Wahrheit basiert, wie ein emotionaler Stabilisator. Dieser führt wiederum zu einem verbesserten körperlichen Zustand, der ansonsten von Unsicherheiten, Sorgen, Stress und anderen körperlich anstrengenden Daseinszuständen überschattet und belastet wäre.

Eine 1993 in der Zeitschrift *Health Progress* veröffentlichte Studie erklärt dies folgendermaßen: »Spirituelle Gesundheit ist der Aspekt unseres Wohlbefindens, der die Werte und Beziehungen wie auch die Bedeutung und den Sinn unseres Lebens organisiert. Patienten und medizinisches Fachpersonal erfahren gleichermaßen, dass die Bedeutung spiritueller Gesundheit als Grundlage körperlicher Gesundheit und des allgemeinen Wohlbefindens immer mehr anerkannt wird.«[3]

Emotionale Wunden belasten auch den physischen Körper, weshalb viele integrative und holistische Ärzte eng mit ihren Patienten zusammenarbeiten, um ihnen zu helfen, diese zerstörerischen Bollwerke zu überwinden und hinter sich zu lassen. Der Breast-Cancer-Conqueror-Plan führt den Ursprung des Wortes *Emotion* auf *energy in motion* – »Energie in Bewegung« – zurück, und ich glaube, dass darin ein Stück Wahrheit liegt.[4] Wenn man in einem ungesunden emotionalen Zustand verharrt, so warnt der Plan, dann wird das Energiesystem des physischen Körpers beschädigt oder behindert.

Wenn wir ängstlich oder gestresst sind, verspannt sich der Körper zunehmend. Wir wechseln schnell von einem entspannten in einen aufgedrehten, besorgten Zustand, und der körperliche Schaden, der sich ergibt, wenn wir dies nicht kontrollieren, ist sowohl fühlbar als auch beträchtlich. Kennen Sie den Ausdruck »Gefühle in sich hineinfressen«? Ungute Gefühle zu lange in sich hineinzufressen zieht sehr reale Folgen nach sich: Sie stauen sich auf und manifestieren sich in körperlichen Krankheiten. Breast Cancer Conqueror erklärt dies folgendermaßen: »Hat Sie jemals etwas gestresst und Sie haben bemerkt, dass Ihre Halsmuskeln oder Ihr Kiefer sich verspannten? Erinnern Sie sich an das Gefühl in der Magengrube oder den Schmerz in Ihrem Solarplexus? Dies sind Beispiele für Ihre aufgestauten ›e-motions‹ oder ›Energie in Bewegung‹. […] Mittlerweile ist bewiesen, dass Ihre DNS sich je nach Ihrer Stimmung zusammenzieht oder entspannt.«

Falls Sie davon noch nie gehört haben, sind Sie nicht allein; auch mir öffnete es die Augen, als ich das erste Mal die Verbindung zog zwischen dem, was in meinem Oberstübchen und meiner Seele vor sich ging, und dem, was ich körperlich fühlte und erfuhr. Je mehr ich darüber lernte, wie diese Aspekte meines Wesens miteinander verknüpft sind, desto mehr Sinn ergab es, *warum* ich bestimmte Gefühle hatte.

Körperliches Training zur Zelloxygenierung und Entgiftung

Es ist eine typische Henne-oder-Ei-Frage: Ist ein schlechter psychischer und/oder geistiger Zustand verantwortlich für körperliche Leiden, oder führen vorab bestehende körperliche Leiden zu einem schlechten psychischen und/oder geistigen Zustand? Und in Bezug auf körperliches *Training*: Ist ein sitzender Lebensstil die *Ursache* oder das *Ergebnis* eines emotional und/oder geistig armen Daseinszustands?

Ich glaube, dass *all* diese Szenarien auf vielerlei Weise eine gewisse Wahrheit beinhalten, und im Folgenden werde ich die Gründe hierfür aufführen. Dazu gebe ich Ihnen einige Tipps, wie sich dieser giftige und destruktive Teufelskreis durchbrechen lässt:

1) Schwitzen entgiftet den Körper von bewusstseinsverändernden Chemikalien

Regelmäßiges Training ist in der Tat eine entscheidende Waffe im Arsenal der Krebsprävention. Das liegt in erster Linie daran, dass der Körper durch die Bewegung ins Schwitzen kommt. Dies wieder ist eine der wichtigsten Methoden, wie er sich von Toxinen befreit. Diese Toxine sind nicht nur potenziell kanzerogen, sondern wirken sich auch direkt auf die Neurochemie des Gehirns aus. Sie verändern die Art und Weise, wie wir denken und unsere Umgebung wahrnehmen.

Zustände wie »Brain Fog« (kognitive Dysfunktion), Gedächtnisstörungen, aber auch ernsthafte geistige Erkrankungen wie Demenz werden zunehmend mit einer ständigen inneren Toxizität in Verbindung gebracht. Die chemischen Gifte bleiben im Körper und werden nicht durch Schweiß »ausgespült«, wie es eigentlich sein sollte. So führen sie zu Krankheiten.

Der Körper besitzt zweierlei Arten von Schweißdrüsen: ekkrine Schweißdrüsen, die am ganzen Körper vorhanden sind, und apokrine Schweißdrüsen, die sich nur auf der Kopfhaut, in den Achseln und im Genitalbereich befinden. Die rund 3 Millionen Schweißdrüsen unseres Körpers helfen, das vegetative Nervensystem zu regulieren, die Körpertemperatur zu erhöhen und, was vielleicht am wichtigsten ist, Toxine auszuscheiden.

Durch das Schwitzen werden auch antimikrobielle Substanzen wie Dermcidine freigesetzt, die die Hautflora regulieren und dazu beitragen, Hautinfektionen vorzubeugen. Ganz genau: Schweiß ist tatsächlich eine Schlüsselkomponente des körperlichen Immunsystems, weshalb Sie ihn regelmäßig strömen lassen sollten. Auf diese Weise tragen Sie dazu bei, dass Ihr Körper sauber und frei von Krankheiten bleibt. »Schwitzen wird schon seit Langem als gesundheitsfördernd erkannt«, erklärt eine im *Journal of Environmental and Public Health* veröffentlichte Studie, »und zwar nicht nur als Folge von körperlicher Bewegung, sondern auch, wenn es durch Hitze angeregt wird. Zu den diesbezüglichen Traditionen und Bräuchen rund um die Welt gehören römische Bäder, indigene Schwitzhütten, skandinavische Saunen (trockene Hitze; relative Luftfeuchtigkeit zwischen 40 und 60 Prozent) und türkische Bäder (mit Dampf).«

In Bezug auf das Ausscheiden von Toxinen wie Arsen, Cadmium, Quecksilber und Blei fügt dieselbe Studie hinzu: »Beobachtungen zufolge verbessert Schwitzen nicht nur das Ausscheiden der in dieser Abhandlung behandelten toxischen Elemente, sondern kann auch das Ausscheiden verschiedener Giftstoffe verbessern … oder insbesondere schwer abbaubarer Flammschutzmittel und Bisphenol A.«[5]

2) Aerobes Training bringt das Blut in Wallung und den Sauerstoff in Bewegung

Als ehemaliger Bodybuilder weiß ich, wie sehr Kraft- und aerobes Training dem kardiovaskulären System nützen. Wenn Sie hart trainieren, erhöht sich Ihr Puls und maximiert sich Ihre Sauerstoffaufnahme, was Ihrem Herzen, Ihrer Lunge und Ihren Blutgefäßen guttut. Ob Sie nun gerne Rad fahren, gehen, laufen, schwimmen oder sogar tanzen: Wenn Sie dreimal die Woche mindestens 20 Minuten lang ununterbrochen Sport mit 60 Prozent Ihrer maximalen Pulsrate ausüben, wird das dazu beitragen, dass Sie sich besser fühlen, besser schlafen, besser denken können und eine erheblich bessere Lebensqualität erreichen.

Allgemein ist man sich darin einig, dass wir mindestens 150 Minuten pro Woche eine moderate aerobe Aktivität – wie etwa einen strammen Spaziergang, Schwimmen, Rasenmähen – ausüben sollten oder 75 Minuten pro Woche eine anstrengende aerobe Aktivität: beispielsweise Fußball, Basketball, Laufen oder Zumba.[6]

Was auch immer Sie tun können, um Ihr Herz mit der Zielfrequenz für Ihr Alter pumpen zu lassen – ein 20-Jähriger sollte einen Puls von 130 bis 150 Schlägen pro Minute (bpm) erreichen, ein 60-Jähriger dagegen zwischen 104 und 120 bpm[7] –, ist ideal im Hinblick auf die Krankheitsprävention.

Denken Sie daran: Damit Sauerstoff an alle richtigen Stellen in Ihrem Körper transportiert wird, müssen Sie sich unbedingt selbst anstrengen und diesen Puls regelmäßig erreichen. Sauerstoff ist eine Voraussetzung für die Zellernährung, die Energieproduktion, den Abbau und die Beseitigung von Abfall, die Entgiftung, den Nährstoffhaushalt, die Ausgewogenheit der ph-Werte und die Immunproduktion. Vernachlässigen Sie ihn also nicht in Ihrem Streben nach besserer Gesundheit.

3) Trampolinspringen für das Lymphsystem

Ich werde häufig gefragt, ob es eine spezifische Sportart gibt, die sowohl den Puls hochschnellen lässt als auch den Körper entgiftet. Ich sage dann immer, dass zwar jedes aerobe Training nützt, Mini-Trampolinspringen jedoch *besonders* nützlich ist, weil es das Lymphsystem so sehr aktiviert, dass Toxine und Krebszellen maximal beseitigt werden.

Ein Mini-Trampolin oder Rebounder ist dank der Weise, wie der Körper bewegt wird, eines der effektivsten Mittel, um das Lymphsystem zu optimieren. Die Lymphozyten bilden rund 25 Prozent der weißen Blutkörperchen. Als wichtige Zellen des Lymphsystems spüren sie anormale Körperzellen auf und eliminieren sie, darunter auch die Zellen, die kanzerös geworden sind.

Im Gegensatz zum Blut, das unabhängig von Ihrer körperlichen Aktivität ständig kreist und arbeitet, um Toxine aus dem Gewebe und den Zellen zu entfernen, funktioniert die Lymphe nur, wenn man körperlich aktiv ist. Deshalb ist der sitzende Lebensstil der meisten Menschen in der modernen Welt buchstäblich tödlich: Die Lymphe der Durchschnittsmenschen kann schlicht nicht ihre Aufgabe erledigen, was Krankheit und möglicherweise verfrühten Tod bedeutet.

Wie ich in meinem früheren Buch *Krebs verstehen und natürlich heilen* beschrieb, können täglich 10-20 Minuten Trampolinspringen helfen, dass die Lymphfunktion um das Dreißigfache ansteigt und die Bewegung der Lymphozyten um das Fünffache. Es ist eine extrem sanfte Form des aeroben Trainings, das unvergleichlich nützlich ist. Durch Springen auf dem Mini-Trampolin erzielen Sie mit geringem Einsatz und in kurzer Zeit große Wirkung.

4) Muskeltraining

Ich bin auch ein großer Fan von Kraftzirkeltraining, denn in meiner Bodybuilder-Karriere habe ich gelernt, dass man durch die richtig ausgeführte Kombination von aeroben Workouts und Krafttraining leicht und effizient das Herz, die Lunge und das Immunsystem stärken und gleichzeitig Muskeln aufbauen sowie Fett abbauen kann.

Zirkeltraining ist so ziemlich genau das, wonach es sich anhört: Man arbeitet eine bestimmte Zeit lang – in der Regel insgesamt nicht länger als 45 Minuten – an verschiedenen Krafttrainingsgeräten mit Gewichten. Dabei verwendet man leichtere Gewichte und führt mehr Wiederholungen aus, rund zwanzig pro Übung. Jede Übung sollte langsam ausgeführt und der Fokus auf den »negativen« Aspekt der Bewegung gelegt werden, also beispielsweise bei einem Kurzhantel-Curl auf die Abwärtsbewegung als Gegenstück zur Aufwärtsbewegung. Kurz gesagt ist Zirkeltraining ein intensives, aber mit leichteren Gewichten ausgeführter Work-out, mit dessen Hilfe Sie Ihren Puls erhöhen und Muskeln aufbauen und zugleich oxidative Schäden minimieren können, die aufgrund von vermindertem Blut- und Sauerstofffluss zu Ihren lebenswichtigen Organen – eine Hypoxie genannte Krankheit – eintreten.

Je nach Ihrer körperlichen Fitness muss ein Hypoxie-Training mit schwereren Gewichten nicht unbedingt negativ sein, das ergab eine jüngst in *Immunology and Cell Biology* veröffentlichte Zellstudie.[8] Für eine durchschnittliche Person, die versucht, Krebs und andere chronische Krankheiten zu vermeiden, würde ich jedoch ein regelmäßiges Training mit leichteren Gewichten und mehr Wiederholungen empfehlen.

5) Vermeiden Sie möglichst krebserregende Toxine

Nur weil Ihr Körper dazu befähigt ist, Toxine zu beseitigen, bedeutet dies nicht, dass Sie bei jedwedem Kontakt mit ihnen einfach alle Vorsicht in den Wind schlagen können. In diesem Zusammenhang sind die Lebensmittel und Getränke, die Sie zu sich nehmen, entscheidend für Ihr allgemeines Wohlbefinden.

Die traurige Wahrheit ist jedoch, dass vieles, was ein Durchschnittsbürger als »Nahrung« zu sich nimmt, nur ein Mischmasch aus verarbeiteten, nahrungsähnlichen *Chemikalien* ist, die der natürlichen Physiologie des Körpers nicht entsprechen und somit ernährungsbedingte Leiden verursachen. Es gibt buchstäblich *Zehntausende* von Chemikalien, die als Lebensmittel gehandelt werden, und viele davon wurden niemals strengen Sicherheitsüberprüfungen unterzogen. Das bedeutet, dass wir nur *sehr wenig* darüber wissen, wie sie sich auf den Körper auswirken. Gleichzeitig haben unabhängige Forscher und Labore etliche der gängigsten dieser Chemikalien untersucht, insbesondere jene, die im Verdacht stehen, Krebs zu erregen. Viele dieser Chemikalien sind Ihnen wahrscheinlich bekannt, wenn Sie gesunde Kost gewohnt sind. In diesem Fall kann Ihnen die folgende Liste als hilfreiche Gedächtnisstütze dienen, die zusammenfasst, was Sie auf jeden Fall *vermeiden* sollten.

❶ *Gehärtete und teilgehärtete Pflanzenöle.* Wenn Chemiehersteller künstlich Wasserstoffmoleküle in flüssige Öle eingeben, können sie diese Öle fest werden lassen. Auf diese Weise werden die Öle länger haltbar als natürliche feste Fette wie Palm- und Kokosfett, Butter und Speck. Doch gehärtete und teilgehärtete Pflanzenöle sind »Transfette«, die erwiesenermaßen den LDL-Spiegel – den »bösen« Cholesterinwert – anheben und so das Risiko einer Herzerkrankung erhöhen. »Das Problem mit diesen Transfettsäuren ist, dass Ihr Körper nicht weiß, was er damit anstellen soll«, sagt Dr. Brian Olshanksy, Professor für Innere Medizin an der University of Iowa.[9] »Transfettsäuren mögen zwar dazu beitragen, dass Lebensmittel so konserviert werden, dass sie gut schmecken, aber Ihr Körper kann sie nicht aufspalten und richtig nutzen. […] Normale Fette sind sehr weich und geschmeidig, doch Transfettsäure ist ein steifes Fett, das sich im Körper sammeln und schwere Schäden anrichten kann. Die chemische Rezeptur für eine Transfettsäure beinhaltet, dass Wasserstoffatome an falscher Stelle angebracht werden. Als ob man Plastik herstellen würde.«

Transfette können sich nicht mit Sauerstoff verbinden, weil sie die wichtige Elektronenwolke um die Zellen zerstören, die diesen Prozess ermöglicht. Infolgedessen verstopfen sie die Arterien, behindern den freien Fluss von Blut und Lymphe und zerstören unter anderem Herzgewebe. Typischerweise findet man Transfette und gehärtete Öle in

Snacks wie Keksen und Chips, abgepackten Backwaren, frittierten Lebensmitteln, Muffins und sogar in manchen Cerealien.

❷ *Feinzucker.* Als ich mein letztes Buch veröffentlichte, war Glucose-Fructose-Sirup (*high fructose corn syrup*, HFCS) aus Mais fast *überall* enthalten. Er ist noch immer weitverbreitet, doch die Lebensmittelhersteller werden langsam der Tatsache gewahr, dass heute mehr Menschen als jemals zuvor versuchen, diese hochgradig verarbeitete, supersüße Schmiere zu vermeiden. Das hat viele Firmen dazu gebracht, zum »natürlichen Rohrzucker« zu wechseln.

Rohrzucker ist zumindest weniger giftig als HFCS, da er die Fähigkeit der Bauchspeicheldrüse, Insulin zu produzieren, nicht hemmt. Aber es ist trotzdem eine verarbeitete Zuckerart, die für den Körper eine schwere Belastung darstellt. Forscher an der University of California – San Francisco fanden heraus, dass Zucker jährlich zu rund 35 Millionen Todesfällen weltweit beiträgt: eine erstaunliche Zahl, die laut den Statistiken der WHO die *Gesamtzahl* der Sterbefälle infolge von Herzerkrankungen, Schlaganfall, chronisch obstruktiven Lungenerkrankungen (COPD), Infektionen der unteren Atemwege, HIV/AIDS, Durchfallerkrankungen, Diabetes, hypertensiver Herzkrankheit, Luftröhren-, Bronchial- und Lungenkrebs übertrifft.[10]

Zucker fungiert zudem als Treibstoff für Krebszellen und befriedigt ihr anaerobes Verlangen zu *gären.* Laut Dr. Mark Sircus von der International Medical Veritas Association sind Zucker und Krebs »im Todesgriff miteinander verschränkt«[11], und die Wissenschaft beweist dies. Ein 2009 in der Zeitschrift *Proceedings of the National Academy of Sciences* veröffentlichter Forschungsbericht zeigte unter Heranziehen wissenschaftlicher Daten, die fast 100 Jahre lang vergraben waren, als Erster, dass Zucker Tumoren nährt. »Seit 1923 weiß man, dass Tumorzellen weitaus mehr Glukose verbrauchen als normale Zellen«, erklärte Dr. Don Ayer, ein Forscher am Huntsman Cancer Institute und Professor am Department of Oncological Science an der University of Utah.[12]

Deshalb rät jeder glaubwürdige Behandlungsplan, auf Zucker zu verzichten, weil man so nicht nur die Krebszellen aushungert, sondern auch eine metabolische Kettenreaktion auslöst, die zum Zelltod der Krebszellen führt. Zucker ist aufgrund seiner entzündlichen Eigenschaften auch eine Ursache für Krebs.

❸ *Aspartam, Mononatriumglutamat (MNG) und »Exzitotoxine«.* Wenn Sie jemals ein chinesisches Fastfood-Restaurant besucht haben, ist Ihnen vielleicht ein Schild aufgefallen, auf dem »ohne Glutamat« stand. Damit informiert das Lokal seine Gäste, dass es in seinen Speisen kein Mononatriumglutamat verwendet, da viele Menschen diesen Zusatzstoff nicht gut vertragen. MNG ist ein Salzderivat der Glutaminsäure, die zu den Aminosäuren gehört. Als Geschmacksverstärker lässt es Speisen frischer und würziger schmecken, doch es hat einen Haken. MNG ist eine der ungesündesten Substanzen, die man seinem Körper zuführen kann, schlimmer als Alkohol, Nikotin und sogar viele Medikamente.

MNG, das 1908 erfunden wurde, imitiert die natürlichen geschmacksverstärkenden Eigenschaften bestimmter Algenderivate. Es nimmt aber auch die eine Schwachstelle in der Blut-Hirn-Schranke – den Hypothalamus – ins Visier, ermöglicht, dass Exzitotoxine in das Gehirn eindringen und Zellen beschädigen. In seinem Buch *Excitotoxins: The Taste That Kills* erklärt Dr. Russell, wie Exzitotoxine gleichsam als chemische trojanische Pferde die Schutzmechanismen des Hirns überwinden, an den Rezeptoren der Nervenzellen andocken und diese so »überreizen«, dass sie schließlich sterben. Viele Menschen, die Exzitotoxine konsumieren, berichten über Symptome wie Kopfschmerzen, Depression und Herzprobleme.

MNG wurde insbesondere auch mit Adipositas in Verbindung gebracht, da es die Bauchspeicheldrüse dazu bringt, bis zu *dreimal* so viel Insulin wie normal zu produzieren. Einige Lebensmittelhersteller versuchen zu vertuschen, dass ihre Produkte MNG enthalten, indem sie ihm einen anderen Namen geben, unter anderem:[13]

- Glutaminsäure und alle Namen, die »Glutamat« enthalten,
- alles, was »hydrolisiert« ist,
- alles, was »Protein-« oder »proteinangereichert« ist, darunter auch »strukturiert«,
- Calcium und Natrium-Caseinat,
- alles mit »Hefe«,
- alles mit »Enzymen« oder alles, was »enzymmodifiziert« ist,
- alle »fermentierten« oder mit »Protease« angereicherten Produkte,

- Gelatine,
- Sojasauce und Sojasaucen-»Extrakt«,
- Natürliche Aromen und Aromastoffe.

Nicht vergessen sollte man auch den allgegenwärtigen synthetischen Süßstoff Aspartam, von dem viele Menschen in der ganzen Welt fälschlicherweise glauben, dass er gesünder sei als Zucker und weniger dick mache. Wie MNG, so ist auch Aspartam ein Exzitotoxin, das die Hirnzellen schädigt, und noch dazu in weitaus größerem Ausmaß: Daten der FDA zeigen, dass mehr als 75 Prozent aller Nahrungsmittelunverträglichkeitsreaktionen auf den Konsum von Aspartam zurückzuführen sind.

Aspartam, ursprünglich als Chemikalie für die biologische Kriegsführung entwickelt, wurde schon vor Langem als Neurotoxin erkannt. Durch Lobby-Taschenspielertricks erhielt es jedoch in den 1980er-Jahren die FDA-Zulassung als Süßstoff und ist heute in Softdrinks, Kaugummis, Minzbonbons, Süßigkeiten, Saucen u. v. a. enthalten.[14] Aspartam, das aus Methanol (Holzgeist) und zwei Aminosäuren, nämlich Asparaginsäure und Phenylalanin, besteht, ist wirklich hochinteressant. Obwohl es natürliche Aminosäuren enthält, wird der Methanolanteil des Aspartams vom Körper zu Formaldehyd verstoffwechselt, einem bekannten Kanzerogen. Wissenschaftlichen Untersuchungen zufolge steht Aspartam, das unter den Markennamen NutraSweet, Equal, Equal Spoonful, AminoSweet und Equal-Measure im Handel ist, in Verbindung mit den Ursachen von Demenz, Diabetes, geistiger Retardierung, multipler Sklerose, chronischem Erschöpfungssyndrom, Geburtsschäden, Morbus Parkinson und Fibromyalgie sowie mit Hirn- und Lymphknotenkrebs.[15]

❹ *Genetisch veränderte Organismen (GVOs) und Pflanzenschutzmittel.* Seit ihrer Einführung 1996 sind genetisch veränderte Organismen umstritten, nicht nur, weil sie nicht als solche ausgewiesen sind, sondern auch, weil ihr Sicherheitsprofil bestenfalls fraglich ist. Zahllose Tierstudien haben den Verzehr von GVOs mit gastrointestinalen Krankheiten und Immundysfunktion in Verbindung gebracht, während manchen GVO-Technologien wie BT (*Bacillus thuringiensis*) nachgesagt wird, dass sie sich unendlich im Darm weiter reproduzieren.

Was wir eindeutig über GVOs wissen, sollte Ihnen zu denken geben:

1) Nach Markteinführung der ersten GVOs hat sich die Zahl der Amerikaner mit drei oder mehr chronischen Erkrankungen in weniger als einem Jahrzehnt mehr als *verdoppelt.* Zu diesen Krankheiten gehören unter anderem Lebensmittelallergien, Autismus, Reproduktionsstörungen und Verdauungsprobleme.[16]

2) Chemische Pestizide und Herbizide wie Roundup (Glyphosat), die auf die GVOs gesprüht werden, wurden mit Tumorwachstum sowohl im Körper (Organkrebs) als auch an der Außenseite des Körpers (Hautkrebs) sowie mit frühzeitigem Tod in Zusammenhang gebracht.[17]

3) Praktisch keines der fremden Gene, die in GVOs eingeführt wurden, darunter Bakterien und Viruskomponenten, wurden an Menschen in Verbindung mit den von ihnen gegessenen Lebensmitteln getestet. Niemand weiß wirklich, was diese Substanzen in Menschen bewirken, ganz zu schweigen von den Kettenreaktionen an Kollateralschäden durch Mutationen der DNS und der Genexpression im Inneren der Pflanzen selbst.[18]

4) Die überwältigende Mehrheit der Gesamternte an Mais (rund 92 Prozent), Sojabohnen (rund 94 Prozent) und Baumwolle (rund 94 Prozent), die in den USA angebaut werden, sind GVOs. Die meisten Rapspflanzen, Zuckerrüben und Papayas sind ebenfalls GVOs, und damit auch ihre Derivate; zum Beispiel ist auf einem Lebensmitteletikett ausgewiesener »Zucker« meistens Zucker aus gentechnisch veränderten Zuckerrüben, außer wenn anders angegeben.

»Es gibt keine Kontrolle von Krankheiten, die mit GVO zu tun haben, und keine langfristigen Tierstudien«, erklärt Jeffrey Smith' Institute for Responsible Technology, eine der weltweit führenden Quellen für GVO-Wissenschaft. »Biotech-Unternehmen mit sehr hohem Investitionskapital spielen für den Profit mit der Gesundheit unserer Nation.«[19]

Weitere Giftquellen, die man besser vermeidet, sind:

- *Beschichtetes Kochgeschirr,* das Chemikalien wie Teflon, PFOA (Perfluoroctansäure) und andere synthetische Polymere (Kunststoffe) enthält, die mit erhöhten Cholesterinwerten, Schilddrüsenschäden, geschwächter Immunität und Leberentzündungen in Verbindung gebracht werden.[20]

- *Mikrowellen,* die laut einer von Dr. Hans Hertel ausgeführten Forschung Lebensmittel denaturieren und die Molekularstruktur von Nährstoffen zerstören.[21]
- *Gebleichtes, »angereichertes« Feinmehl,* dem sämtliche Nährstoffe entzogen wurden und das mit synthetischen Stoffen »angereichert« wurde, zum Beispiel mit Folsäure, einem toxischen Folat-Ersatz.[22]
- *Konventionelle Agrarerzeugnisse,* die mit kanzerogenen Herbiziden und Pestiziden besprüht werden. Mit dem »Dreckigen Dutzend« stellt die Environmental Working Group die am schlimmsten mit Pestiziden verseuchten Produkte zusammen. Dazu gehören konventionell angebaute Erdbeeren, Äpfel, Nektarinen, Pfirsiche, Sellerie, Weintrauben, Kirschen, Spinat, Tomaten, Paprika, Kirschtomaten und Gurken.[23]
- *Giftige Körperpflegeprodukte.* Damit könnte man ein ganzes Kapitel füllen. Ich kann Ihnen nur empfehlen, sich in der Skin Deep® Cosmetics Database der EWG (Environmental Working Group) zu informieren, damit Sie wissen, welche speziellen Zutaten man vermeiden sollte und bei welchen Marken bessere verwendet werden.[24]
- *Soja,* das laut dem Naturheilpraktiker Dr. William Wong ein Gift ist. Die wuchernde Bohne und ihre verschiedenen Derivate wirken nicht nur östrogen, sondern sind auch *Nährstoffzerstörer.*[25]
- *Plastik.* Ob Polycarbonat (PC), Bisphenol A (BPA), Polyvinylchlorid (PVC oder Vinyl) oder irgendwelche anderen Kunststoffe oder Kunststoffchemikalien auf Erdölbasis, höchstwahrscheinlich sind diese Stoffe nicht gut für Sie.
- *Nitrite,* die nicht nur Fleisch konservieren, sondern auch Krebszellen versorgen – vermeiden Sie sie!
- *Fluorid,* ein chemisches Halogen, das in vielen Gemeinden dem Trinkwasser zugefügt wird und das mit Knochen-, Blasen- und Lungenkrebs in Verbindung gebracht wird.[26]
- *Chlororganische Verbindungen,* chemische Nebenprodukte der Wasserchlorierung. Versuchen Sie sie zu vermeiden, indem Sie zum Beispiel Ihr Trinkwasser filtern und statt in gechlorten Schwimmbecken in Salzwasser schwimmen.[27]

Gesunde Ernährung und gesunder Lebensstil

Nachdem Sie nun erheblich besser verstehen, was Sie *vermeiden* sollten, möchte ich Ihnen einige Empfehlungen geben, was Sie im Rahmen eines gesunden Lebensstils, in dessen Zentrum die Krebsprävention steht, *im positiven Sinne* tun können. Der Fokus liegt hierbei vor allem auf der Ernährung, da diese das größte Teil im Antikrebs-Puzzle darstellt. Ich werde aber auch kurz auf die Bedeutung von Erholung und Flüssigkeitszufuhr eingehen.

Ganz allgemein zeichnet sich gesunde Ernährung durch Lebensmittel aus, die einen hohen Vitamin- und Mineralgehalt aufweisen, frei von giftigen Schadstoffen und so naturnah wie möglich sind. Dies bedeutet: nicht genveränderte Bio-Lebensmittel und Fleisch von Tieren, die so aufgezogen wurden, wie es von der Natur vorgesehen ist, nämlich gras- und nicht getreidegefüttert. Im engeren Sinn bedeutet dies eine Ernährung mit Antikrebs-Lebensmitteln und Kräutern, für die wissenschaftlich nachgewiesen wurde, dass sie zum physiologischen Gleichgewicht und zu Bedingungen beitragen, die ungünstig für die Entwicklung von Krebs und anderen chronischen Erkrankungen sind.

»Damit Krebs überhaupt voranschreiten kann, müssen sich der Zellkern und das Erbgut verändern, somit ist das durchaus eine Frage der Ernährung«, sagt Dr. Daniel, der in der Krebsbehandlung auch die Ernährung in den Mittelpunkt stellt. »Das bedeutet, dass man insbesondere nicht die richtige Pflanzennahrung zu sich nimmt. […] Wenn wir unserem Körper also nicht die nötigen pflanzlichen Stoffe zuführen, besteht die Gefahr, dass die Zelle das Erbgut verändert.«

Chris Woollams' »Rainbow Diet« folgt diesem Konzept. Sie ist im Wesentlichen eine traditionelle mediterrane Kost, die vor allem aus gehaltvollem, buntem Obst und Gemüse, verschiedenen Arten von Nüssen und Samen, reichlich nativem Olivenöl und fettem Fisch besteht. Sie erlaubt zudem reichlich weitere gesunde Fette und sogar den moderaten Genuss von Wein und Fleisch für Fleischesser. Nicht enthalten sind billige Kohlenhydrate und Feinzucker, die beide der Gesundheit schaden.[28]

Natürlich würde ich an der Rainbow Diet einige Veränderungen vornehmen, unter anderem an ihren unbegründeten Einschränkungen hinsichtlich rotem Fleisch. Fleisch von grasgefütterten Weidetieren enthält einen hohen Anteil an Omega-3-Fetten und anderen Nährstoffen, die Sie in den meisten Pflanzen einfach nicht in ausreichendem Maß finden. Ich bin außerdem ein Fan von Rohmilch, insbesondere von Ziegen, Schafen, und falls erhältlich, von *Kamelen*. Rohmilch ist reich an probiotischen Bakterien und Enzymen, die der Verdauung, der Nährstoffassimilation und der allgemeinen Darmgesundheit, die bei der Krebsprävention eine wichtige Rolle spielt, zuträglich sind.

Sie müssen auch sicherstellen, dass Sie täglich reichlich sauberes, fluorid- und chlorfreies Wasser trinken. Eine im *Journal of Clinical Oncology* veröffentlichte Forschung ergab, dass das Krebsrisiko umgekehrt mit der Flüssigkeitszufuhr korreliert: Je *mehr* Wasser man zu sich nimmt, desto *geringer* ist die Wahrscheinlichkeit, krank zu werden.[29]

Das Gleiche gilt für den Schlaf, denn beim Schlafen vollzieht der Körper die wichtigsten Aspekte der Selbstpflege. Angemessene Erholung ist notwendig, um einen gesunden Schlaf-Wach-Rhythmus, den sogenannten zirkadianen Rhythmus, aufrechtzuerhalten, der den Hormonhaushalt, die Energieproduktion, die Zell- und Gewebereparatur und die Entfernung von Abfallprodukten reguliert. Eine Studie der University of Chicago fand heraus, dass Schlafmangel die normale Insulinproduktion hemmt, was bekanntermaßen ein Faktor zur Ausbildung von Stoffwechselstörungen und Diabetes ist.[30] Infolgedessen kann Schlafmangel zu Insulinresistenz führen, was verschiedene andere Studien wiederum als einen Faktor in der Ausbildung von Krebs identifiziert haben.

Die Enzyme nicht vergessen

Im nächsten Kapitel werde ich mich noch genauer mit der pflanzlichen Supplementierung und Ernährung beschäftigen. Zuvor möchte ich mich jedoch wesentlicheren Mitarbeitern in der Abteilung Krebsvorsorge widmen: den Enzymen. Enzyme spalten die Nahrung, die wir zu uns nehmen, auf und bereiten sie zur Verdauung vor; ohne Enzyme könnte unser Körper Nährstoffe nicht effektiv absorbieren. Leider ist es jedoch wahr, dass unsere moderne Nahrung äußerst arm an Enzymen ist.

Wenn unser Nährstoffbedarf ein Stuhl mit drei Beinen wäre, bestände ein Bein aus Enzymen, die anderen beiden aus Vitaminen und Mineralien. Vitamine und Mineralien brauchen Enzyme, um Nutzen gewähren zu können, genauso wie Enzyme Vitamine und Mineralien brauchen, um Nährstoffe für die Assimilation zu katalysieren. Dr. Tim O'Shea von *thedoctorwithin.com* erklärt dies folgendermaßen:

> »Auf dem durchgeknallten Marktplatz der heutigen Nahrungsergänzungsmittel ist es so, als würden wir von allen Seiten von Leuten bestürmt, die »Vitamine!« schreien oder »Mineralien!« brüllen oder »Enzyme!« rufen – als wäre jedes Einzelne allein die Wunderwaffe, mit der alles geheilt werden kann. In Wirklichkeit geht es um Kooperation, Synergie, Co-Factoring. Im Körper lebt nichts in Isolation. [...] Ein Enzym ohne Kofaktoren hat keine Enzymaktivität. Enzyme müssen bekanntermaßen bestimmte Aufgaben erledigen. Ihre Aktivität lässt sich mit Schlüsseln vergleichen, die in bestimmte Schlösser passen müssen.«[31]

Enzyme sind von Natur aus in vielen Lebensmitteln vorhanden, aber sie werden auch leicht durch große Hitze, Chemikalien, Verarbeitung und andere Faktoren zerstört. Deshalb ist ein Zurück-zur-Natur-Ansatz, der sich auf eine Ernährung mit sauberen, chemiefreien, rohen Lebensmitteln konzentriert, so wichtig. Nichtdenaturierte Lebensmittel haben den höchsten Enzymgehalt, und wenn sie in Harmonie mit der Erde gezüchtet und zubereitet werden, besitzen sie auch den höchsten Gehalt an Vitaminen und Mineralien, die mit diesen Enzymen bestmöglich zusammenwirken.

Enzyme machen aus den Nahrungsmitteln, die wir essen, Lebensmittel. Ohne sie sind sie buchstäblich »tot« und nicht in der Lage, unseren Körper mit Nährstoffen, Energie, Kraft und Immunität zu versorgen. Viele der Heilpläne, die ich vorstellen werde, wären ohne Enzyme fatal reduziert – so wichtig sind sie. Behalten Sie das im Hinterkopf, insbesondere wenn wir auf Antikrebs-Ernährungspläne zu sprechen kommen.

Teil III

Erfolgreiche Therapien

KAPITEL 9

Kräutermedizin, Entgiftung und Ernährung

Inzwischen haben Sie hoffentlich verstanden, dass beim Thema Krebs *Prävention* das Nonplusultra ist. Und zu Prävention, das wissen wir jetzt, gehört es, sich aktiv um Geist, Seele und Körper zu kümmern: eine dreigleisige Methode zur Gesunderhaltung, die am effektivsten in Angriff genommen wird, indem man folgende Punkte gleichzeitig beherzigt:

- emotionalen und geistigen Kummer beseitigen, um inneren Frieden zu erzielen;
- die Ernährung verbessern und Fehlernährung überwinden;
- den Kontakt mit Giftstoffen in allen Lebensbereichen vermeiden;
- den Hormonhaushalt mit genügend Schlaf und Hydration ausgleichen.

All das ist wichtig, um eine möglichst hohe Lebensqualität aufrechtzuerhalten und das Krebsrisiko zu minimieren. Was aber, wenn Sie schon Krebs *haben*? Die erste und offensichtlichste Antwort lautet: Versuchen Sie herauszufinden, was ihn verursacht hat, und passen Sie Ihren Lebensstil entsprechend an, damit er sich nicht verschlimmert. Aber Sie müssen auch gegen den Krebs selbst aggressiv vorgehen, damit er nicht auf Ihren ganzen Körper übergreift – das ist das Hauptthema dieses letzten Teils des Buches.

Alle genannten Präventionsmethoden gelten natürlich auch jetzt noch. Aber je nachdem, unter welcher Art von Krebs sie leiden, ist eventuell eine aggressivere Herangehensweise erforderlich. In jedem Fall haben Sie immer Möglichkeiten abseits von Chemotherapie und Bestrahlung, und Sie sollten sich nicht scheuen, diese Behandlungsformen auszuprobieren, wenn es machbare Alternativen gibt, die effektiv wirken und gleichzeitig Ihren Körper respektieren.

Die Krebstherapien, die ich Ihnen im Folgenden vorstellen werde, sind rein *pflanzlicher* Natur, das heißt, sie sind die am leichtesten verfügbaren Optionen für Patienten, denn Sie können die betreffenden Pflanzen nach Belieben kaufen oder anbauen, ohne eine Klinik oder einen Arzt aufzusuchen. Dennoch ist es für den optimalen Erfolg wichtig, dass jedwede einflussnehmende Krebstherapie, auch eine pflanzliche, mit der Unterstützung und der Kontrolle eines qualifizierten Arztes durchgeführt wird.

Danach werde ich Ihnen andere progressive Krebstherapien vorstellen, bei denen Dinge wie Klang, Licht, Sauerstoff, Hitze, elektromagnetische Schwingungen, ätherische Öle, Enzyme usw. zum Einsatz kommen, die schon Menschen in aller Welt von Krebs geheilt haben. Diese Methoden geben zwar keine absolute Garantie auf Heilung, aber die Wissenschaft dahinter – zum Beispiel klinische Ergebnisse, die bestätigen, dass sie Tumoren und damit assoziierte Krebsmarker in einem großen Prozentsatz der Fälle beseitigt haben –, weist darauf hin, dass sie die besten Optionen für die Behandlung von Krebs sind.

Essiac-Tee

Im Jahre 1988 wurde bei meiner inzwischen verstorbenen Großmutter, Helen Cade bzw. »Mama Helen«, wie wir sie liebevoll nannten, zum ersten Mal Krebs im Endstadium diagnostiziert. Ich werde niemals vergessen, wie ich dieser gottesfürchtigen Frau in ihrer Küche dabei half, einen speziellen Kräutertee herzustellen, den sie mehrmals täglich gegen ihren Krebs trank und der ihr dabei half, noch viele Jahre länger zu leben, als die Ärzte ihr damals vorhergesagt hatten.

Immer dann, wenn Mama Helen uneigennützig anderen die Heilsbotschaft Jesu (dem sie leidenschaftlich diente) näherbrachte, braute sie in ihrer Küche diesen sogenannten Essiac-Tee – von wem auch immer sie das Geheimrezept dafür bekommen hatte. Ich erinnere mich gut daran, wie ich diese faszinierende Teemischung auf dem Herd kochen sah, ehe wir sie in bernsteinfarbene Flaschen füllten und in den Kühlschrank stellten.

Mama Helen wusste, dass der Tee wirkte, und ich wusste es auch. Es zeigte sich in ihrer alltäglichen Leuchtkraft. Hätte sie sich stattdessen für Chemotherapie oder Bestrahlung entschieden, wäre sie wohl krank und bettlägerig geworden. Doch durch den Essiac-Tee ging es ihr weitere *10 Jahre* gut, bis sie diese Kur schließlich einstellte. Bis heute bin ich mir nicht sicher, warum sie das tat – und unvermeidlich das Resultat eines langen Lebens erlitt: den Tod. Aber ihre gewissenhafte Einnahme des Tees für die Dauer von rund 10 Jahren war eine Inspiration für mich und der erste Grund, den Weg alternativer Heilmethoden bei Krebs einzuschlagen. Mama Helen wurde wohl durch Mundpropaganda auf dieses spezielle pflanzliche Heilmittel aufmerksam, das im Jahr 1922 durch eine kanadische Krankenschwester namens Rene Caisse bekannt wurde, die wiederum von einer ihrer Patientinnen davon erfahren hatte.

Diese Patientin, bei der zuvor Brustkrebs diagnostiziert worden war, erzählte ihr, dass ein indianischer Medizinmann den Tee als Krebsheilmittel anbot. Als Schwester Caisse das hörte, beschloss sie, ihn an ihrer Tante zu testen, die Magenkrebs im Endstadium und wohl nur noch 6 Monate zu leben hatte. Der Tee wirkte wie ein Zaubertrank: Die Tante lebte noch 20 lange Jahre. Ähnlichen Erfolg hatte der Tee bei Schwester Caisses eigener Mutter, die Leberkrebs im Endstadium hatte und der nur noch 2 Monate Lebenszeit gegeben wurden – sie lebte jedoch noch 18 Jahre lang!

Das sprach sich natürlich herum, und Schwester Caisse wurde schnell zu einer der populärsten Ärztinnen in ihrer Gegend. Sie behandelte bis zu 600 Patienten *pro Woche,* ehe sie ihre Praxis wegen der ständigen Schikanen des medizinischen Establishments schloss. Doch zuvor war ihr die Möglichkeit gegeben worden, unter Aufsicht von fünf Ärzten an der Northwestern University Medical School in Chicago dreißig Krebspatienten im Endstadium zu behandeln. Die Ärzte folgerten aus ihren Beobachtungen, dass Essiac-Tee »das Leben verlängerte, Tumoren verkleinerte und Schmerzen linderte«.[1]

Die Behandlung mit Essiac-Tee wurde so beliebt, dass 1938 mehr als 55 000 kanadische Anhänger von Schwester Caisse eine Petition unterzeichneten, die die öffentliche Anerkennung als Krebstherapie in Kanada forderte. Das Vorhaben scheiterte, und Schwester Caisse hielt das Rezept für ihren Tee viele Jahre lang unter Verschluss, bis sie es schließlich ihrem engen Freund und Vertrauten, Dr. Charles

Brusch, Direktor der renommierten Brusch Clinic und Leibarzt des ehemaligen US-Präsidenten John F. Kennedy, verriet.

Dr. Brusch hatte selbst an Darmkrebs gelitten und sich mit Essiac-Tee erfolgreich heilen können. In einem Interview mit Dr. Gary Glum beschrieb er seine Therapie wie folgt: »Ich weiß, dass Essiac Heilkräfte hat. Er kann die Krankheit lindern, unter Kontrolle bringen und letztlich auch heilen.«

Später gab Schwester Caisse das Rezept für ihren Tee an die Resperin Corporation of Toronto, die sie damit beauftragte, den Tee zu testen, zu produzieren und Bedürftigen zu geben – und Resperin hält sich nach wie vor daran und vertreibt den Tee unter dem Namen »Resperin's Original Caisse Formula Tea«.[2]

Schwester Caisse ging es nie ums Geld, vielmehr hatte sie sich den Ruf erworben, den Essiac-Tee an ihre Patienten zu *verschenken.* Das Rezept veröffentlichte sie *nie* selbst, weil sie befürchtete, andere könnten daraus aus niederen Gründen Kapital schlagen. Erst seit ein paar Jahren ist dieses ehrwürdige Rezept verfügbar – dank der selbstlosen Bemühungen einiger eifriger Historiker, die es im öffentlichen Interesse sorgfältig zusammenpuzzelten.[3]

Eigentlich besteht Essiac-Tee aus nicht mehr als vier einfachen Zutaten. Doch bevor ich sie im Einzelnen aufführe, möchte ich Sie darauf hinweisen, dass die Hinweise für die *Zubereitung* ebenso wichtig sind wie die Zusammensetzung. Anders als traditionelle Teeaufgüsse ist Essiac-Tee ein *Absud* oder *Dekokt,* das heißt, von den Wurzeln, Rinden und Samen der Pflanzen muss eine Essenz gewonnen werden. Dafür sind Dinge wie bestimmte Mineralsalze, Bitterstoffe und andere »harte« Materialien nötig, die zum Extrahieren kochen und lange ziehen müssen.

Ein Dekokt unterscheidet sich demzufolge von einem *Aufguss* oder *Extrakt,* für den Vitamine und ätherische Öle aus *weichem* Pflanzenmaterial wie Blättern und Blüten gezogen werden. Sowohl Dekokt als auch Aufguss haben ihren Platz in der Medizin. Für die Zubereitung von Essiac-Tee ist es aber wichtig zu wissen, dass es sich um ein Dekokt handelt.

Nun kommen wir zum Wichtigsten: Woraus im Einzelnen und wie wird Essiac-Tee gemacht?

— ***6½ Tassen* in erbsengroße Stücke gehackte Klettenwurzel***

Klettenwurzel wird seit vielen Jahrhunderten zur Blutreinigung verwendet, um den Körper von Giftstoffen zu befreien und zu neutralisieren.[4] *Studien haben in der Klettenwurzel eine eindeutige Antitumorwirkung nachgewiesen, und japanischen Wissenschaftlern ist es gelungen, aus der Klettenwurzel ein bestimmtes Antimutationsmerkmal zu isolieren, das sie »B-Faktor« nannten.*[5] *Die Weltgesundheitsorganisation bestätigt die Wirksamkeit von Klettenwurzel in der Behandlung des Humanen Immundefizienz-Virus (HIV).*

— ***450 Gramm geriebener Sauerampfer (samt Wurzeln)***

Sauerampfer ist das »Zauberkraut«. Ein pensionierter Arzt erzählte einst Schwester Caisse, dass es »kaum oder gar keinen Krebs in der Welt gäbe«, wenn jeder Sauerampfer konsumieren würde. Sauerampfer, die wichtigste tumorauflösende Pflanze im Essiac-Tee, enthält eine einzigartige Substanz, Aloe emodin, die gegen Leukämie wirkt. Sauerampfer ist außerdem vollgepackt mit starken Antioxidantien und gilt, wie Jon Barron von der Baseline of Health Foundation es ausdrückt, als »eine der stärksten antioxidativ wirksamen Pflanzen, die wir kennen«.[6]

— ***¼ Tasse geriebene Rotulmenrinde***

Diese wohltuende Pflanze wirkt so stark entzündungshemmend, dass sie traditionell bei Halsschmerzen, Durchfall und Blasenproblemen verwendet wird. Rotulmenrinde enthält zudem eine Substanz namens Beta-Sitosterol, ein pflanzliches Sterol, das nachweislich die Cholesterinaufnahme beeinflusst und das Krebsrisiko senkt.[7]

— ***28 Gramm geriebene Arznei-Rhabarberwurzel***

Arznei-Rhabarberwurzel wird in der Traditionellen Chinesischen Medizin häufig verwendet, weil sie nachweislich Symptome lindert, die unter anderem mit Bluthochdruck, Menopause, Magen-Darm-Problemen und Fieber einhergehen. Substanzen wie Anthrachinone, Tannine, Calciumoxalat und Fettsäuren agieren zudem als starke Entzündungshemmer

---

* Die Maßeinheit »1 Tasse« bezieht sich auf ein Gefäß mit ca. 230 ml Inhalt (Hinweis der Übersetzerin).

und Antioxidantien. Emodin, das Anthrachinon mit der höchsten Konzentration in der Rhabarberwurzel, verfügt über starkes Anti-Krebs-Potenzial.[8]

Die richtige Zubereitung:

- *In einem Edelstahltopf mit Deckel ½ Tasse Kräutermischung* in 3,8 Liter reines, ungechlortes Wasser rühren, 10 Minuten kochen lassen.*
- *Den Herd abschalten und die Pflanzenteile 12 Stunden ziehen lassen.*
- *Den Tee erneut erhitzen, bis er siedet – nicht zum Kochen bringen! –, dann die Pflanzenteile ein paar Minuten setzen lassen.*
- *Den heißen Tee durch ein Sieb in sterilisierte Einmachgläser gießen. Den Siebinhalt können Sie aufbewahren und für heilende Wickel verwenden. Den Tee im Kühlschrank lagern.*
- *Länger hält er sich, wenn Sie nach der Einkochmethode im heißen Wasserbad verfahren und den Tee dann an einem kühlen, dunklen, trockenen Ort aufbewahren.*

Zur Vorbeugung mischen Sie 60 Milliliter Essiac-Tee mit ca. ½ Tasse heißem Wasser und trinken diese Mischung täglich. Trinken Sie unbedingt reichlich Wasser (mindestens 2 Liter täglich), um die Giftstoffe aus Ihrem Körper zu spülen.

Wenn Sie bereits Krebs haben, trinken Sie dieselbe Menge dreimal täglich und nehmen Sie eine Stunde vorher und nachher nichts anderes zu sich. Essiac-Tee verträgt sich mit den meisten anderen alternativen Krebstherapien außer mit Protocel. Mein Rat, wenn Sie mit Essiac-Tee anfangen wollen: Besorgen Sie sich ein Exemplar von *The Essiac Book* von Mali Klein und lesen Sie es parallel zur Therapie.

Stellen Sie sich darauf ein, dass Essiac-Tee abführend wirken kann und Sie häufiger Wasser lassen müssen als sonst; das liegt am Ent-

---

* Insgesamt ergibt das Rezept 8 bis 10 Tassen Trockengut oder 60 bis 75 Liter Essiac-Tee. Das übrige Trockengut können Sie in einem luftdichten Glas an einem kühlen, dunklen Ort aufbewahren. Da die Trockenmischung (wie auch der fertige Tee) lichtempfindlich ist, darf sie nicht direktem Sonnenlicht ausgesetzt werden und sollte am besten in ein braunes Einmachglas, das den Inhalt vor UV-Licht schützt, gefüllt werden.

giftungseffekt. Einige Menschen berichten auch von Kopfschmerzen, geschwollenen Drüsen, Hautrötungen und Entzündungen sowie grippeähnlichen Symptomen. All das ist ein ganz normaler Teil des Entgiftungsprozesses.

Hoxsey Tonic

In Kapitel 2 habe ich Ihnen bereits die Geschichte von Dr. Harry Hoxsey und seinem berühmten »Hoxsey Tonic« erzählt, das Essiac-Tee in puncto Einsatzgebiet und Funktionsweise sehr ähnlich ist. Aber ich habe Ihnen dort nicht das Rezept dafür verraten. Das möchte ich jetzt nachholen.

Dr. Hoxsey passte seinen Tee normalerweise der Krebserkrankung des individuellen Patienten an, das Grundrezept war jedoch immer dasselbe. Dazu gehörten zunächst die folgenden zwei Zutaten: geriebene Rinde des Amerikanischen Faulbaums (*Rhamnus purshiana*) und Kaliumiodid, ein essenzielles Mineral, das weithin dafür geschätzt wird, den Körper mit wichtigem Jod zu versorgen, was für eine gesunde Schilddrüse erforderlich ist, den Hormonhaushalt ausgleicht (für die Krebsprävention essenziell) und radioaktive Schäden mindert.

Zu den weiteren wichtigen Pflanzenteilen, die im traditionellen Hoxsey Tonic enthalten sind, gehören folgende:[9]

- Kermesbeerenwurzel (*Phytolacca americana*) – 10 Milligramm; Die amerikanische Kermesbeere kurbelt das Immunsystem an, erhöht die Anzahl von Lymphozyten und Immunoglobulinen.
- Klettenwurzel (*Arctium lappa*) – 10 Milligramm; mindert Mutagenität und hat beachtliche Antitumor-Wirkung.
- Wurzelrinde der Berberitze (*Berberis vulgaris*) – 10 Milligramm; enthält Lycbetain, eine starke Antitumor-Komponente.
- Faulbaumrinde (*Rhamnus frangula*) – 20 Milligramm; wirkt gegen Leukämie. Wie bereits erwähnt, beinhaltet Faulbaum diverse Anthrachinone, die eine starke Antitumor-Wirkung haben.
- Stillingiawurzel (*Stillingia sylvatica*) – 10 Milligramm; wirkt sowohl entzündungshemmend als auch betäubend.

- Rinde der Amerikanischen Stachelesche (*Zanthoxylum americanum*) – 5 Milligramm; stärkt den Kreislauf und wärmt den Körper, lindert Magen- und Verdauungsprobleme.
- Rotkleeblüten (*Trifolium pratense*) – 20 Milligramm; Rot- oder Wiesenklee ist eine der ergiebigsten Quellen von Isoflavonen, die bestimmte Krebsarten hemmen.

Die Naturheilkundlerin Dr. Eva Urbaniak gibt in dieses Rezept zudem 20 Milligramm Süßholzwurzel, da sie Haut und Schleimhäute weicher macht, Entzündungen hemmt und die Muskeln entspannt. Süßholzwurzel stärkt auch die Nebennieren und hat eine schleimlösende Wirkung, die Stauungen behebt.[10]

Wie Essiac-Tee kann das Hoxsey-Tonikum zu weichem Stuhl und möglicherweise zu Dehydrierung führen, die wiederum ein Ungleichgewicht im Elektrolythaushalt zur Folge haben kann. Da die Faulbaumrinde im Tee möglicherweise auch den Kaliumspiegel senken kann, sollte man einen qualifizierten Arzt aufsuchen, der die Mineralstoffspiegel kontrolliert und während und nach der Kur für einen Ausgleich sorgt, falls nötig.

⋆ ⋆ ⋆

Ich hatte Gelegenheit, mit Pamela Kelsey zu sprechen, die mit dem Hoxsey-Tonikum nicht nur einmal, sondern sogar zweimal erfolgreich Krebs heilte. Beim ersten Mal hatte sie eine aggressive Form von Bauchspeicheldrüsenkrebs, der laut ihren Ärzten »unheilbar« war, beim zweiten Mal hatte sie Leberkrebs. Ihre unglaubliche Geschichte soll sie Ihnen selbst erzählen:

»Ich hatte diese schrecklichen Schmerzen … etwa ein Jahr lang war ich immer wieder bettlägerig, mit zu niedrigem Blutzucker und Bauchschmerzen, dann wurde es schlimmer und schlimmer, bis zu einem Punkt, an dem es sich anfühlte, als würde ein Messer durch meinen Brustkorb und meinen Rücken gestoßen.

Dann erzählte mir eine Freundin von einer Frau, die geheilt worden ist. Sie hatte inoperablen Dickdarmkrebs und ging in ein Krankenhaus in Mexiko, und seit 5 Jahren sei sie krebsfrei. Mein Mann und ich verloren keine Zeit.

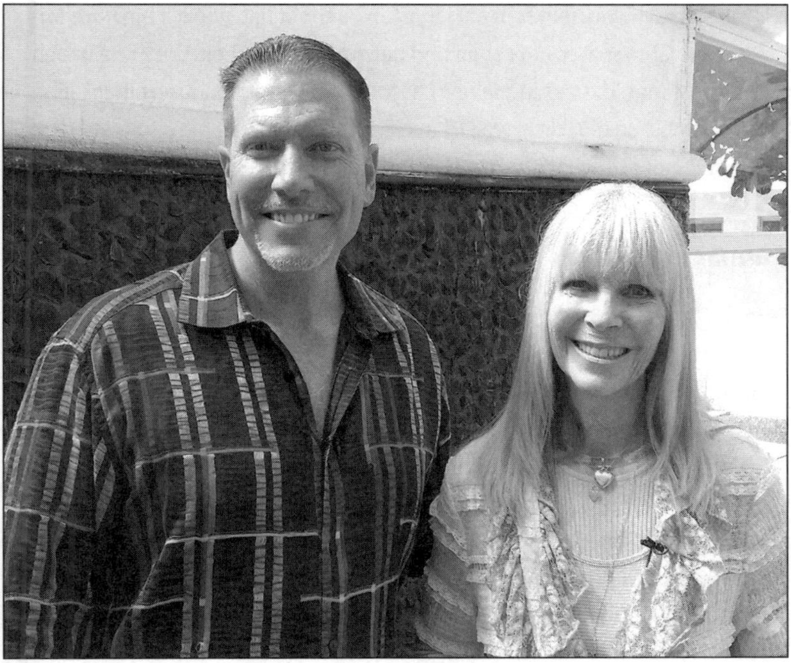

Mit Pamela Kelsey in Tijuana, Mexiko

Wir reisten sofort nach Mexiko. Die Medizin nahm ich mit nach Hause: das Tonikum und die Ergänzungsmittel. Ich hielt mich äußerst gewissenhaft und peinlich genau an die Ernährungsempfehlungen und tat alles, was die Ärzte mir gesagt hatten. Sie hatten mir gesagt, dass es mir nach 3 Monaten schon besser gehen würde – und so vergingen fast 3 Monate, bis ich nicht mehr so große Schmerzen hatte.

Meine Migräne kam nicht mehr so häufig und nicht mehr so intensiv. Und nach und nach – Monat für Monat – ließ der Schmerz in meinem Bauch nach. Ich fing wieder an, mein Essen zu verdauen, und mir ging es besser. Innerhalb eines Jahres war der Bauchspeicheldrüsenkrebs weg.«

Als Pamela einige Jahre darauf Leberkrebs bekam, fuhr sie erneut zum Bio Medical Center und unterzog sich der gleichen Kur noch einmal, wodurch von 22 herdförmigen Läsionen, die ihre halbe Leber überzogen hatten, nach weniger als 3 Monaten nur noch drei übrig waren. Ein paar Wochen später waren auch diese drei Läsionen verschwunden, und Pamela wurde für krebsfrei erklärt. »Ich bin meines Wissens nach die Person, die

Bauchspeicheldrüsenkrebs am längsten überlebt hat, und ich bin noch immer, 40 Jahre später, am Leben und bei guter Gesundheit. Die Ärzte haben mir bestätigt, dass es in meinem Körper keine Spur von Krebs mehr gibt. Und ich bin so glücklich, weil ich weiß, dass diese Therapie wirkt und dass ich mit einer konventionellen Therapie nicht mehr leben würde.«

Cannabis (Hanf)

Für viele ist *Cannabis sativa* – auch Hanf, Marihuana oder »Gras« genannt (je nachdem, wie es konsumiert wird) – eine der vielseitigsten Heilpflanzen der Welt, und in jüngster Zeit hat das Kraut an der Krebstherapie-Front viel Aufmerksamkeit erlangt. Überall liest man Berichte über Menschen, die mit ausgepressten Cannabisblättern und hochwirksamem Cannabisöl chronische Krankheiten wie Krebs behandeln. Es mag Sie überraschen, aber diese medizinische Verwendung hat tatsächlich einen gesicherten wissenschaftlichen Hintergrund.

Obwohl spätestens in den 1970er-Jahren bekannt wurde, dass Cannabis Krebszellen bekämpft und zerstört, erachtet die US-Regierung die Pflanze offiziell als medizinisch nutzlos, weshalb sie nach wie vor auf Bundesebene »illegal« ist. Da Cannabis also schon so lange verboten ist, sind Forschungen über ihr therapeutisches Potenzial recht eingeschränkt, obwohl es genügend Hinweise gibt, dass es da einer Reform bedarf, und zwar *jetzt*. Es ist eine Tatsache, dass Cannabis mehr als 25 000 Anwendungsgebiete hat, sowohl auf industriellem als auch auf medizinischem Gebiet. Er wurde von einigen unserer ersten Präsidenten im kolonialen Amerika gezüchtet, und seit Jahrtausenden wird er in aller Welt als Arznei eingesetzt. Erst in den letzten 100 Jahren ist sein Ansehen durch das Wirken politischer Lobbyisten gesunken.

Nun aber, da die Katze aus dem Sack ist und die Menschen langsam verstehen, dass Cannabis nicht das schändliche Laster oder »Teufelszeug« ist, als das die Pharmakrieger es so lange verunglimpft haben, flammt das Interesse an seiner therapeutischen Nutzung wieder auf – insbesondere in der Behandlung und *Heilung* von Krebs.

Letztes Jahr hatte ich einmal mehr die Gelegenheit, mit Dr. Patrick Quillin, Ernährungsexperte, Neurowissenschaftler, Autor, Herausgeber und ehemaliger Vizepräsident für Ernährung an den Cancer Treatment Centers of America, zu sprechen. Er führt zu Hause seine eigene »Apotheke« – in seinem Garten zieht er Aberdutzende medizinischer Pflanzen, auf die ich später im Abschnitt über Ernährung zu sprechen komme –, und was er mir über Cannabis erzählte, war faszinierend.

In Bezug auf den Nährstoffgehalt ist Hanf – so wird Cannabis für gewöhnlich genannt, wenn es um das Öl und die Samen geht, die überall in Lebensmittelläden frei verkäuflich sind – vollgepackt mit Omega-3-Fettsäuren, reinem Eiweiß und anderen essenziellen Nährstoffen. Wie ich in meinem letzten Buch erklärte, enthält Hanföl zudem mit bis zu 5 Prozent reiner Gamma-Linolensäure die höchste Konzentration aller bekannten Pflanzen.

Diese Nährstoffe wirken schon für sich krebshemmend, aber dann ist da noch die Vielzahl von Cannabinoid-Komponenten im Cannabis, die für das körpereigene Endocannabinoid-System geschaffen sind, das im Grunde ein Kommunikationszentrum in Körper und Gehirn ist und eine ganze Reihe wichtiger Funktionen kontrolliert – darunter Gedanken, Gefühle, Bewegungen und Reaktionen.

Nutzhanfprodukte für den täglichen Verzehr werden aus »industriellem« Cannabis (ohne psychoaktive Wirkung) produziert und enthalten nur Spuren dieser heilkräftigen Cannabinoide. Therapeutisches Cannabis hingegen, darunter die Art, die man raucht, enthält viel größere Mengen einer krebsbekämpfenden Substanz namens Tetrahydrocannabinol, THC. THC wird oft als »high« machende Chemikalie verunglimpft, die Menschen angeblich träge und süchtig macht. Tatsächlich ist THC aber eine ausgewiesene Antikrebs-Substanz mit einem enormen Potenzial, Chemotherapie und Bestrahlung *überflüssig* zu machen. Dutzende wissenschaftlicher Abhandlungen haben nachgewiesen, dass THC Krebszellen dazu bringt, sich selbst zu töten. Dies wurde bei Krebs im Gehirn,[11] in der Lunge,[12] in den Gallenwegen,[13] der Haut,[14] im Blut[15] und bei vielen anderen Krebsarten festgestellt.

»Es gibt ziemlich viele Krebsarten, die recht gut auf diese Cannabiswirkstoffe reagieren«, sagt Wai Liu, Onkologe an der St. George's University Medical School in London und Koautor einer 2013 in *Anticancer Research* erschienenen Abhandlung über die Antikrebs-Wirkung von Cannabis. Er stellt fest, dass Cannabinoide eine »starke Antikrebs-Aktivität« aufweisen und bestimmte Mechanismen, die Krebs wachsen lassen, »anpeilen und abschalten«, wie es kostspielige Pharmazeutika nicht vermögen. Und weiter sagt Liu:

> »Ein Pharmaunternehmen gibt Milliarden [Dollar] für den Versuch aus, neue Medikamente zu entwickeln, die auf diese Mechanismen einwirken, aber Cannabis tut genau das – bzw. bestimmte Substanzen im Cannabis tun genau das. Es gibt also etwas, das von der Natur produziert wird und auf dieselben Mechanismen einwirkt wie jene fantastischen Pharmazeutika, die Milliarden kosten.«[16]

Aber das ist noch nicht alles. Viele weitere Studien haben ergeben, dass THC von medizinischem Nutzen in der Behandlung von ALS (Lou-Gehrig-Syndrom), Alzheimer, Ängsten, Arthritis, Nebenwirkungen von Chemotherapien, Morbus Crohn, chronischen Schmerzen, Fibromyalgie, peripherer Neuropathie bei HIV, Chorea Huntington, Inkontinenz, Schlafstörungen, multipler Sklerose, Juckreiz, Schlafapnoe und dem Tourette-Syndrom ist.[17]

Dann ist da noch CBD, Cannabidiol, die nicht psychoaktive Komponente von Cannabis, die dazu beiträgt, das von THC verursachte »High«-Gefühl auszugleichen. Die meisten Wirkungen von THC sind oberhalb der Schultern zu spüren, weil sie mit Cannabinoid-Rezeptoren 1 (CB1) interagieren, die hauptsächlich im Gehirn angesiedelt sind. CBD hingegen hat eher einen »Körper«-Effekt, da es mit CB2-Rezeptoren interagiert, die enger mit Entzündungen und ähnlichen Erkrankungen in Verbindung stehen.

Beide Substanzen haben einen hohen therapeutischen Wert, aber CBD hat adaptogene Eigenschaften, die die Nebennieren ausbalancieren und die Hormonproduktion und -freisetzung kontrollieren, insbesondere als Reaktion auf Stress. Da wir wissen, dass Stress in der Entstehung von Krankheiten eine große Rolle spielt, kann eine Kombination aus CBD und THC dem Körper sozusagen eine Pause verschaffen und gleichzeitig Entzündungen hemmen und Krebszellen töten.

Die United Patients Group sagt über die Vorteile von CBD:

> »CBD ist wirksam gegen Akne, ADS, Angst, Arthritis, Krebs, chronische Schmerzen, Depression, Diabetes, das Dravet-Syndrom, Epilepsie,

> Glaukom, Chorea Huntington, Entzündungen, Stimmungsschwankungen, multiple Sklerose, neuropathische Schmerzen, Parkinson, Schizophrenie und neurodegenerative Krankheiten wie Alzheimer. Zudem stoppt CBD nachweislich die Verbreitung von Krebszellen.«[18]

Eine Reihe weiterer Cannabis-Komponenten haben ihre ganz eigenen Heilwirkungen. Dazu gehören beispielsweise die erhitzten Formen von THC (THCA und THCB), CBN und CBC sowie viele andere, die ich hier nicht extra erwähne. Es soll genügen zu sagen, dass Cannabis ein therapeutisches *Kraftwerk* ist, und je eher es den Schedule-I-Status verliert und sein Verbot aufgehoben wird, umso besser für die Gesundheit der Allgemeinheit.

»Nahezu alle Medikamente haben toxische, potenziell tödliche Auswirkungen. Marihuana ist jedoch keine solche Substanz«, stellte der ehemalige Verwaltungsrichter der DEA (Drug Enforcement Administration) Francis L. Young in Erwiderung auf eine Petition von 1988 fest, die eine neue Kategorisierung von Cannabis forderte.[19] Er erklärte weiter, wie sicher Cannabis im Vergleich mit den Arzneimitteln, die den meisten Menschen vertraut sind, ist: »In der umfangreichen medizinischen Fachliteratur gibt es keinen einzigen Bericht über einen nachgewiesenen, dokumentierten Todesfall durch Cannabis. [...] Im Gegensatz dazu verursacht Aspirin, ein gängiges, frei verkäufliches Medikament, jedes Jahr Hunderte von Todesfällen.«

Zum Vergleich mit den meisten anderen Dingen, die die Menschen regelmäßig konsumieren oder einnehmen, fügte Richter Young hinzu:

> »Aus medizinischer Sicht ist Marihuana viel sicherer als viele Lebensmittel, die wir für gewöhnlich konsumieren. Wer beispielsweise zehn rohe Kartoffeln verspeist, riskiert eine Vergiftung. Im Vergleich dazu ist es physikalisch unmöglich, eine tödliche Menge Marihuana zu essen. [...] Marihuana in seiner natürlichen Form ist eine der sichersten therapeutisch aktiven Substanzen, die wir kennen. Nach dem Maßstab jeder rationalen Analyse kann Marihuana innerhalb eines kontrollierten Behandlungsplans sicher angewandt werden. [...] Es wäre unvernünftig, unbegründet und willkürlich, wenn die DEA sich weiterhin zwischen den Patienten und den Nutzen dieser Substanz stellt.«

Cannabis als *Nahrungsmittel* ist eine Art, sich seine Heilwirkung zunutze zu machen. Laut Dr. William Courtney, dem Gründer der Cannabis International Foundation, kann THCA, die erhitzte, saure Form von THC, in Dosierungen von mehreren 100 Milligramm konsumiert werden – anders als das psychoaktive THC, von dem nicht mehr als 10 Milligramm genommen werden dürfen.[20] Dr. Courtney kennt die antioxidative, entzündungshemmende und neuroprotektive Wirkung von THCA (Tetrahydrocannabinolsäure) und ihres Gegenstücks CBDA (Cannabidiolsäure) aus erster Hand, weil es seiner Frau, Kristen Peskuski, gelang, sich mit der täglichen Einnahme von mehreren chronischen Krankheiten zu heilen. »Rund 6 Wochen nachdem ich begonnen hatte, täglich den ausgepressten Saft zu trinken, hatte ich keine Rückenschmerzen mehr«, sagt sie selbst, die chronisch unter Lupus, Arthritis und Endometriose gelitten hatte.[21]

»Cannabis ist ein einzigartiges funktionelles Nahrungsmittel, das in seiner natürlichen Form konsumiert vielerlei Nutzen bietet«, fügt Dr. Courtney hinzu und merkt an, dass Cannabis seiner Meinung nach »die wichtigste pflanzliche Nahrungsquelle« sei. Er empfiehlt, täglich fünfzehn Cannabisblätter und zwei Knospen auszupressen und je nach Geschmack mit dem Saft von Früchten oder Gemüse zu mischen.

»Cannabis enthält ein sehr bekömmliches globuläres Protein, das die gesamte Palette der essenziellen Aminosäuren zur Verfügung stellt. Cannabis liefert das ideale Mengenverhältnis von Omega-6- zu Omega-3-Fettsäuren. Und das Wichtigste: Cannabis ist die einzige bekannte Quelle der essenziellen Cannabinoidsäuren. Fest steht, dass alle 7 Milliarden Erdenbürger vom Zugang zu Cannabis als einzigartigem funktionalem Lebensmittel profitieren würden.«[22]

Und was ist mit »Pot« – der Cannabisform, an die sich die meisten von uns noch aus den 1960er-Jahren erinnern? Auch rauchbare Cannabisblütenstände und aus Cannabis gewonnene Öle haben ihren Platz in der funktionellen Medizin. Kalifornien war der erste US-Bundesstaat, der bereits 1996 medizinisches Cannabis legalisierte. Dort verwenden Patienten Cannabisblüten zum Beispiel, um Schmerzen und Übelkeit zu lindern, den Appetit zu steigern und Ängste zu unterdrücken. Für solche Zwecke nutzten Menschen natürliches Cannabis, schon lange bevor Pharmazeutika überhaupt entwickelt wurden.

Eine der vielversprechendsten Cannabisanwendungen für die Krebsbehandlung ist »Phoenix Tears«, ein reichhaltiges Cannabisöl, das der Kanadier Rick Simpson entwickelt bzw. wiederentdeckt hat. Er heilte damit erfolgreich sein Basalzellkarzinom. Rick ist Menschen in seiner Gemeinde und auf der ganzen Welt dabei behilflich, Phoenix Tears zu Hause herzustellen, und das Heilmittel ist ein solch durchschlagender Erfolg, dass viele Cannabis-Apotheken inzwischen Phoenix Tears selbst produzieren und direkt an die Patienten verkaufen.[23]

Da die Cannabispflanze in vielen Staaten illegal ist, kann es schwierig sein, an rohe Blätter, getrocknete Blütenstände und extrahiertes Öl wie Phoenix Tears heranzukommen. Inzwischen planen 24 US-Bundesstaaten jedoch neue Gesetze zu medizinischem Marihuana.[24] Ich erwarte, dass in den kommenden Monaten und Jahren noch mehr die Legalisierung anstreben werden. Aber wir müssen weiterhin dafür eintreten, damit diese wertvolle Medizin eines Tages ein für allemal von der Verbotsliste gestrichen wird.* Cannabisöl rettete Trevor Smith das Leben, nachdem bei ihm 2012 die Diagnose Blasenkrebs im Stadium T2A gestellt worden war. Mithilfe einer kompletten Ernährungsumstellung – er aß *keinerlei* verarbeitete Lebensmittel mehr, stattdessen viel Bio-Geflügel, Gemüse, Nüsse, Samen und frische Säfte – und durch das Trinken von Essiac-Tee und die regelmäßige Einnahme von hochkonzentriertem Cannabisöl überwand Trevor seine Erkrankung.

Seine Frau Carol veröffentlichte 2014 einen Artikel über Trevors erstaunliche Genesung, in dem sie erklärte, wie ihm diese natürlichen, auf Pflanzen basierenden Therapien halfen, völlig krebsfrei zu werden, obwohl ihm gesagt worden war, er werde ohne Chemotherapie und Bestrahlung keinesfalls überleben.[25] »Die Kombination aus Ernährungsumstellung, Vitamin C, Vitamin D, Hanföl (Cannabis), Vitamin B17 – all das zusammen sowie eine positive mentale Einstellung« habe Trevor geheilt, erklärte mir Carol in einem Interview, das ich mit ihr für meine Dokureihe *The Truth About Cancer: A Global Quest* führte.

Der Konsum von CBD und THC hat zwar keinerlei *toxische* Nebenwirkungen, THC kann jedoch milde Auswirkungen aufs Gehirn

---

* Auch in Deutschland ist der Besitz von Cannabis nach wie vor verboten (Anm. der Redaktion).

haben und zum Beispiel Ängste und Euphorie auslösen. In höheren medizinischen Dosierungen und abhängig von der jeweiligen Züchtung können Cannabis und Cannabisextrakte auch zu Benommenheit führen. Deshalb ist es wichtig, Ihren Körper nach und nach daran zu gewöhnen, wenn Sie mit der Behandlung beginnen.

Entgiftung

Der Kontakt mit krebserregenden Chemikalien ist zu einem gewissen Grad unvermeidlich, egal wie rigoros Sie sich an eine gute Ernährung halten, auf genügend Wasserzufuhr achten, Sport treiben, für ausreichend Schlaf sorgen und Antikrebs-»Superfoods« zu sich nehmen. Deshalb empfehle ich jedem, seinen Körper regelmäßig zu *entgiften.* Damit meine ich ein offensiveres Reinigungsprogramm, das bestimmte wichtige Organe dazu bringt, Abfallstoffe auszuscheiden.

Wir haben ein körpereigenes Entgiftungssystem, bestehend zum Beispiel aus Lymphknoten, Leber und Nieren, aber diese Organe können überlastet sein, je nachdem, wie vielen Giftstoffen Sie ausgesetzt sind. Wenn mehr Toxine hereinkommen, als ausgeschieden werden – was in unserer heutigen vergifteten Umwelt recht häufig vorkommt –, resultiert dies darin, dass weniger Sauerstoff in die Zellen transportiert wird, der Darm träge wird und Sie empfänglicher für Bakterien, Viren, Pilze und Parasiten werden. Diese Situation gilt es zu vermeiden.

Toxine senken nämlich den pH-Wert des Blutes, wodurch es sauer wird. Dies schafft eine Brutstätte für Mikroben – und zwar nicht eben für die, die Ihnen bei der Verdauung helfen. Diese fremden Eindringlinge haben freie Fahrt, um gesunde, aerobe Zellen zu kapern und sie in kanzeröse, anaerobe Zellen zu verwandeln. Da beginnt die Krankheit. Toxine erschöpfen zudem Ihre Energie und lassen Ihren Körper und Ihren Atem übel riechen, ganz zu schweigen von ihrer Rolle bei der Verunreinigung Ihres Blutes oder Blutvergiftungen.

Bei dieser fortschreitenden Vergiftung kommt es zu einem Prozess, den ich den »Dominoeffekt« nenne und der zur Vergiftung der Körperorgane führt. Alles beginnt im Dickdarm, wenn Toxine durch eine geschwächte Darmschleimhaut in den Blutkreislauf »sickern«, wodurch sie nicht nur das Blut vergiften, sondern auch die Leber beanspruchen.

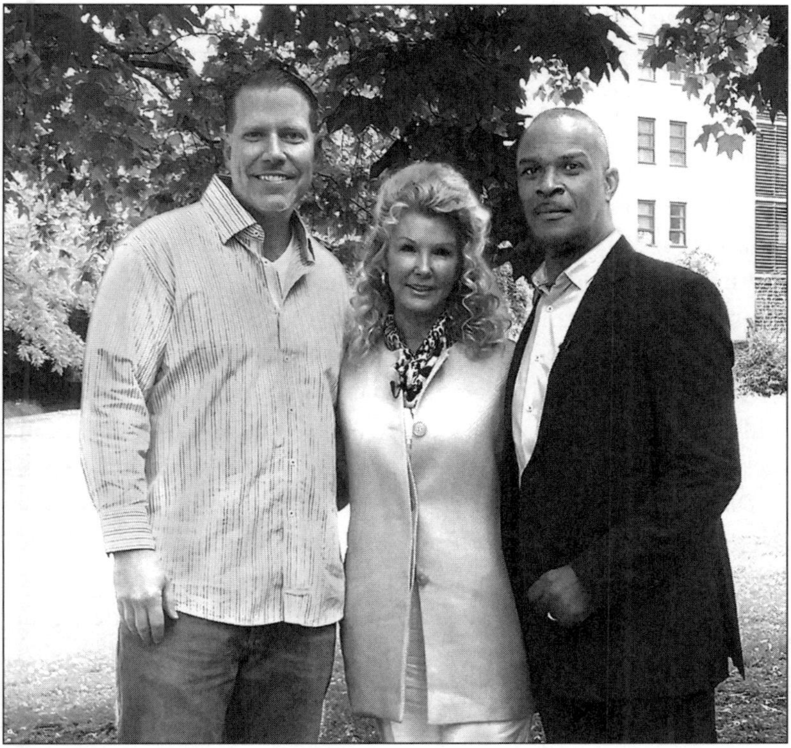

In London mit Carol und Trevor Smith

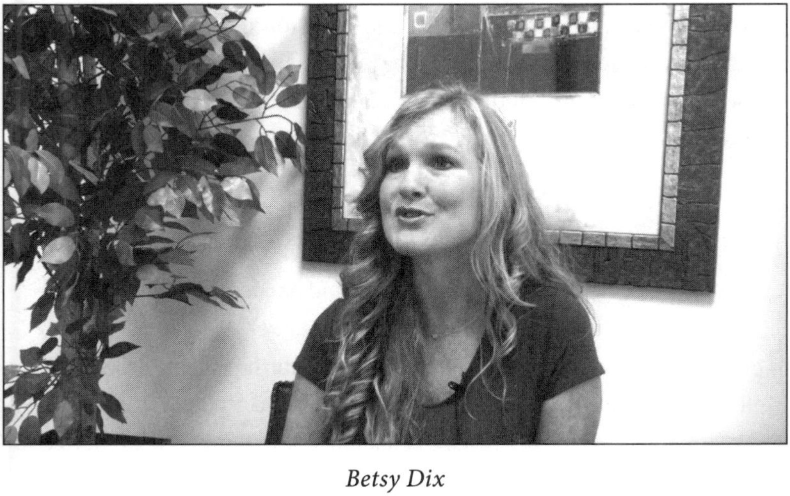

Betsy Dix

Wenn mehr Giftstoffe in die Leber gelangen, als sie abbauen kann, werden diese in die Nieren, in die Lymphknoten und schließlich in die Blase weitertransportiert. In diesem Stadium hat der Körper die maximale systemische Toxizität erreicht.

»Nach jahrelanger Forschung war der erste Kontaktpunkt, den wir fanden, die Darmschleimhaut«, sagte Dr. Edward F. Group III., Chiropraktiker und Naturheilpraktiker, als er mir erklärte, wo Krebs normal beginnt. »Wir fanden heraus, dass es im Körper keinen Krebs gäbe, wenn diese Chemikalien und Toxine nicht durch den Darm schließlich in den Blutkreislauf gelangten. Waren sie erst einmal im Blut, gelangten sie in die Leber. Wir erkannten, dass jeder, der an Krebs litt, durch und durch toxisch und verseucht war, und wenn die Darmschleimhaut nicht richtig arbeitete, funktionierte auch die Leber nicht richtig.«

Dies ist ein Szenario, wie ich es *niemandem* wünsche. Deshalb rate ich zur regelmäßigen Entgiftung. Ein Arzt, dessen ganzes Behandlungsprogramm sich auf Entgiftung aller Körpersysteme konzentriert, ist Dr. Rashid Buttar. Sein Behandlungsplan dreht sich ganz um die Ausscheidung dessen, was er »die sieben Toxizitäten« nennt.

Laut Dr. Buttar sind die sieben Arten der Toxizität »Schwermetalle, langlebige organische Schadstoffe, die ›Opportunisten‹ (wie Bakterien, Viren, Spirochäten, Mykoplasmen und Hefen). Die vierte Art ist energetische Toxizität durch elektromagnetische Strahlung, Mikrowellenstrahlung und Umgebungsstrahlung von Mobiltelefonen. Die fünfte und wohl wichtigste Toxizität ist die emotional-psychologische. Die sechste ist toxische Nahrung … und die siebte Toxizität ist die spirituelle. Von diesen Arten der Toxizität spreche ich also – das ist schon mal der erste Schritt. Wir haben es mit all diesen Dingen zu tun.«

★ ★ ★

Betsy Dix ist eine Patientin von Dr. Buttar und hat dessen Entgiftungsprogramm erfolgreich angewandt. Hier erzählt sie ihre Geschichte:

»2014 hatte ein Onkologe hier in Charlotte, North Carolina, bei mir zum ersten Mal Krebs diagnostiziert: Eierstockkrebs im Stadium II. Dann, 5½ Monate später, wurde bei mir ein sekundärer Primärtumor in der Brust diagnostiziert, der sich zur selben Zeit entwickelt hatte, von meinem Arzt aber übersehen worden war. Die einzige konventionelle Therapie war in meinem Fall eine Operation. Ich gehörte zu den wenigen Glücklichen, die Krebs, Primärkrebs, an nicht lebenswichtigen Organen hatten. Ich wurde einer vollständigen Hysterektomie unterzogen. Es funktionierte, das heißt, der Krebs wurde dabei entfernt, und er hatte noch nicht gestreut und war noch nicht in mein Lymphsystem gelangt. Trotzdem wollte der Onkologe eine Chemotherapie, und zwar nicht einfach nach der Art von ›Wir legen einen Portkatheter und verabreichen dort die Chemotherapie‹. Sie wollten zusätzlich in meinem Brustkorb einen zweiten Port legen, und sie wollten eine sogenannte intraperitoneale Chemotherapie durchführen, bei der jeden Montag meine Bauchhöhle durchspült werden sollte, als ob ich schwanger wäre. Mit einer zweiten Chemo wollten sie dann meine Venen durchspülen. Es war eine übertriebene, aggressive Chemotherapie, die sie da vorhatten, und die Vorstellung machte mir Angst. Ich verlor nach der OP 9 Kilo, allein beim Gedanken an die Chemotherapie. Ich magerte auf 48 Kilo ab und kam in die Wechseljahre, alles war durcheinander. Mein Onkologe war bereit, das Gift in meinen Körper zu leiten. Ich dachte nur: Ich kann das nicht.«

Dann fand sie Dr. Buttar.

»Ich glaube, Dr. Buttar geht Krebs aus vielen verschiedenen Perspektiven an. Vielleicht haben Sie schon von den sieben Arten der Toxizität gehört, die er in seinem Buch *The Nine Steps to Keep the Doctor Away* erwähnt. Ich glaube, ich hatte mehrere davon. Nicht nur, dass mein Körper mit Metallen vergiftet war, er war auch mit Umweltgiften und, so glaube ich, emotional und psychologisch verschmutzt. Ich hatte drei Fehlgeburten, als ich versuchte, mit unserer zweiten und dann unserer dritten Tochter schwanger zu werden. Und diese Trauerphase hat meiner Meinung nach zum Entstehen des Eierstockkrebses und des Brustkrebses beigetragen, die beide in jenem Jahr diagnostiziert wurden. Dr. Buttars Therapieplan zielte auf diese drei Arten der Toxizität ab. Er verordnet eine Chelat-Therapie und viele verschiedene intravenöse Infusionen, die alle dem Körper helfen, Giftstoffe auszuscheiden. Und ich habe ja gesehen, wie mein Körper dadurch so viele Giftstoffe ausschied, sowohl durch die sehr aggressive Behandlung zu Hause als auch durch die Chelat-Therapie in der Praxis. [...] Mein Blutbild ist das einer gesunden Mittdreißigerin. Das sind wirklich großartige Neuigkeiten. Meine Energie, mein Teint, all das, meine Leber, meine Nieren, alles funktioniert zu hundert Prozent und eben wie bei einem Gesunden.«

Wichtig ist, in der richtigen Reihenfolge zu entgiften. Viele Ärzte und andere Mediziner stimmen darin überein, dass der richtige Reinigungsplan wie folgt aussieht:

Darmreinigung

Der Großteil Ihres Immunsystems – ganze 90 Prozent! – befindet sich in Ihrem Darm. Und dort reichern sich giftige Abfallstoffe als Erstes an, meist in Form verdichteter Fäkalien an den Innenwänden Ihres Dünndarms: Daher kommt die Redewendung: »Der Tod sitzt im Darm.« Wenn wir die bestmögliche Gesundheit anstreben, ist die regelmäßige Darmreinigung ein Muss. Epigenetic Labs bietet ein exzellentes Reinigungsprodukt für Darm und Lymphgefäße an, es heißt Optimoxx, zu beziehen über *www.epigeneticlabs.com/optimoxx.* (Um ganz ehrlich zu sein: Ich bin Miteigner von Epigenetic Labs.)

Da es eine *tägliche* Aufgabe ist, den Darm gesund zu halten, empfehle ich zudem, ein hochwertiges probiotisches Nahrungsergänzungsmittel einzunehmen. Es ist wenig sinnvoll, den Darm zu reinigen, wenn Sie ihn in der Folge nicht auch reparieren. Den Darm soll eine »freundliche« Mikroflora besiedeln, die Viren, Bakterien und andere Pathogene abwehrt, ganz zu schweigen von Umweltgiften.

Reinigung von Parasiten

Parasiten werden im Entgiftungsprozess häufig übersehen, aber sie sind unter den Toxinen der wohl *maßgeblichste* Faktor bei der Entstehung von Krebs. Ich werde Ihnen sagen, woran das liegt: Parasiten *ernähren* sich von Zucker, einfachen Kohlenhydraten und anderen Junkfood-Produkten sowie von Ihrem Blut. Sie schaffen die Bedingungen, in denen Krebs gedeihen kann. Parasiten ernähren sich auch von Mykotoxinen wie Aflatoxin, das als Schimmel auf Lebensmitteln wächst.

»In einem können Sie sich sicher sein«, stellte Dr. Hazel Parcells einmal fest, »Würmer sind die giftigsten Akteure im menschlichen Körper. Sie sind eine der wichtigsten Ursachen von Krankheiten und die grundlegende Ursache eines geschwächten Immunsystems.«

Um Ihren Körper am effektivsten von Parasiten *und ihren Eiern* zu reinigen, brauchen Sie drei Dinge:

- Schwarzwalnussschalen (vom Schwarzwalnussbaum),
- Wermut (vom Wermutstrauch),
- Gewürznelken (vom Gewürznelkenbaum).

Die Schwarzwalnussschalen und der Wermut töten mehr als 100 Parasitenarten, sowohl die ausgewachsenen Tiere als auch die ausgeschlüpften Exemplare in sämtlichen Entwicklungsstadien, und die Gewürznelken töten die Eier. Das Artemisinin im Wermut hemmt zudem effektiv die Gefäßneubildung und unterbricht die Blutzufuhr von Krebstumoren, sodass sie nicht überleben können.

Übrigens gibt es noch eine andere effektive Art, den Kontakt mit Mykotoxinen zu minimieren: Sie können alle Lebensmittel mit ozonisiertem Wasser waschen, wodurch sie neutralisiert werden und Parasiteneier und andere Eindringlinge absterben.

Nierenreinigung

Da Ihre Nieren das Filtersystem Ihres Blutes sind, steht als Nächstes eine Nierenreinigung an. Zusammen filtern Ihre Nieren *täglich* bis zu 1500 Liter Blut und produzieren dabei bis zu 2 Liter Urin. Wenn sich Toxine anreichern und die Nieren nach und nach überlasten, beginnen sich Nierensteine zu bilden – und im schlimmsten Fall können die Nieren komplett versagen.

Für die tägliche Nierenvorsorge können Sie große Mengen Wassermelone essen und Selleriesamentee trinken. Zum Zwecke einer gründlicheren Reinigung können Sie das Produkt zur Nieren- und Leberreinigung von Dr. Daniel Nuzum verwenden, erhältlich unter *www.epigeneticlabs.com/optimoxx*.

Leber-/Gallenblasenreinigung

Als Nächstes sind Leber und Gallenblase an der Reihe, die ebenfalls das Blut filtern und aggressiv gegen Bakterien und Viren vorgehen. Die Leber regeneriert sich selbst alle 6 Wochen, das ist sehr wichtig! Aber wenn sie überlastet ist, sind die Symptome häufig nicht zu bemerken. Wenn die Leber gesund ist, kann nahezu keine Krankheit den Körper überraschen. Das sagt eigentlich schon einiges über den Leberstatus der meisten Menschen!

Es folgt nun ein leichtes Programm zur Leber- und Gallenblasenreinigung, das Sie zu Hause mit einfachen Hilfsmitteln durchführen können:

- Trinken Sie 3 Tage lang täglich einen Liter naturreinen Bio-Apfelsaft. Apfelsaft ist reich an Apfelsäure, die als Lösungsmittel Adhäsionen auflöst und Abfallsteinchen in Leber und Gallenblase weicher macht, sodass sie danach problemlos ausgeschieden werden können.
- Rühren Sie am Abend des 3. Tages 250 Milliliter kaltgepresstes natives Bio-Olivenöl in den ausgepressten Saft einer Zitrone. Trinken Sie diese Mischung zügig.
- Legen Sie sich für 30 Minuten in Fötusstellung auf die rechte Seite. Stellen Sie einen Eimer in Griffweite, für den Fall, dass Ihnen übel wird und Sie sich übergeben müssen – dies ist eine ganz normale Nebenwirkung der Reinigung.
- Am nächsten Morgen sollten Sie in Ihrem ersten Stuhl kleine schwarze und grüne kieselsteinartige Stücke sehen – das sind Gallensteine!

Eine andere ausgesprochen effektive Methode der Leberentgiftung ist ein Kaffee-Einlauf. Ob Sie es nun glauben oder nicht: Kaffee-Einläufe wurden bis in die 1970er-Jahre im *Merck Manual* als die effektivste Methode der Leberentgiftung beschrieben. Dr. Daniel Nuzum hat ebenfalls ein erstaunliches Reinigungsprodukt für Leber und Nieren auf den Markt gebracht; es ist erhältlich unter *www.epigeneticlabs.com/optimoxx*.

Blutreinigung

Wenn aufgrund einer durchlässigen Darmwand zu viele toxische Abfallstoffe in den Blutkreislauf gelangen, verlieren Venen und Arterien ihre Elastizität und werden hart. Anorganisches Abfallmaterial reichert sich in den Innenwänden der Blutgefäße an und beeinträchtigt sie in ihrer Funktion. Eine Blutreinigung ist absolut essenziell, damit dieser »Fluss des Lebens« ständig fließt und alle Organe mit Nährstoffen und Sauerstoff versorgt.

Ein pflanzliches Tonikum, das aus ähnlichen Zutaten wie Hoxsey Tonic, Essiac-Tee und einem von Dr. Richard Schulze entwickelten Rezept – Rotklee, Klettenwurzel, Kreosotbusch, Kermesbeere und Sauerampfer – besteht, erfüllt den Zweck. Jon Barron vertreibt ebenfalls eine Kräutertinktur, die – je nach Schwere der Vergiftung – in Dosierungen zwischen 4 und 12 Pipetten täglich eingenommen werden kann.[26]

Noch einmal: Stellen Sie sich vor jedem Entgiftungsprogramm darauf ein, dass Ihr Körper enorme Veränderungen durchmacht, die die Ausscheidung ankurbeln und zu lästigen Nebenwirkungen führen können, zum Beispiel zu Kopfschmerzen, Fieber, Bauchschmerzen, Durchfall und Hautausschlägen.

* * *

Er ist in der Welt der Naturmedizin inzwischen eine Art Legende: Jared Bucey, auch bekannt als »Kid Against Chemo«. Als es Jared infolge einer Chemotherapie sehr schlecht ging und er dem Tod nahe war, schlug er den Weg alternativer Heilmethoden ein. In seinem Kampf gegen den Krebs entschied er sich für eine Entgiftung, und wie er mir persönlich sagte, war dies der richtige Entschluss. Heute sprüht er vor Leben und ist krebsfrei. Er erzählte mir:

»Ich wusste nicht viel über Krebs oder Chemotherapien, und ich glaubte nicht, dass es so etwas wie ein Heilmittel gegen Krebs gäbe. Ich dachte, Krebs bedeute so etwas wie meinen sofortigen Tod. [...] Ich absolvierte einen vollen Chemozyklus, und die Nebenwirkungen waren schrecklich. Ich hatte schlimme Geschwüre im Mund und im gesamten Magen-Darm-Trakt. Ich hatte fürchterliche Knochenschmerzen. Ich konnte nicht stehen, ich konnte nicht gehen. Meine Eltern mussten mir beim Gang zur Toilette und zurück helfen. Ich konnte kaum mein Telefon oder die Fernbedienung für den Fernseher benutzen, weil meine Hände sich wegen der Knochenschmerzen verkrampften.«

Jared wusste, dass die Chemo ihm schadete, aber seine Ärzte bestanden darauf, sie fortzuführen. Sie taktierten sogar mit seiner Angst und behaupteten, Jared würde einen langsamen, schmerzvollen Tod sterben, der sich wie Ertrinken anfühlen würde, wenn er nicht die volle Chemotherapie durchzog.

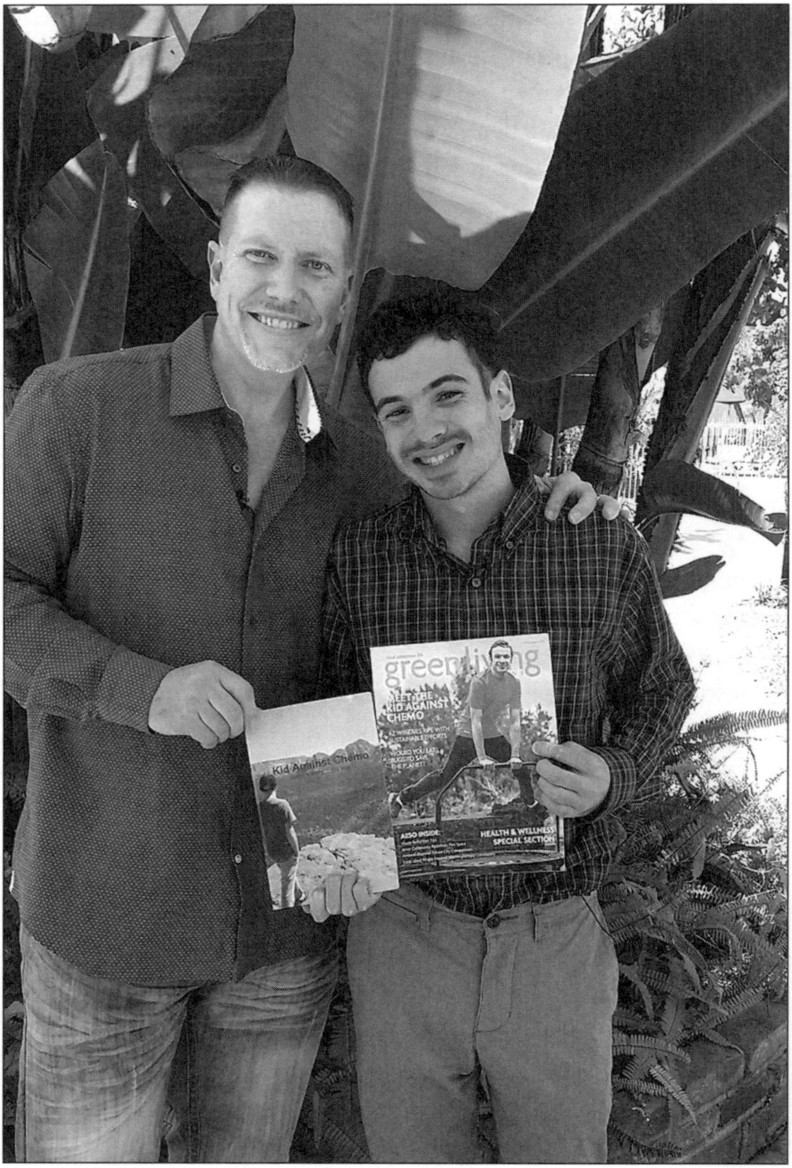

Mit Jared (»Kid Against Chemo«) in San Diego

Doch der clevere junge Mann recherchierte auf eigene Faust und beschloss, einen anderen Weg einzuschlagen, der letztlich bewies, dass seine Ärzte unrecht hatten, und der ihm das Leben rettete!

»Ich wandte einfach alle alternativen Methoden an, von Vitaminen und Ergänzungsmitteln über Infrarotsauna bis zu Bio-Säften und rohem Gemüse«, so erklärte er mir, wie er seinen Krebs überwand. Jared ist inzwischen gesünder als jemals zuvor!

★ ★ ★

Die Gerson-Therapie

Es ist wichtig zu wissen, dass jedes Entgiftungsprogramm nur so wirkungsvoll ist wie der begleitende Ernährungsplan. Deshalb berücksichtigen die effektivsten therapeutischen Ansätze für die umfassende Heilung beide Aspekte. Die Gerson-Therapie ist ein gutes Beispiel für diese Denkweise und kombiniert eine offensive Reinigung mit einer vitalstoffreichen Ernährung, um die Fähigkeit des Körpers, sich selbst von chronischen Krankheiten zu heilen, zu optimieren.

Ursprünglich entwickelte der inzwischen verstorbene Dr. Max Gerson die Methode, um damit auf natürliche Weise gegen seine eigene chronische Migräne vorzugehen. Bis heute wird damit alles Mögliche behandelt, von Hauttuberkulose und Diabetes bis zu Autoimmunstörungen und Krebs. Die Therapie ist eine allumfassende Auffrischung des Körpers, die die zwei Hauptursachen degenerativer Erkrankungen anpeilt: Toxizität und Nährstoffmangel. Dadurch hat sie die unglaubliche, unspezifische Fähigkeit, sehr viele gesundheitlichen Probleme zu lösen.

Das Gerson Institute erläutert:

> »Die Gerson-Therapie ist eine natürliche Methode, die durch eine biologische, pflanzenbasierte Ernährung, rohe Säfte, Kaffee-Einläufe und natürliche Ergänzungsmittel die außergewöhnlichen Selbstheilungskräfte des Körpers aktiviert. Die Gerson-Therapie regeneriert den Körper bis zur Gesundheit und unterstützt alles, was für einen gesunden Stoffwechsel nötig ist, indem sie den Körper mit Nährstoffen aus täglich

> etwa 15 bis 20 Pfund organisch angebautem Obst und Gemüse überschwemmt. Das meiste davon wird zu rohen Säften gepresst, von denen man stündlich ein Glas trinkt, bis zu dreizehnmal am Tag. Rohe und gekochte feste Nahrung wird in großzügigen Portionen konsumiert. Die Sauerstoffzufuhr wird für gewöhnlich mehr als verdoppelt, denn ein Sauerstoffmangel im Blut trägt zu vielen degenerativen Erkrankungen bei. Darüber hinaus wird der Stoffwechsel wie folgt stimuliert: (1) durch Schilddrüsenextrakt, Kalium und andere Ergänzungsmittel; (2) durch das Vermeiden von schweren tierischen Fetten und von zu viel Protein sowie von zu viel Natrium und anderen Toxinen.«

Die Gerson-Therapie beinhaltet zudem eine intensive Entgiftung, um angereicherte Schadstoffe auszuleiten, die Leber (das größte Entgiftungsorgan des Körpers) zu regenerieren, das Immunsystem anzukurbeln und die drei wichtigsten Systeme zu reparieren, die das körpereigene natürliche Verteidigungsarsenal bilden: den Enzymhaushalt, den Mineralhaushalt und den Hormonhaushalt: »Mit ausreichender, hochwertiger Ernährung, erhöhter Sauerstoffzufuhr, Entgiftung und einem verbesserten Stoffwechsel können sich die Zellen – und der Körper – regenerieren, gesund werden und künftig Krankheiten abwehren.«

Derzeit gibt es zwei Einrichtungen für die stationäre Behandlung mit der Gerson-Therapie unter Anleitung und Aufsicht eines qualifizierten Arztes und ausgebildeten Personals: die Gerson Clinic in Tijuana, Mexiko,[27] und das Gerson Health Centre in Budapest.[28]

Das Gerson Institute bietet online kostenlose Informationen für Menschen, die die Gerson-Therapie zu Hause – mit der Unterstützung von Freunden und Angehörigen – durchführen wollen.

★ ★ ★

Mir wurde das Privileg zuteil, im Lauf der Jahre eine ganze Reihe von Patienten kennenzulernen, die sich mit der Gerson-Therapie erfolgreich von chronischen Krankheiten heilten, die die Ärzte als unheilbar eingestuft hatten, darunter Dr. Felicity Corbin-Wheeler aus London. Die Krankenschwester des britischen Roten Kreuzes erzählte mir von ihrer erstaunlichen Genesung von Bauchspeicheldrüsenkrebs durch die Gerson-Therapie.

Dr. Corbin-Wheeler hat auf medizinischem Gebiet eine umfangreiche Vorgeschichte: Sie arbeitete für einen der Top-Krebschirurgen Londons und ist in der Politik der modernen Medizin sehr versiert. Außerdem hat sie die katastrophalen Folgen von Krebs hautnah miterlebt, denn mehrere Angehörige – darunter ihre eigene Tochter – starben daran. Als schließlich bei ihr selbst Bauchspeicheldrüsenkrebs diagnostiziert wurde, den sie für die Folge jahrelangen Konsums von chemisch behandeltem Wasser auf der familieneigenen Farm hält, beschritt sie zunächst den Weg der schulmedizinischen Behandlung – bis eine Pastorin ihrer Kirche, eine ehemalige Krankenschwester in der Gastroenterologie, sie auf einen anderen Weg aufmerksam machte.

»Dann sprach Gott: Hiermit übergebe ich euch alle Pflanzen auf der ganzen Erde, die Samen tragen, und alle Bäume mit samenhaltigen Früchten. Euch sollen sie zur Nahrung dienen.« Diese kostbaren Worte aus Genesis 1:29 sollten Dr. Corbin-Wheelers Leben für immer verändern, denn sie brachten sie zu Vitamin B17 (Laetril aus Fruchtsamen, im Deutschen Amygdalin genannt; Anm. der Übersetzerin) und zur Gerson-Therapie.

»Ich lag todkrank im Bett, fühlte mich hundsmiserabel und dachte: ›Das ist vielleicht richtig. Wir müssen entgiften.‹ Ich stellte viele Recherchen an. Dann begann ich mit der Gerson-Therapie. Von Dr. Francisco Contreras in Mexiko bekam ich B17. Und ich wurde gesund.«

★ ★ ★

Ernährung fürs Leben

Manchmal kann man einfach durch eine Ernährungsumstellung Krebs loswerden. Deshalb betone ich hier noch einmal die große Bedeutung der *Ernährung* beim Überwinden chronischer Krankheiten. Ihr Körper regeneriert sich kontinuierlich selbst, ist dafür aber vom »Brennstoff« abhängig, den Sie ihm zuführen. Wenn Sie ständig Diesel tanken, während Sie eigentlich unverbleites Benzin bräuchten, läuft Ihr Motor nicht rund, und schließlich erleiden Sie eine Panne.

Bei Krebs gibt es anscheinend so viele Ernährungsprogramme, wie es Sterne am Himmel gibt. Aber ich möchte mich auf die grundlegenden Prinzipien konzentrieren, die sich durch all diese Programme wie ein roter Faden hindurchziehen. Alles, was Sie in Ihren Körper hineingeben, *versorgt* ihn entweder oder *behindert* ihn. Ich möchte die Dinge für Sie klarer machen, indem ich Lebensmittel in zwei Kategorien einteile.

Krebsbegünstigende Lebensmittel sind jene, die den pH-Wert senken und zu wenige Nährwerte, dafür aber zu viele Toxine enthalten und das Wachstum von Krebszellen fördern. Dazu gehören raffinierter Zucker, Weißmehl, Transfettsäuren, Mononatriumglutamat (MNG), Nitrit, Aspartam, Produkte aus konventionellem Anbau und alles, was stark verarbeitet ist und eine lange Liste von Inhaltsstoffen hat.

Krebsbekämpfende Lebensmittel sind jene, die den pH-Wert ausgleichen und Krebszellen töten. Nahezu alle sind vitamin-, mineralstoff- und enzymreich – dazu komme ich später. Zu dieser Kategorie gehören Bio-Produkte, Fleisch und Milchprodukte von Tieren aus Freilandhaltung, kreuzblütiges Gemüse (Brokkoli, Blumenkohl und Rosenkohl), Nüsse und Samen, gesättigte Fettsäuren, Kräuter sowie reines, mineralstoffreiches Wasser. Einige krebsbekämpfende Lebensmittel, Kräuter und Nährstoffe möchte ich besonders empfehlen:

Kurkuma (Gelbwurz). *Diese krebsbekämpfende Pflanze der allerhöchsten Kategorie kann geschädigte DNA reparieren, vor Xenöstrogenen (die häufig Krebs verursachen) schützen, freie Radikale zerstören und sogar empfindliche Nährstoffe im Essen bewahren. Kurkuma ist eines der stärksten bekannten Antioxidantien und in Sachen Entgiftung, Krebsbekämpfung und Entzündungshemmung unerreicht.*[30] *Ein exzellentes Produkt, das drei unterschiedliche Arten fermentierter Kurkuma sowie Vitamin D3, Ashwagandha und Ingwer enthält, heißt Turmeric 3D und ist über http://epigeneticlabs.com/turmeric-3d/ zu beziehen.*

Apfelessig. *Mit dem Essig aus vergorenem Apfelsaft werden bereits seit Hippokrates Verstopfung, Lungenentzündung, Skorbut und viele andere Krankheiten behandelt. Er hat erstaunliches Entgiftungs- und Reinigungspotenzial und ist reich an antiseptischen und antibiotischen Aminosäuren. Apfelessig ist hervorragend zur alltäglichen Entgiftung geeignet, weil er dazu beiträgt, Schleimansammlungen aufzulösen, Nieren, Leber und Blase reinigt sowie das Blut mit Sauerstoff anreichert und verdünnt, damit es besser fließen kann.*[31]

Enzyme. *Wie ich bereits erwähnte, sind selbst die gesündesten Lebensmittel ohne Enzyme nahezu nutzlos. Sie brauchen Protease-Enzyme, um Proteine aufzuspalten, Amylase-Enzyme, um Kohlenhydrate aufzuspalten, und Lipase-Enzyme, um Fette aufzuspalten. Da viele moderne Lebensmittel leider nicht genügend Enzyme enthalten, sollten die meisten von uns sie extra zu sich nehmen, um den Stoffwechsel am Laufen zu halten.*

Hervorragende Präparate sind Vitälzȳm Cardio von World Nutrition Inc.,[32] *VeganZyme vom Global Healing Center*[33] *und Wobenzym N von Garden of Life.*[34]

Roh gepresste Säfte. *Frisch gepresster Saft ist von Natur aus reich an Enzymen, und wenn Sie Obst und Gemüse aus Bio-Anbau, ohne chemische Pestizide und Herbizide, bekommen, ist der Saft auch reich an leicht verwertbaren Nährstoffen. Meine ganze Familie mag Saft aus Karotten, Sellerie, Gurken, Roten Beten und Äpfeln, oftmals geben wir auch Ingwer, Petersilie und andere heilkräftige Kräuter dazu, je nach Geschmack.*

Letztes Jahr habe ich Cherie Calbom (»The Juice Lady« genannt) interviewt. Sie erzählte mir eine erstaunliche Begebenheit aus der Zeit, als sie ihre erste Saftkur machte: »Ich entschloss mich zu einer 5-tägigen Saftkur. Am 5. Tag, das ist wirklich wahr, schied mein Körper einen Tumor aus. Er war so groß wie ein Golfball, mit blauen Blutgefäßen dran. Es sah so aus, als hätte sie jemand gerade abgeschnitten. Ich kam aus dem Staunen kaum mehr heraus.«

Einer der besten Säfte – und überraschend lecker – ist Weizengrassaft. Er ist aufgrund seines hohen Chlorophyllgehalts eines der am besten oxygenierenden Superfoods. Weizengras ist zudem reich an Selen und Lätril, das auch in Pfirsichkernen enthalten ist, mit denen im Oasis of Hope Hospital Krebs behandelt wird.[35]

Medizinische Pilze (Vitalpilze). *Pilze werden seit Jahrtausenden als Arznei wie als Lebensmittel geschätzt. Die meisten Vitalpilze enthalten Polysaccharide (komplexe Zuckermoleküle) namens »Glucane«, die die DNA und die RNA im Knochenmark erhöhen, wo Immunzellen (wie Makrophagen und T-Zellen) gebildet werden. Der Reishi-Pilz (Glänzender*

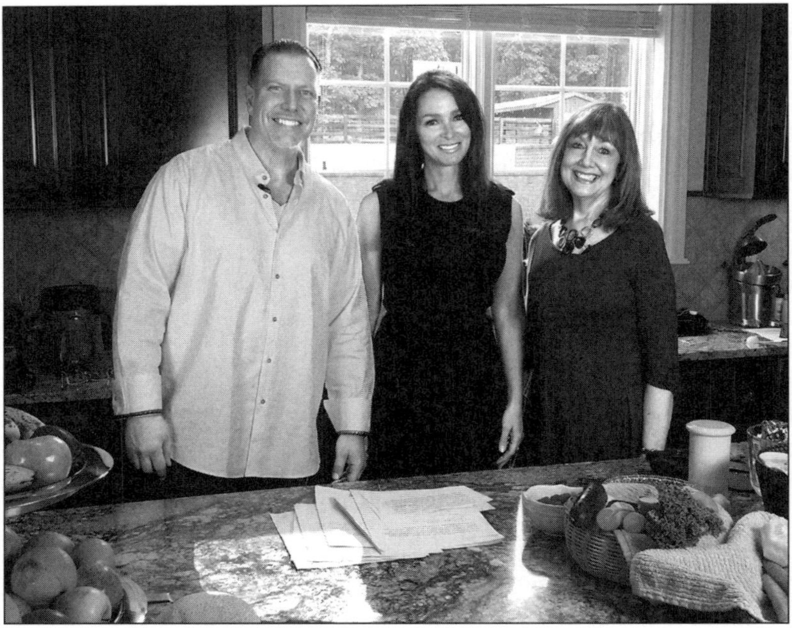

Ty und Charlene mit Cherie Calbom

Lackporling) wird in Asien seit über 4000 Jahren als Heilmittel verwendet, und die japanische Regierung hat ihn offiziell für die Krebsbehandlung zugelassen.

In China wurde nachgewiesen, dass ein Extrakt aus dem Maitake-Pilz (Klapperschwamm) bei Patienten mit Magen-, Lungen- und Blutkrebs eine deutliche Antikrebs-Wirkung hat. In Japan hat man klinische Studien mit Lentinan, einem in Shiitake-Pilzen enthaltenen Glucan, durchgeführt. Dabei hat sich gezeigt, dass bei Patienten mit Krebs im fortgeschrittenen Stadium durch die intravenöse Verabreichung von Lentinan mehr und aktivere Immunkillerzellen gebildet wurden und die Patienten dadurch länger lebten.

Eine 7 Jahre laufende, von der National Institutes of Health finanzierte Studie, die im November 2010 veröffentlicht wurde, wies nach, dass die Verabreichung der Pilzart Schmetterlingsporling bei Frauen nach einer Brustkrebstherapie das Immunsystem ankurbelte. Ein exzellentes Nahrungsergänzungsmittel mit sieben verschiedenen fermentierten Vitalpilzen ist 7M+, erhältlich unter https://epigeneticlabs.com/7m-plus/.

Fermentierte und gekeimte Lebensmittel. *Per Definition sind Sprossen essbare Pflanzensamen, bei denen der Keimungsprozess eingesetzt hat – das heißt, sie beginnen, zu einer vollen Pflanze heranzuwachsen. Wie andere pflanzliche Nahrung können Sprossen in Konsistenz und Geschmack variieren. Vielleicht kennen Sie die kernigen Bohnensprossen (kleine, hellgelbe Blättchen und silbrig-weiße Triebe) oder die fadenartigen Alfalfasprossen (dünn, fragil und grün), die es in vielen Supermärkten und Reformhäusern gibt.*

Das Einweichen fungiert als Katalysator bei der Umwandlung dieser Samen in winzige Nährstoffkraftwerke mit leicht bioverfügbaren Vitaminen, Mineralien und Proteinen plus wertvollen Enzymen und sekundären Pflanzenstoffen.

Sprossen entwickeln sich in der Natur durch Keimung, und Keimung ist die Art und Weise, wie die Pflanze Nahrung aus dem Boden gewinnt. Dieser Vorgang baut die natürlichen Wirkstoffe (antinutrive Substanzen oder Antinährstoffe) in der äußeren Hülle der Samen ab, die diese vor vorzeitiger Keimung und vor Fressfeinden schützt. Einer dieser Antinährstoffe ist Phytinsäure, die in Ihrem Verdauungssystem eine Menge anrichten kann.

Eine andere Art (neben der Keimung), sich durch die Ernährung die Kraft der Natur zunutze zu machen, ist die Fermentierung: die Gärung oder natürliche Säuerung von Lebensmitteln durch die absichtliche Förderung von Bakterien, Hefen, Pilzen oder Schimmel. Fermentation ist eine althergebrachte Methode, durch die Lebensmittel länger genießbar bleiben.

Im größten Teil unserer Geschichtsschreibung wurden Früchte, Gemüse, Milchprodukte und Fleisch nur durchs Fermentieren lagerbeständig. Die Konservierung von Obst und Gemüse durch Fermentieren hat nicht nur den Vorteil der längeren Haltbarkeit. Beim Fermentieren werden Stärken, Zucker und Proteine in den Früchten durch die vielen Arten von Bakterien, Hefen und Pilzen in organische Säuren – wie Essig- und Milchsäure – umgewandelt. Diese Transformation normaler Lebensmittel in »Superfoods« macht sie nahrhafter sowie leichter verdaulich und verwertbar. Was die Naturvölker seit jeher über die Fermentierung wissen, wird von der heutigen Wissenschaftswelt vermehrt studiert, ausprobiert und akzeptiert.

Gesättigte Fettsäuren. *Gesättigte Fette haben in den letzten rund 50 Jahren keine faire Chance bekommen. Gesundheitsbehörden warfen sie mit Transfettsäuren in einen Topf und unterstellten ihnen durchweg negative Auswirkungen auf die Gesundheit. Aber gesättigte Fettsäuren wie zum Beispiel in Kokosöl, Butter, Ghee und Schmalz sind Nahrung fürs Gehirn, und sie sind auch ein notwendiger Baustein in der Hormonproduktion. Gesättigte Fettsäuren fördern ferner die Nervenkommunikation bei der Regulierung des Stoffwechsels und der Insulinfreisetzung. Kokosöl, eine der gesündesten Formen gesättigter Fette und reich an mittelkettigen Fettsäuren, regt den Appetit an und trägt dazu bei, dass das Energielevel steigt und das Gewicht sinkt. Da die Laurinsäure in der Kokosnuss in der Bekämpfung von Pathogenen, Hefen (Candida) und Schimmel besonders wirksam ist, ist sie eine sehr gute Ergänzung der oben beschriebenen Entgiftungsprogramme.*

Und vergessen wir hier nicht Fischöl, Avocados und natives Olivenöl! Obwohl keines der Fette dieser Lebensmittel gesättigt ist, ist jedes einzelne von ihnen für die Gesundheit und Vitalität von Bedeutung:

- *Fischöl ist reich an den Omega-3-Fettsäuren EPA (Eicosapentaensäure) und DHA (Docosahexaensäure), die in Prostaglandine (hormonähnliche Substanzen) umgewandelt werden. Prostaglandine halten das Herz-Kreislauf-System gesund und regulieren die Zellaktivität.*
- *Natives Olivenöl ist voll von Antioxidantien, und seine mehrfach ungesättigten Fettsäuren tragen zu einem ausgeglichenen Cholesterinspiegel bei.*
- *Avocados enthalten viel Oleinsäure, die vor Brustkrebs schützt. Außerdem liefern sie Lutein, Tocopherole und die Carotinoide Zeaxanthin, Alpha-Carotin und Beta-Carotin, die vor Prostatakrebs schützen.*

Das sollten Sie wissen

- Vorbeugung ist die beste Maßnahme gegen Krebs und andere chronische Krankheiten, und vorbeugen können Sie am besten, indem Sie den Kontakt mit Toxinen auf ein Minimum beschränken, sich gesund ernähren, regelmäßig Sport treiben (und schwitzen!), Stress reduzieren und gesunde Beziehungen pflegen.

- Wenn Sie bereits an einer chronischen Krankheit leiden, können hoch wirksame pflanzliche Therapien mit Essiac-Tee, Hoxsey Tonic oder Cannabis Linderung bringen, insbesondere in Kombination mit einem offensiven Entgiftungsprogramm.
- Eine chronische Krankheit hat normalerweise zwei Ursachen: Giftstoffansammlung und Ernährungsdefizite. Methoden wie die Gerson-Therapie bereinigen beide Faktoren, indem sie den Körper von allem, was ihn krank macht, befreien und ihn mit massiver Nährstoffaufnahme wiederaufbauen.
- Das Allerwichtigste ist die *Ernährung*, darunter der Konsum von nährstoffreichen Lebensmitteln und Nahrungsergänzungsmitteln (vorzugsweise auf der Grundlage einer Vollwerternährung; ansonsten unter Anleitung eines qualifizierten Arztes).

KAPITEL 10

Klang, Licht, Elektrizität, Schwingung und Wärme

Das Einzige, was die »alternativen« Krebstherapien, die ich Ihnen hier vorstelle, von den »konventionellen« Methoden unterscheidet, die die meisten Menschen kennen, ist im Grunde ihr offizieller *Status*: Erstere sind von den Regierungsbehörden nicht »anerkannt«, und Letztere gelten für dieselben Behörden als *einziger* Weg, Krebs effektiv zu behandeln. Davon einmal abgesehen ist es allerdings eine Tatsache, dass die alternativen Methoden tatsächlich *funktionieren,* ohne Ihr Zellsystem und Ihre DNA zu schädigen, was von Chemotherapie und Bestrahlung nicht behauptet werden kann.

Den Begriff *alternativ* in Bezug auf die funktionelle Medizin mochte ich noch nie, denn dieses abwertende Schlagwort klingt, als gäbe es einen fixen Standard, zu dem *alles andere* im Gegensatz stünde. Tatsächlich war die »alternative« Medizin jedoch der anerkannte Standard, lange bevor das, was heute als konventionelle Medizin gilt, überhaupt existierte. Dieses Missverhältnis zwischen dem, was uns als wahr verkauft wird – dass konventionelle Medizin wissenschaftlich begründete Medizin sei –, und dem, was *wirklich* wahr ist, hat ein paar Leute sehr reich gemacht, der allgemeinen Gesundheit aber ernsthaft geschadet. Und viele Menschen hat es das *Leben* gekostet.

Um diese Fehler richtigzustellen und Sie davor zu bewahren, in die Falle der konventionellen Medizin zu tappen, schreibe ich dieses Buch, und ich fühle mich geehrt, dass Sie mir in dieser wichtigen Sache Ihre Aufmerksamkeit schenken. Was ich Ihnen im Folgenden über die Macht von Klang, Licht und *Energie* berichte und wie diese grundlegenden Funktionen unseres Universums in einzigartiger Weise heilen können, wird sie umwerfen. So erging es jedenfalls mir, als ich erstmals davon hörte. Und doch existiert all dies direkt vor uns – und überall um uns herum –, seit Anbeginn der Zeit.

In der antiken Mythologie fuhr Apollon, der griechisch-römische Gott der Heilkunst, mit seinem »feurigen Wagen«, der Sonne, jeden Tag über den Himmel und brachte der Welt Licht und wärmende Energie. Es heißt, die Menschen erkannten, dass die Energie der Sonne die Macht habe, zu schaden und zu heilen. Und aus einer heilenden Perspektive heraus erkennen wir heute, basierend auf moderner Wissenschaft, dass in diesem antiken Mythos mehr als nur ein Körnchen Wahrheit steckt.[1]

Spätestens seit dem letzten Jahrhundert liegt das Hauptaugenmerk der Mediziner auf dem Schaden, den die Sonnenexposition angeblich anrichtet – einem Schaden, den jede seriöse Wissenschaft als Faktor der individuellen Fähigkeit, die Sonnenenergie richtig aufzunehmen, erkennen würde. Lassen Sie es mich anders ausdrücken: Wenn Ihr Körper und Ihre Haut über zu wenige Antioxidantien verfügen, werden Sie viel eher von der Sonne *verbrannt* werden, als von deren Vitamin-D-produzierenden Strahlen positiv energetisiert zu werden.

Hier ist ein roter Faden zu erkennen, den ich immer wieder betonen muss, damit er wirklich verstanden wird. Es ist genau das, was sich Louis Pasteur auf seinem Sterbebett über das Wesen der Krankheit eingestand: dass der Krankheitserreger nichts ist, das Milieu hingegen alles. Nur dass wir in diesem Fall nicht von Krankheitserregern sprechen, sondern von Energie – Energie, die im richtigen Milieu *heilend* und nicht schädlich wirkt, insbesondere in Bezug auf Krebs.

Die Heilkraft der »Energiemedizin«

Unter der sogenannten Energiemedizin kann man vielerlei verstehen. Am metaphysischen Ende des Spektrums kann sie eine spirituelle Herangehensweise bedeuten, die Berührungen, Energiepunkte, Chakren, Auren und andere sogenannte New-Age-Konzepte umfasst. Am anderen Ende des Spektrums steht ein konkreterer Nutzen von energetischen Kräften: Methoden, die mithilfe von Licht, Wärme und sogar Klängen ein bestimmtes gesundheitliches Ziel erreichen wollen.

Vom Konzept her verwendet diese Sonderform der Energiemedizin großenteils dieselben Technologien wie traditionelle Diagnoseverfahren: Dinge wie PET (Positronen-Emissions-Tomografie), MRT

(Magnetresonanztomografie), Computertomografie, Ultrawellen und Ähnliches. Diese Methoden werden generell als nützlich eingestuft, wenn es um die *Diagnostizierung* einer Krankheit geht (mit der Energie wird der Körper auf Tumoren und Fehlfunktionen durchsucht), aber für die *Behandlung* von Krankheiten werden sie – warum auch immer – nach wie vor nicht akzeptiert.

Das ist schade, denn diese Methoden sind sowohl leistungsstark als auch effektiv. Sie werden seit vielen Jahrzehnten in Krankenhäusern überall auf der Welt eingesetzt, unter anderem am bekannten Hope4Cancer Institute im mexikanischen Baja California. Die Klinik behandelt Krebspatienten mit einer Kombination aus Licht- (photodynamisch) und Klangtherapie (sonodynamisch). Je nach Krebsart wird mit der einen oder der anderen oder aber mit beiden Therapien behandelt. »Im Allgemeinen besteht unsere Strategie darin, mit der semilokalen PDT (photodynamischen Therapie) und der SDT (sonodynamischen Therapie) die Areale intensiv zu behandeln, in denen Krebs präsent ist oder wahrscheinlich präsent ist, und den gesamten Körper mit weniger intensiver systemischer PDT zu behandeln«, erklärt die Klinik auf ihrer Website.[2]

Ich hatte die Möglichkeit, mit Dr. Antonio Jimenez, dem Gründer und Medizinischen Direktor des Hope4Cancer Institute, zu sprechen, und er erläuterte mir im Detail, wie der Prozess vonstattengeht. Kurz gesagt: Krebspatienten wird ein spezieller sensibilisierender Wirkstoff verabreicht, und diese Substanz wirkt als eine Art Trojanisches Pferd, um Einlass in die Krebszellen zu bekommen. Ist sie erst einmal drinnen, wartet dieser Wirkstoff auf »Befehle« in Form von Licht oder Klang – oder beidem –, um ein Sauerstoffmolekül freizusetzen, von dem die Zelle bei Kontakt effektiv abgetötet wird.

Dieser Sensibilisator, erklärte mir Dr. Jimenez, hat eine nahezu universelle Affinität für maligne Zellen, während nur sehr wenige gesunde Zellen im Gefecht erwischt werden. Und diese wenigen gesunden Zellen, die den Sensibilisator absorbieren, spucken ihn nach 1 oder 2 Tagen wieder aus – dann weiß das Team vom Krebsinstitut, dass es an der Zeit ist, mit der Behandlung zu beginnen. Da der Sensibilisator, den Dr. Jimenez und seine Kollegen einsetzen, in der Natur vorkommt und völlig ungiftig ist (es handelt sich um das Chlorophyll von Seetang),

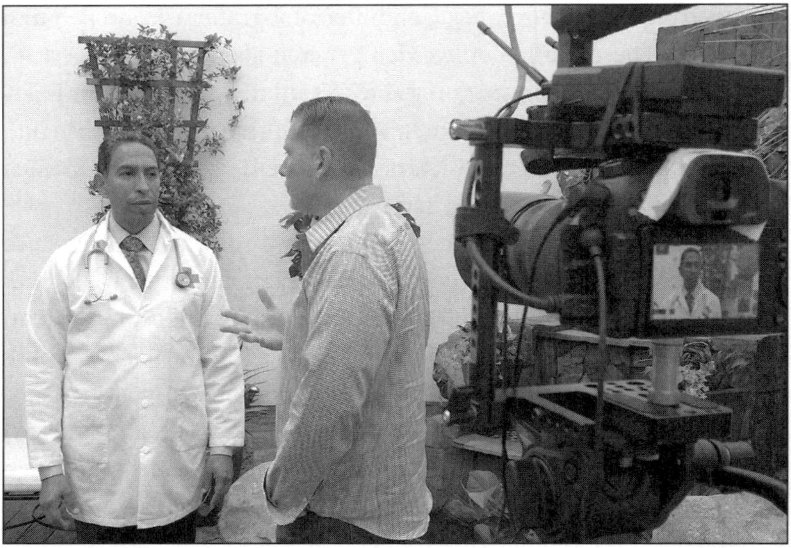

Filmaufnahmen mit Dr. Antonio Jimenez in Tijuana, Mexiko

können sich die Patienten sicher sein, dass sie nicht systematisch mit einer toxischen Chemikalie vergiftet werden, während sie gegen Krebs behandelt werden.

»Wir berechnen die Menge des sogenannten Sensibilisators nach Körpergewicht, und der Patient legt ihn sich unter die Zunge«, erklärte mir Dr. Jimenez. »Der Wirkstoff wird von Krebszellen im Verhältnis 70:1 absorbiert. Für jeweils siebzig Krebszellen absorbiert also eine normale Zelle dieses Molekül. [...] Wir warten dann 24 bis 36 Stunden, ehe wir mit der Behandlung beginnen. Dann haben die meisten Krebszellen sie vollständig absorbiert, und die normalen Zellen haben sie wieder ausgeschieden.«

Dr. Jimenez weiß, dass die Behandlung wirkt, weil seine Klinik eine unglaubliche Erfolgsrate damit verzeichnet. Aber er ist bescheiden genug zuzugeben, dass der Mechanismus dahinter, also warum sie wirkt, nach wie vor ein Mysterium ist. »Ich glaube, das ist irgendetwas Göttliches, aber das ist ein Kapitel für sich.«

So viel wissen wir jedoch: Der Sensibilisator, der im Hope4Cancer Institute verwendet wird und den Namen »SP-Activate« trägt, ist positiv aufgeladen. Wie sich gezeigt hat, werden Krebszellen, die von Natur aus *anaerob* sind – im Gegensatz zu *aeroben,* gesunden Zellen –, von dieser positiv aufgeladenen Substanz angezogen.

Woraus bestehen nun Dr. Jimenez' Therapien im Einzelnen? Die Klinik verwendet sowohl Klang- als auch Lichtenergie, um SP-Activate im Körper zu aktivieren. Die Klangkomponente setzt spezifische Frequenzen, Amplituden und Intensitäten ein, um den Sensibilisator »aufzuwecken«, damit er sich innerhalb der Krebszellen selbst aktiviert und Sauerstoffradikale produziert. Diese Sauerstoffmoleküle, auch als »O-minus«-Radikale bekannt, stoßen die Apoptose, den programmierten Zelltod, an.

Die Lichtkomponente erfüllt eine ganz ähnliche Aufgabe: Sie nutzt ein System aus Licht – rotes, blaues und »unsichtbares« Licht nahe dem Infrarotspektrum –, um die Sensibilisatoren zu aktivieren und Krebszellen abzutöten. Dieser Vorgang führt auch zu lokalen Entzündungen, um die Immunreaktion des Körpers zu stimulieren, die auch bei der Abtötung der Krebszellen behilflich ist. »Dies ist Vollspektrumlicht«, betont Dr. Jimenez. »Hier wird kein Quecksilber freigesetzt. Es ist kein fluoreszierendes Licht … damit kommen wir so nahe wie nur möglich an die Nachahmung des Sonnenlichts. Und aus historischen Berichten wissen wir, dass die Sonne viele Krankheiten heilt.«

Am effektivsten wirkt SP-Activate gegen oberflächlichen Krebs wie Prostata-, Brust- und Hautkrebs. Diese sind am einfachsten mit Licht, Klang und Laser zu behandeln. Aber es funktioniert auch bei tief liegenden Tumoren und systemischem Krebs wie Darm- und Eierstockkrebs, wenn zusätzlich Wärme angewandt wird. Diese Methode wird Hyperthermie mit sono-photodynamischer Therapie genannt.

Die photodynamische Therapie wird am Hope4Cancer Institute sowohl systemisch als auch semilokal angewandt. Der Patient wird normalerweise gebeten, sich 30 Minuten lang mit dem Gesicht nach unten auf eine spezielle Apparatur zu legen. Während dieser Zeit wird der Körper dem vollen Spektrum therapeutischen Lichts ausgesetzt. So können große Körperareale effektiv behandelt werden, weil ja der ganze Körper die Behandlung bekommt.

Die sonodynamische Therapie ist dahingehend recht ähnlich, da sie als semilokale Therapie verschiedene Klangfrequenzen nutzt, um unterschiedliche Krebsarten zu behandeln. Die Klänge werden fein abgestimmt, um von SP-Activate maximal ausgenutzt zu werden, wodurch auch diese Methode sehr effektiv ist. Die Klinik wendet bevorzugt *beide* Therapien an, um den größtmöglichen Nutzen daraus zu ziehen, und Studien belegen, dass der Einsatz von Klang und Licht wie ein Doppelschlag gegen den Krebs wirkt.

Ich habe das Thema bereits angerissen: Damit SP-Activate funktionieren kann, ist Sauerstoff erforderlich, um die Krebszellen töten zu können, die es besetzt hat. Und hier kommt eine hyperbare Sauerstoffkammer (Überdruckkammer) ins Spiel. »Der Patient kommt hier hinein, legt sich hin – die Kammer ist sehr komfortabel –, und wir erhöhen den Sauerstoffdruck auf 4 bis 4,5 Pfund pro Quadratzoll«, erklärte Dr. Jimenez, während er mir persönlich die Kammer in seiner Klinik zeigte. »Wir wissen, dass Sauerstoff und Krebs nicht zusammenpassen. Und in der Stunde, die der Patient hierin verbringt, werden seine Zellen mit Sauerstoff gesättigt.« Der normale Druck, so fand ich bald heraus, liegt bei 1,3 Pfund pro Quadratzoll, das heißt also, in der Überdruckkammer wird ein rund *viermal* höherer Druck als normal erzeugt, wodurch viel mehr Sauerstoff in die Zellen gelangt und die Wirkung maximiert wird. Die Patienten mögen offensichtlich das Gefühl in der Kammer, weil sie tatsächlich *spüren,* wie der Sauerstoff in ihren Körper dringt und sie stärkt und verjüngt. »Manche Patienten fragen mich, ob sie nicht 3 oder 4 Stunden in der Kammer verbringen können. Eigentlich wäre das möglich, denn ein Zuviel an Sauerstoff gibt es nicht, aber die Behandlung dauert nun mal eine Stunde.«

Als ich den ganzen Vorgang von Anfang bis Ende kennenlernte, war ich fasziniert, wie einfach und unkompliziert es ist: Licht, Klang und Sauerstoff sind offenbar alles, was man braucht, um die meisten Krebsarten zu bekämpfen! Alles, was wir brauchen, um Krebs zu heilen, ist direkt vor unseren Augen, und die Arbeit des Hope4Cancer Institute ist ein perfektes Beispiel dafür.

★ ★ ★

Trina Hammack, eine Ärztin aus Kalifornien, erzählte mir von ihrer Erfahrung mit dem Hope4Cancer Institute, wo sie gegen Eierstockkrebs des Stadiums IV behandelt wurde. Sie hatte sich gegen Chemotherapie und Bestrahlung entschieden und unterzog sich unter Anweisung von Dr. Jimenez der sono- und photodynamischen Therapie (SPDT). Schon seit vielen Jahren hatte sie Dr. Jimenez ihren eigenen Patienten empfohlen. »Dr. Tony war meine Hoffnung, denn ich kannte ihn seit Jahren und hatte seine Erfolge mit eigenen Augen an meinen Patienten gesehen«, erinnerte sie sich im Interview.

Nach der gynäkologischen Untersuchung und einem Bluttest bestätigte sich die Diagnose: Trina hatte in ihren Eierstöcken einen melonengroßen Tumor, der mit einer Kombination aus operativem Eingriff und SPDT effektiv behandelt werden konnte. »Ich begann mit den SPDT-Behandlungen, und schon in den ersten Wochen sank mein CA-125 (ein Tumormarker) deutlich. Meine Ärzte kontrollierten regelmäßig meine Laborwerte und CT-Aufnahmen, und mit jedem Mal waren die Nachrichten positiver. Bald war der Krebs vollkommen verschwunden!«[3]

★ ★ ★

Charles Daniel hatte bei invasivem Blasenkrebs ähnlichen Erfolg. Anfangs hieß es, er habe nach einer Operation eine 90-prozentige Chance auf Heilung – bis die Ärzte feststellten, dass der Krebs sowohl auf die Lymphknoten als auch auf die Leber übergegriffen hatte. Auf Anweisung seiner Onkologen ließ Charles einen Chemotherapiezyklus über sich ergehen, der zwei seiner drei Lebertumoren abtötete und den dritten deutlich schrumpfen ließ. Danach folgten eine Nachoperation sowie Infusionen und Nahrungsergänzungsmittel, und Charles hoffte, dadurch ein für allemal gesund zu werden.

Als der Krebs mit Gewalt zurückkam, wurde bei einer *weiteren* OP der neu entstandene Tumor entfernt, aber Charles wurde gesagt, für eine weitere Chemotherapie sei er nicht mehr geeignet: Sein Körper würde damit nicht mehr fertig werden. Verzweifelt nach einer Lösung suchend, recherchierten Charles, seine Frau, sein Bruder und seine Schwägerin über alternative Optionen und stießen dabei schließlich auf das Hope4Cancer Institute. »Ich kam ins Hope4Cancer, absolvierte das stationäre Verfahren und führte zu Hause das Programm weiter. Und ich bin glücklich und stolz, sagen zu können, dass seitdem alle meine Untersuchungen und Scans zeigen, dass ich krebsfrei bin«, erzählte Charles in einem Interview.[4] »Mein Onkologe sagte mir, die durchschnittliche Lebenserwartung bei Metastasen von

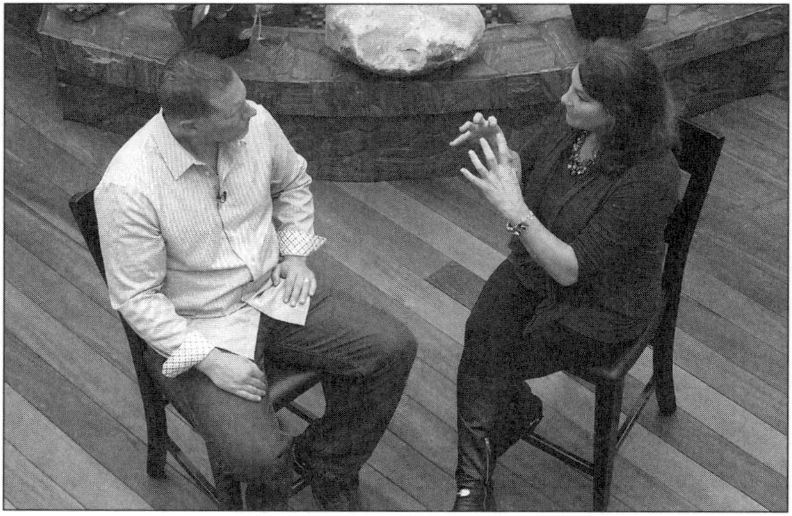

Mit Trina Hammack

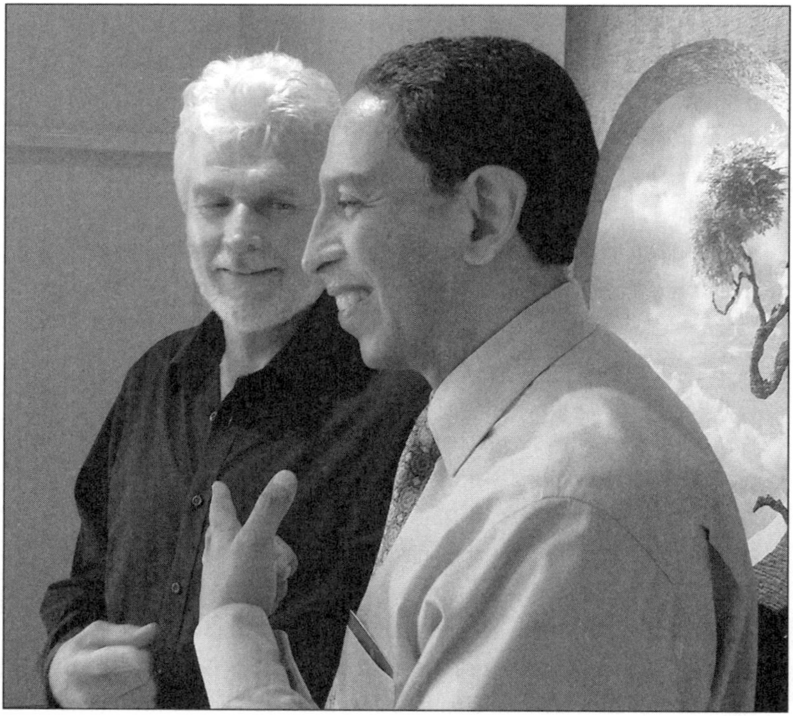

Dr. Tony Jimenez mit Charles Daniel

Blasenkrebs in der Leber sei 9 Monate und er wisse von niemandem, der ihn länger als 12 Monate überlebt habe. Ich habe das Gefühl, Hope4Cancer hat mir eine zweite Chance im Leben gegeben. [...] Die Behandlungen im Hope4Cancer waren ungiftig, ich hatte keinerlei Nebenwirkungen, und für mich waren die Behandlungen mühelos.«

★ ★ ★

Elektromagnetische Energie: Ist sie durch und durch schädlich?

Wenn wir von elektromagnetischen Frequenzen sprechen, stehen sie normalerweise in schlechtem Licht da. Das liegt daran, dass EMF (elektromagnetische Felder) oder sogenannte »schmutzige Elektrizität« als belastende Strahlung gelten, von der Art, die von einem Mobilfunkmast in Ihr Handy – und in Ihr Ohr – oder von Ihrem Fernseher oder Ihrer Mikrowelle in Ihren Körper gelangt. Diese Art von Umweltbelastung wirkt sich sehr negativ auf Ihre Zellen aus, sowohl auf die bösartigen als auch auf die gesunden.

Aber es gibt eine andere Art elektromagnetischer Energie, die sogar *nützlich* ist: *pulsierende* elektromagnetische Felder (PEMF). Diese Art elektromagnetischer Energie hat eine wissenschaftlich nachgewiesene positive Wirkung auf den Körper, wenn sie richtig eingesetzt wird.

Das Hope4Cancer Institute verwendet PEMF zur Krebsbehandlung, aber ein anderes Gefüge, von dem man es kaum vermuten würde, setzt sie schon viel länger ein: der *Planet Erde*. Die Erde, das wissen Sie vermutlich, hat ihr eigenes Magnetfeld, das sich aufgrund von Wärmekonvektion, die von ihrem inneren Kern ausstrahlt, permanent verschiebt und verändert. Während die Erde sich um ihre Achse und um die Sonne dreht, erzeugt dieses Feld konstante Kräfte, die für die Lebensformen um uns herum – inklusive uns Menschen selbst – von entscheidender Bedeutung sind.

Ohne dieses magnetische Feld *könnten wir nicht leben*. Das spürten die ersten Astronauten in den Anfangstagen der Raumfahrt, als sie unter etwas litten, das wir heute als »Weltraumkrankheit« bezeichnen. Der sowjetische Kosmonaut Juri Gagarin schrieb Geschichte, als er als erster Mensch auf einem fast 2-stündigen Flug die Erde umkreiste – in diesen 2 Stunden ging es ihm richtig schlecht. Gagarin hatte alles, was seine Launch-Crew für nötig gehalten hatte – Luft, Nahrung, Wasser, Licht und etwas Bewegung –, aber eines hatten sie vergessen: elektromagnetische Energie. Als erst einmal diese unsichtbare Energie als essenzielle Komponente des Lebens verstanden war, bekam jeder Astronaut nach Gagarin spezielle PEMF-Geräte mit auf den Flug.

Warum sind PEMF so wichtig? Für den Anfang soll der Hinweis genügen, dass die gesamte Funktionalität des Zellsystems darauf beruht. Sauerstoff- und Nährstoffaufnahme, Zell-Energieproduktion (ATP), Beseitigung von Abfallstoffen, Enzymaktivität: Alles, was Ihr Körper zum Leben braucht, kommt mit kreischenden Bremsen zum Stehen, wenn diese wichtige Energiequelle fehlt. Und eines der »Symptome« der von diesem Energiemangel verursachten Schäden ist – Sie erraten es – Krebs.

Unser Körper ist darauf ausgerichtet, Energie zu nutzen, aber er kann dies nur, wenn die richtigen Energierezeptoren vorhanden sind. Diese Substanzen, die wir als Elektrolyte bezeichnen, werden ionisch aufgeladen, wenn sie im ganzen Körper an den richtigen Stellen sitzen. Sie agieren als *Energieleiter,* die magnetische Feldenergie einfangen und nutzbar machen, wobei sie unsere Zellen und Organe »auftanken«, damit diese ihre Aufgaben erfüllen können.

»Der Körper ist elektrisch«, sagt Dr. William Pawluk, Experte für magnetische Feldenergie, der in *The Dr. Oz Show*[5] vorgestellt wurde. »Das Wasser im Körper eines Menschen (oder eines anderen Erdbewohners) ist der Elektrolytlösung in einer Batterie nicht unähnlich. Es besteht aus einer Salzlösung und vielen anderen Elektrolyten. […] In Elektrolyten gibt es positive und negative metallische Ionen – Verbindungen mit Natrium, Kalium oder Calcium, Chloride etc. […] Magnetfelder verursachen oder fördern die Bewegung der Ionen und Elektrolyte in den Körpergeweben und -flüssigkeiten. Diese Bewegung stimuliert eine Vielzahl chemischer, mechanischer und elektrischer Aktionen im Körpergewebe.«

Aufgrund von Nährstoffmangel, Umweltbelastung und verschiedenen anderen Faktoren ist der Körper vieler Menschen heutzutage kaum mehr in der Lage, die Magnetfeldenergie einzufangen und zu nutzen (der Grund, warum die PEMF-Therapie immer populärer wird). Die daraus resultierende schlechte Membranleistung gilt unter jenen, die etwas davon verstehen, inzwischen als eine, wenn nicht *die* wichtigste Ursache für die Ausbildung chronischer und autoimmuner Erkrankungen.

Laut Nobelpreisträger Otto Warburg hat jede Zelle des Körpers etwas, das als Transmembranpotenzial (TMP) bezeichnet wird. Dabei handelt es sich im Grunde um einen Energiemarker für die Fähigkeit dieser Zelle, ATP zu bilden – das, Sie erinnern sich aus früheren Kapiteln, so etwas wie die Energiewährung der Zellmitochondrien ist. Ein normales TMP liegt irgendwo zwischen 70 und 90 Millivolt; dieser Wert kann aber durch Alter, Krankheit, Umweltgifte und sogar Stress sinken.[6]

Mit einem TMP-Wert um die 50 Millivolt fühlt man sich müde und möglicherweise chronisch erschöpft. Viele von uns kennen jene Tage, an denen man ständig schläfrig ist. Vielleicht gehören Sie ja zu diesen Menschen! Aber es wird noch schlimmer. Wenn das TMP auf Werte zwischen 15 und 30 Millivolt sinkt, ist es sehr wahrscheinlich, dass Zellen kanzerös werden.

Sie erinnern sich: Wenn sich die ATP-Produktion der Zellen verlangsamt, verlangsamt sich binnen Kurzem auch ihre Fähigkeit, Sauerstoff aufzunehmen und freizusetzen. Dies ist der Zeitpunkt, an dem aerobe Zellen sich in anaerobe Zellen verwandeln, um sich an ihre veränderte Umgebung anzupassen, und ehe Sie sich versehen, entwickelt sich ein ausgewachsener Tumor und metastasiert.

Diese Zellen wieder auf Kurs zu bringen ist der Zweck der PEMF-Therapie, die die Zellspannung wieder auf Touren bringt und auf ein Niveau hievt, auf dem die Zellen optimal funktionieren. Es ist in etwa so, wie einem Auto mit leerer Batterie Starthilfe zu geben, damit es dann von selbst weiterfahren kann.

»Mit therapeutischen Magnetfeldern werden Stromspannungen erzeugt, die denen ähneln, die im Körper von Natur aus auf zellulärer und subzellulärer Ebene produziert werden«, fügt Dr. Pawluk an. »Das elektromagnetisch hervorgerufene Feld führt dazu, dass die Ladung an die Zellen des Körpers übermittelt wird. Diese herbeigeführte Strömung kann Entladungen von Nervenzellen, Muskelkontraktionen,

Stimulierung von Zellsignalleitungen, die Zellwachstum auslösen, und eine ganze Reihe weiterer Effekte verursachen. Aufgrund dieser sehr einfachen Behandlungsmethode wirken sich Magnettherapien bei zahllosen Erkrankungen nachweislich positiv aus.«

Im Hinblick auf Krebs tragen PEMF dazu bei, das Gesamt-TMP der Zellmatrix zu steigern, um die Krebszellen gezielt zu reparieren. Wenn diese schadhaften Zellen richtig »aufgeladen« werden, kehren sie recht schnell in ihren normalen aeroben Zustand zurück und beginnen, ATP zu bilden, Sauerstoff aufzunehmen sowie Elektrolyte und andere Nährstoffe nach Bedarf in das Zellsystem hinein und aus ihm heraus zu transportieren.

»Die PEMF-Forschung belegt die neurologische, physiologische und psychologische Wiederherstellung«, sagt Marcel Wolfe, Fachberater für ganzheitliche Lebensführung. »Wenn die Frequenz stimmt, ist absolut nichts damit vergleichbar – keine langwellige Infrarotstrahlung, kein Laser, kein Ultraschall. Die PEMF-Forschung belegt immer wieder eine verbesserte physiologische Wiederherstellung in weit kürzerer Zeit als jede andere Behandlung, während es keinerlei Hinweise auf Nebenwirkungen gibt.«

Das American Institute of Physics veröffentlichte 2007 eine Abhandlung, nach der Dr. Pawluk, Wolfe und viele andere in ihren Ansichten über die positiven Auswirkungen dieser einzigartigen Therapie vollkommen im Recht sind. Elektrische Energiefelder unterbrechen mit an Sicherheit grenzender Wahrscheinlichkeit die Teilung und die Ausbreitung von Krebszellen und verlangsamen in klinischen Studien nachweislich das Wachstum von Hirntumoren.[7]

Frequenzgeneratoren, die Krebs ausmerzen

In einem früheren Kapitel habe ich Ihnen das Werk und das Vermächtnis von Dr. Royal Raymond Rife vorgestellt, einem der bahnbrechenden Pioniere auf dem Gebiet der modernen Frequenztherapeutik. Die Hochfrequenzgeneratoren, die auf den ersten von Dr. Rife entwickelten Modellen basieren und heute in der Energiemedizin verwendet werden, sind vom Konzept her der PEMF-Therapie sehr ähnlich, und man kann sie sogar für die Anwendung zu Hause kaufen.

Diese Hochfrequenzgeneratoren sind so gebaut, dass sie sich den individuellen elektronischen Merkmalen der Krankheitserreger anpassen, die in malignen Zellen leben, um sie zu veranlassen, sich selbst zu zerstören – wordurch wiederum die malignen Zellen, in denen sie leben, ausgemerzt werden. Wie bei PEMF werden die Krebszellen nicht im eigentlichen Sinne zerstört, jedenfalls nicht direkt, vielmehr werden mit den Hochfrequenzgeneratoren die parasitären Elemente anvisiert, die *in* den Krebszellen leben, was wiederum eine Stimulierung der Wirtszellen bewirkt.

Indem diese Generatoren die pathogenen Eindringlinge abtöten, sorgen sie dafür, dass sich die Krebszellen in ihr normales, vorkanzeröses Stadium zurückentwickeln. Es ist fast so, als würden die schadhaften Zellen durch diese individuell angepassten Frequenzen plötzlich erkennen, dass sie den falschen Weg eingeschlagen haben, rasch umdrehen und beginnen, den Körper zu unterstützen, statt ihn weiterhin zu zerstören.

Webster Kehr schreibt für die Independent Cancer Research Foundation:

> »Wenn Dr. Rife in der Lage war, das Virus und/oder das Bakterium innerhalb einer Krebszelle zu töten, war die Krebszelle in der Lage, ihren Stoffwechsel wiederherzustellen und eine normale Zelle zu werden (sich zu einer normalen Zelle ›zurückzuentwickeln‹). Ich möchte es noch anders ausdrücken: Es ist möglich, die Mikroben, die sich in den Krebszellen befinden, zu töten, wodurch die Krebszellen ihren Stoffwechsel wiedererlangen und sich zu normalen Zellen zurückentwickeln.«[8]

Dies ist eine hocheffektive Art, gegen Krebszellen vorzugehen, ohne gesunde Zellen zu beschädigen und ohne extreme Mühen auf sich zu nehmen. Tötet man die Mikroben, die den Schaden anrichten, dann wird damit das Ende der Krebszellen eingeläutet, und schließlich kann sich das Immunsystem wieder erholen. Darüber hinaus können diese Hochfrequenzmaschinen mit Anti-Krebs-Ernährungsplänen wie der Cellect-Budwig-Diät[9] und dem Plasma-Beck-Programm[10] kombiniert werden.

Tatsächlich ist die Kombination mit einem soliden Ernährungsplan wohl *am besten,* denn wie ich immer sage, ist die Ernährung der wichtigste Teil der Gleichung, wenn es um Krebsprävention und -behandlung geht.

Ist Ihr Wasser energetisch aktiviert?

Nach der Nuklearkatastrophe in Tschernobyl im Jahr 1986 beauftragte die sowjetische Regierung einen russischen Wissenschaftler namens Dr. Igor Smirnow mit einer Beurteilung der Krebsraten in dem Gebiet. Er sollte insbesondere eine kleine Gruppe von Menschen untersuchen, die – im Gegensatz zu den rund 3 Millionen Landsleuten, die aufgrund des radioaktiven Fallouts an Krebs erkrankten – auf wundersame Weise gesund und krebsfrei waren.

Vermutlich haben Sie von seinen Erkenntnissen nicht viel mitbekommen, aber ich hatte die Gelegenheit, Dr. Howard Fisher, Anti-Aging-Experte und Bestsellerautor aus Toronto in Kanada, zu interviewen. Er arbeitete mit Dr. Smirnow zusammen, und wie er mir berichtete, war das Geheimnis das Wasser. Aus den Bergen des Kaukasus fließen »hoch aufgeladene« Wassermoleküle herab, die eine beispiellose Fähigkeit zum Hydratisieren von Zellen haben, erklärte mir Dr. Fisher. Die Menschen, die in den 1980er-Jahren in der Nähe von Tschernobyl lebten und dieses Wasser tranken, entwickelten eine Art Schutz gegen radioaktive Verstrahlung. »Wenn es gelingt, eine Zelle in hohem Maße zu hydratisieren, also so viel Wasser in sie hineinzubekommen, dass sie optimal funktioniert, kann das auf fast alles übertragen werden«, so Dr. Fisher über die erstaunliche Heilkraft dieses »hochenergetischen« Wassers.

»Die Struktur dieses Wassers, das aus dem Kaukasus kam, änderte sich während des Fließens, und statt einer isotetraedischen hatte es eine lineare Struktur … und durch Kanäle namens Aquaporine gelangte es in jede Zelle, transportierte Nährstoffe in jede Zelle hinein und Giftstoffe aus jeder Zelle hinaus.«

Als Dr. Smirnow und seine Mitarbeiter erst einmal verstanden hatten, dass die Molekularstruktur dieses Wassers sich von anderem Wasser unterscheidet, stellten sie folgende Überlegung an: Was, wenn

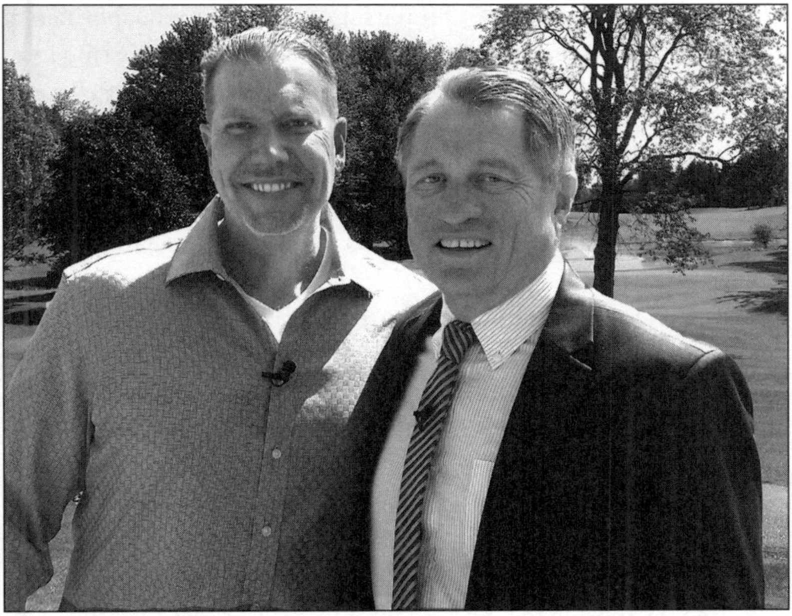

Mit Dr. Howard Fisher in Toronto, Kanada

das normale Wasser molekular verändert werden könnte, damit auch Menschen, die keinen Zugang zum Wasser aus dem Kaukasus haben, von dieser Heilwirkung profitieren könnten? So entstand die Molekül-Resonanz-Effekt-Technologie, MRET.

MRET, eine geschützte, patentierte Störfeld-Technologie, die ein unterschwelliges, niederfrequentes Energiefeld generiert, das dem natürlichen geomagnetischen Feld in der Nähe von Heilquellen sehr ähnlich ist, aktiviert und verändert die Molekülstruktur von Wasser in eine hochintelligente, bioverfügbare Form, die den Körper revitalisiert und in seinen Funktionen stärkt.[11]

Ihre Zellen bevorzugen diese Art energetisch aufgeladenen Quell- und Mineralwassers, das die Hänge unberührter Berge herab- und durch viele Lavagesteinsschichten fließt, weil es das Zellsystem am effizientesten hydratisiert und stärkt. Dieses Wasser allein verspricht zwar keine *Heilung* bei Krebs, aber durch seine Auswirkungen auf die physiologische Funktionalität Ihrer Zellen können diese Krebs besser anvisieren und bekämpfen.

Dr. Peter Agre wurde 2003 für die Entdeckung von Aquaporinen in heilkräftigem Wasser ein Nobelpreis verliehen. Aquaporine sind integrale Membranproteine, die Wassermoleküle effektiv durch Zellmembranen und in die Zellen schleusen. Aquaporine sind *essenziell* für die Hydratation von Zellen, und mit Hydratation schützen Zellen sich vor pathogenen Eindringlingen und daraus folgenden Krankheiten.[12] »In einer dehydrierten Zelle können sich Viren leicht vermehren«, erläutert Dr. Fisher.

MRET-Wasser ist so konzipiert, dass es die Auswirkungen von energetisch geladenem Quellwasser nachahmt, die Zellen also dreimal schneller hydratisiert als herkömmliches Wasser. MRET-Wasser verbessert zudem die Zell- und Kreislauffunktionen, sorgt für eine bessere Zellkommunikation, eine ausgeglichene Darmflora und – das Wichtigste in Bezug auf das Thema dieses Buches – für optimale Antikrebs-Kräfte.

Die Herstellung von MRET-Wasser erfordert keinerlei Chemikalien oder fremde Substanzen, und jeder kann es zu Hause mithilfe eines einfachen MRET-Wasser-Aktivatorsystems selbst produzieren.[13] Es ist wirklich eine großartige Möglichkeit, um zugleich mit Wasser und Sauerstoff versorgt zu werden.

Hyperthermie und die Macht der Wärme

Die letzte – aber keineswegs unbedeutendste – Kategorie der Heilenergie ist *Wärme*. Vermutlich wissen Sie bereits, was geschieht, wenn Sie eine ernste Krankheit haben, bei der Ihr Körper in den Turbogang schaltet und mit Fieber oder zumindest erhöhter Temperatur reagiert. Diese Hyperthermie ist die Art und Weise, wie der Körper die Infektion natürlich bekämpft – und im Gegensatz zur herkömmlichen Meinung sollte dagegen nicht mit Ibuprofen und anderen Pharmazeutika vorgegangen werden, weil sie nämlich etwas *Gutes* ist, auch wenn sie unangenehm ist.

Es hat sich erwiesen, dass Hyperthermie auch in der Krebsbehandlung von Nutzen ist. Im Jahre 1893 entdeckte Dr. William B. Coley, wie die Wärmereaktion des Körpers auf Bakterien dazu genutzt werden kann, Krebszellen zu töten. Er injizierte absichtlich bakterielle Toxine in die Tumoren von zehn Krebspatienten und beobachtete, dass deren Organismen, indem sie mit Fieber reagierten, die Tumoren effektiv abtöteten.

Eine jüngere Studie aus Deutschland wiederholte diesen Versuch und bewies, dass Coleys Toxine – die inzwischen als »Mixed Bacterial Vaccine« (MBV; gemischter bakterieller Impfstoff) bekannt sind – zur Heilung von fortgeschrittenem Non-Hodgkin-Lymphom beitragen. Sie führten zu einer Remissionsrate von 93 Prozent – im Vergleich zur jämmerlichen 29-prozentigen Remission bei einer Kontrollgruppe, die mit Chemotherapie behandelt wurde. Die Forschung auf diesem Gebiet ist noch nicht abgeschlossen.[14]

Der Einsatz von induzierter Hyperthermie in der Krebstherapie ist ein derzeit anwachsendes Forschungsfeld, wenngleich ihre Effizienz schon seit mehr als 100 Jahren bekannt ist. 1927 erhielt Julius Wagner-Jauregg einen Nobelpreis für seine Entdeckungen auf dem Gebiet der hyperthermischen Therapie, aber wie viele Menschen kennen Sie, die sie heute im Kampf gegen den Krebs einsetzen?

Es ist wirklich eine Schande, denn Hyperthermie ist eine hochwirksame Methode zur Tötung von Krebszellen. Sie müssen nur für rund eine Stunde auf ca. 42 Grad Celsius erwärmt werden, damit sie absterben. Da gesunde Zellen erst bei viel höheren Temperaturen sterben, ist der Wärmeprozess völlig sicher und zu 100 Prozent selektiv: Er zerstört *ausschließlich* maligne Zellen.

Noch positiver ist die Tatsache zu werten, dass diese sanfte Wärme dazu führt, dass die Blutgefäße rund um gesunde Zellen sich weiten, wodurch ihre Funktion *verbessert* wird – während Krebszellen mühelos lahmgelegt werden. Da Krebstumoren sehr verdichtet sind und wenig Zirkulation ermöglichen, ist es nur logisch, sie zu erhitzen, um sie abzutöten. Und Mikrowellenenergie ist ein effektives Hilfsmittel hierzu, weil Krebstumoren einen hohen Wassergehalt haben.

Das Schöne an Mikrowellenenergie ist, wie Dr. Alan J. Fenn, Elektroingenieur am Massachusetts Institute of Technology, während seiner Forschung herausfand, dass sie adaptiv ist. Das bedeutet, sie kann direkt in einen Tumor gebündelt werden, ohne anderes Gewebe zu schädigen – dieses Merkmal scheinen alle alternativen Krebstherapien gemein zu haben.[15]

Es gibt jedoch noch viele andere Arten, um Hyperthermie herbeizuführen, etwa das Eintauchen des ganzen Körpers in heißes Wasser, Ultraschall und eine ganz bestimmte Methode, die anscheinend immer beliebter wird: Infrarotsaunen. Infrarotenergie durchdringt die Haut und zieht Giftstoffe heraus, während sie den Körper von innen her erwärmt. Und je nachdem, welches Spektrum verwendet wird – oberflächliche, mittlere oder tiefenwirksame Infrarotstrahlung –, kann die Wärmeenergie verschiedene positive Wirkungen erzielen. Der berühmte deutsche Onkologe Dr. Josef Issels stellte einst über die Macht der Wärme fest: »Künstlich herbeigeführtes Fieber hat das größte Potenzial in der Behandlung vieler Krankheiten, unter anderem bei Krebs.«[16]

Dies ist eine starke Aussage – noch dazu von niemand Geringerem als einem Krebsexperten! Aber sie stimmt, und dafür gibt es mehrere wichtige Gründe. Zunächst hilft Hyperthermie dem Körper, sich von angesammelten Giftstoffen zu befreien, die zu Krebs beitragen können. Dann verbessert sie auch den Kreislauf und somit die Sauerstoffversorgung der Zellen, während gleichzeitig säurehaltige Abfallstoffe aus den Zellstrukturen ausgespült werden. Und schließlich tötet Hyperthermie Krebszellen, indem sie auf eine Temperatur gebracht werden, mit der sie nicht mehr klarkommen.

Einige Krebskliniken setzen Apparaturen wie das BSD-2000 Hyperthermia System in Kombination mit traditionellen Maßnahmen wie Chemotherapie und Bestrahlung ein. Ein Beispiel hierfür ist die BSC Medical Corporation mit Sitz in Salt Lake City im US-Bundesstaat Utah, die mit dem BSD-2000 als »Humanitarian Use Device« (Gerät, das zum Einsatz am Menschen zugelassen ist) Gebärmutterhalskrebs behandelt.

Ich bin der festen Überzeugung, dass es weit bessere Wege gibt, Hyperthermie ganz *ohne* Bestrahlung und Gifte zu verwenden. Aber leider ist es für Amerikaner schwierig, solche Therapieoptionen zu finden, ohne bis nach China oder Deutschland zu reisen, wo innovative Ansätze für ihre Verwendung willkommen geheißen und nicht verdammt werden. Hyperthermie ist keineswegs als alleinige Therapie bei Krebs geeignet, weil sie nicht für eine Ankurbelung der Immunfunktion sorgen kann, die eine wichtige Komponente des Heilprozesses darstellt. Sie kann nur in Kombination mit einem soliden Ernährungsplan zum Erfolg führen.

Das Hope4Cancer Institute empfiehlt eine individuell zugeschnittene, ganzheitliche Diät mit Augenmerk zum Beispiel auf eine ausgewogene Zufuhr von Makro- und Mikronährstoffen. Dazu gehören Maßnahmen wie Auspressen, Fermentieren und Keimen von nährstoffreichen Lebensmitteln sowie eine ausreichende Zufuhr von Antioxidantien, Vitaminen und Mineralstoffen aus frischen Nahrungsmitteln, komplexen Kohlenhydraten, Proteinen, gesunden Fetten und reinem Wasser.

★ ★ ★

Mein Freund Enoch DeBus, ein zertifizierter Ernährungsberater und Krebsüberlebender, erzählte mir vor Kurzem, wie er sich selbst mit der Kombination aus Wärme und Ernährung vor Krebs schützt. Viele Gewürze und Chilischoten enthalten Komponenten wie Capsaicin, die die Körpertemperatur auf natürliche Weise anheben und dadurch eine innere »Sauna« schaffen, die Krankheiten abwehrt. »Ich verwende eine ganze Reihe von Zutaten«, sagte er über sein Gesundheitstonikum »Kick 'Em Juice«.

»Ich nehme Ingwer, und ich verwende nach Möglichkeit nur Bio-Produkte … also Ingwer, Kurkuma … die schärfsten Chilischoten, die ich finden kann – Habañeros, Kirschpaprika, Jalapeños –, die schärfsten, und sie müssen in gutem Zustand sein. Ich hacke sie klein. Meinen Ingwer koche ich etwa 30 Minuten: Ich lasse ihn aufkochen und dann etwa 30 Minuten lang köcheln. Dann gebe ich meine Chilischoten dazu und lasse sie weitere 10 Minuten köcheln. Und dann … füge ich etwas rohen Ingwer und etwas rohe Kurkuma hinzu und gebe die Mischung in den Mixer.«

Enoch sagt, er habe immer schon extrem empfindlich auf Umweltschadstoffe reagiert und sehr früh in seinem Leben gelernt, sich die Natur zunutze zu machen. Dieses Wissen war ihm später als Erwachsenem nützlich, als er einen schweren Autounfall hatte, in dessen Folge er ernsthafte Magen-Darm-Probleme entwickelte. Man sagte ihm, Gallenblase und Blinddarm müssten entfernt werden, um die Region besser »untersuchen« zu können. Er lehnte ab und entschied sich stattdessen für eine Reinigung durch Wärme. Enoch: »Alles, was ich tat, war, ein Reinigungstonikum zu trinken, das aus Zitronen- oder Limettensaft, Bio-Ahornsirup und etwa einem Zehntel Teelöffel Cayennepulver pro Portion besteht. Man trinkt es am Morgen und den ganzen Tag über; insgesamt trank ich etwa 12 Gläser am Tag, während ich arbeitete. Es hielt meine Energie super am Laufen.«

Mit seinem »Kick 'Em Juice« behandelte Enoch dann auch sein Basalzellkarzinom, das er kurz darauf bekam. Wieder lehnte er einen invasiven Eingriff ab und trank stattdessen den Saft. Innerhalb weniger Tage verspürte er eine Besserung. »Der Heilige Geist veranlasste mich, diesen Kick 'Em Juice einzunehmen, und die Blutung hörte nach wenigen Tagen auf«, erzählte er mir. Und rund einen Monat später war sein Krebs komplett verschwunden.

* * *

Auch Michael Stephenson ist ein Krebsüberlebender, mit dem ich sprach. Er wurde mithilfe verschiedener Wärmetherapien von Prostatakrebs geheilt. Nachdem er mit den Onkologen zu keinem Ergebnis gekommen war – sie wollten das Gebiet rund um seine Prostata mit Bestrahlung bombardieren, obwohl seine Prostata bereits in einer OP entfernt worden war (dieser Eingriff hatte den Krebs nicht beseitigen können, wie sich herausstellte) –, entschloss sich Michael, nach Tijuana zu fliegen und das Hope4Cancer Institute aufzusuchen. Dort wurde er in einer »Schweinekocher« genannten Wärmekammer behandelt, in der er 45 Minuten lang schwitzte.

Zudem wurde sein Darm mit Kaffee-Einläufen gereinigt, und in einer »Antivenom«-Therapie wurde sein eigener Urin als eine Art Impfung verwendet, um seinen Körper von PSA zu reinigen. Außerdem brachten Dr. Jimenez und seine Kollegen Michael und seiner Frau ein paar Maßnahmen für zu Hause bei, die seinen Körper »wiederaufladen« sollten – was mit dieser Kombination gelang.

»Zu Hause baute ich mir in der Garage meine eigene Infrarotsauna und erhitzte diesen Kretin auf bis zu 60 Grad Celsius«, erzählte mir Michael, offensichtlich begeistert vom durchschlagenden Erfolg der Wärmetherapie.

* * *

Zum Schluss möchte ich noch Parmenides, den berühmten griechischen Arzt, der vor über 2000 Jahren ein profundes Wissen über die

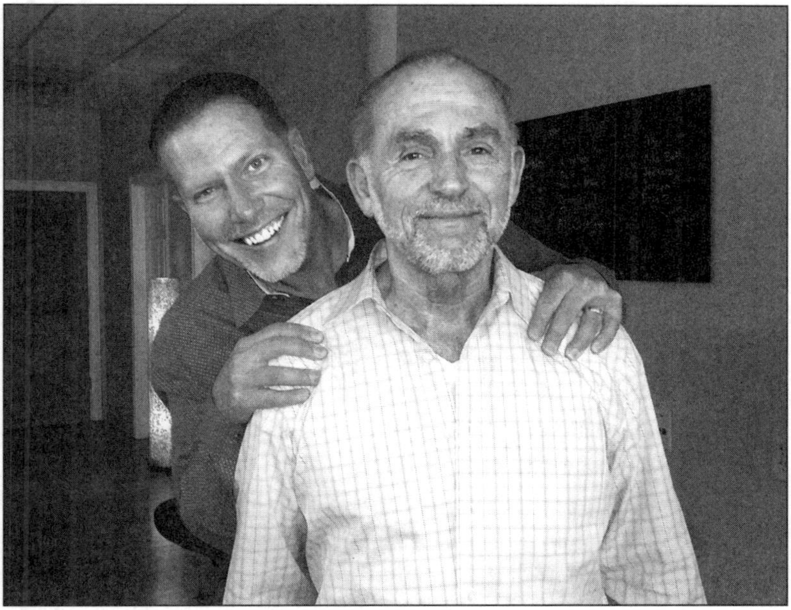

Mit Enoch DeBus in Atlanta, Georgia

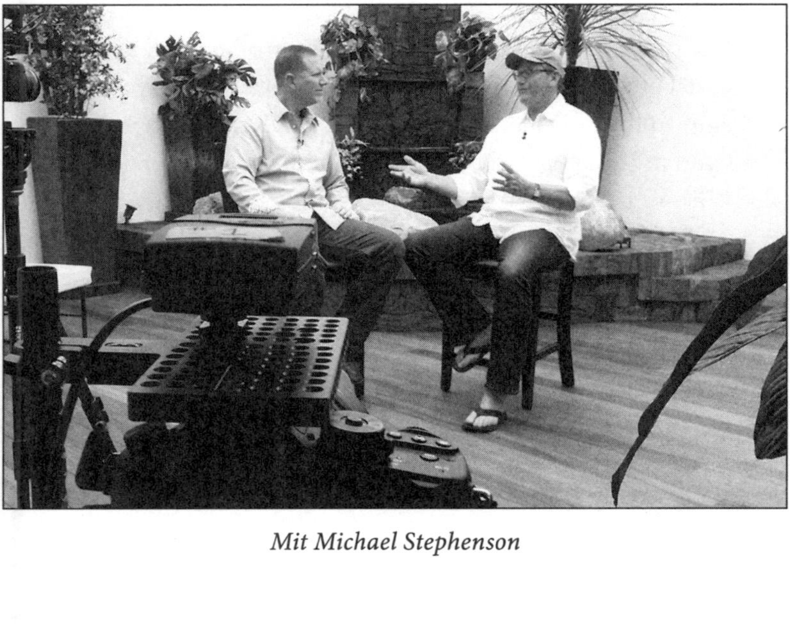

Mit Michael Stephenson

Wärmetherapie und ihre Bedeutung im Kampf gegen Krankheiten an den Tag legte, zitieren: »Gebt mir die Macht, Fieber zu erzeugen, und ich heile jede Krankheit.«[17]

Das sollten Sie wissen

- Energie, eine entscheidende Komponente des Heilungsprozesses, liefern nicht nur Lebensmittel, sondern auch Licht und sogar Klang. Die Energie der Sonne beispielsweise durchdringt die Haut in Form von ultravioletter Strahlung und produziert das immunfördernde Vitamin D. Und die Antioxidantien in nährstoffreichem Essen schützen die Haut, sodass Sie während dieses Energietransfers nicht »verbrennen«.
- Verschiedene photodynamische (lichtbasierte) und sonodynamische (klangbasierte) Therapien können dazu beitragen, die Zellen zu oxygenieren und die Zellgesundheit zu stärken, indem sie gesunde (aerobe) Zellen davon abhalten, defekt (anaerob) zu werden.
- Auch pulsierende elektromagnetische Felder (PEMF) sind, richtig angewandt, nützlich, weil sie die Sauerstoffversorgung der Zellen, die zelluläre Energieproduktion, die Nährstoffaufnahme und die Enzymaktivität unterstützen – all diese Vorgänge halten den Körper in Homöostase.
- Der menschliche Körper besteht zum größten Teil aus Wasser, und dieses Wasser fungiert als Schwingungsenergiesystem. Wenn aufgrund von Fehlern in diesem System Krankheiten entstehen, kann mithilfe von Schwingungen Abhilfe geschaffen werden.
- Wärme ist förderlich für die Gesundheit, weil sie Pathogene und sogar Krebszellen zerstören und gleichzeitig eine günstige Mikroflora und gesunde Zellen erhalten kann. Sowohl äußerliche Wärme (Infrarotsauna) als auch innerliche Wärme (Chilischoten) wirken sich gesundheitsfördernd aus, wenn sie richtig angewandt werden.

KAPITEL 11

Bio-oxidative Therapien

Vermutlich ist Ihnen der Begriff Karzinogen inzwischen vertraut, und Sie verstehen darunter eine Substanz, die Krebs verursacht. Aber haben Sie jemals darüber nachgedacht, warum ein Karzinogen Krebs verursacht? Was macht es so grundsätzlich krebsbildend, dass seine bloße Präsenz gesunde, aerobe Zellen veranlasst, in einen kranken, anaeroben Zustand umzuschalten? Die einfache Antwort auf diese Frage ist: Alles hängt vom *Sauerstoff* ab.

Sauerstoff ist das Lebenselixier des Zellsystems. Ohne Sauerstoff gäbe es Sie nicht. Und ein Karzinogen ist, laut Otto Warburg, jede Substanz, die Zellen den Sauerstoff entzieht, den sie brauchen, um Energie zu generieren, Abfall zu beseitigen und andere lebenswichtige Funktionen zu erfüllen.

Warburg verbrachte in seinem Labor viele Tage damit, Cytochrome und ihre Rolle in der Zellatmung zu untersuchen. Er bemerkte ein grundlegendes Muster und schloss daraus, dass alle möglichen Substanzen Karzinogene seien – mit dem roten Faden, dass *jede einzelne* von ihnen die zelluläre Sauerstoffaufnahme verhindere. Warburg erkannte, dass Sauerstoff so gut wie die einzige Substanz ist, ohne die wir innerhalb weniger *Minuten* sterben würden, und kam zu der Schlussfolgerung, dass »Krebs nur eine vorrangige Ursache hat. Die vorrangige Ursache von Krebs ist der Austausch normaler Sauerstoffatmung der Körperzellen durch eine anaerobe Zellatmung.«[1]

Es ist ein recht einfaches Konzept – fast schon zu einfach, wenn man darüber nachdenkt –, aber es hat Hand und Fuß. Wenn Ihren Zellen die Menge an Sauerstoff zur Verfügung steht, die sie brauchen, hat Krebs keine Chance. Doch wenn dies nicht der Fall ist, nennt man dieses Phänomen *Hypoxie,* und das einzige Mittel dagegen besteht darin, den Zellen mithilfe der Sauerstofftherapie wieder Sauerstoff zuzuführen.

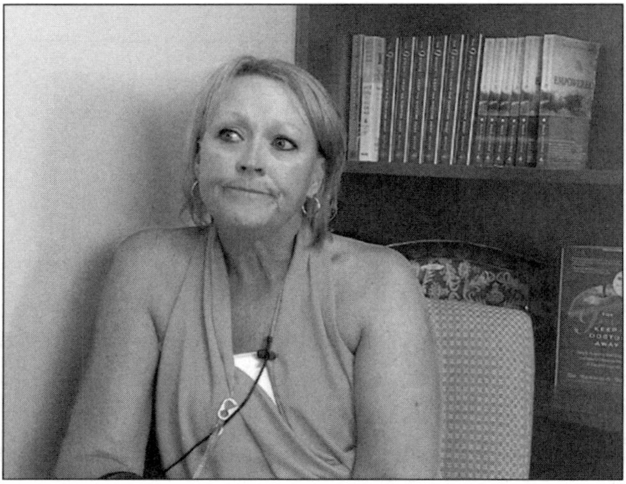

Tina Baird

Dr. Rashid Buttar sagt: »Wo Wachstum aufhört, fängt der Verfall an. Deshalb ist das für mich kein statischer Prozess. Entweder es geht einem schlechter oder es geht einem besser. Man kann nicht irgendwo dazwischen stehenbleiben. Darum besteht die physiologische Optimierung für einen Krebspatienten beispielsweise in der Sauerstoffzuführung. Sauerstoff wirkt sich auf Krebs sehr schädlich aus, weil Krebs obligatorisch einen anaeroben Stoffwechsel hat. Er braucht ein sauerstofffreies Milieu. Wenn man also Sauerstoff verabreicht, wirkt sich das schädlich auf den Krebs aus.«

⋆ ⋆ ⋆

Bei Tina Baird wurde 2010 Brustkrebs im Stadium IIA diagnostiziert. Nach der Chemotherapie, der Bestrahlung und dem chirurgischen Eingriff dachte sie nur noch: »Ich möchte einfach meine Augen schließen und nicht mehr aufwachen.« Sie konnte kaum etwas essen, fühlte sich krank und hatte allen Lebenswillen verloren. Dann erfuhr sie von Dr. Buttars Klinik in North Carolina. Nach der dort erfolgten Entgiftung mit bio-oxidativer Therapie ist sie noch immer am Leben und gesund, und sie erzählte mir ihre Geschichte. Sie sagt: »Heute geht es mir besser als in den letzten 10 Jahren. Ich habe jetzt wahnsinnig viel Energie.«

Warum Oxidation so wichtig für die Gesundheit ist

Wenn Sie den Begriff *Oxidation* hören, denken Sie vermutlich an Schäden durch freie Radikale, auch bekannt als Zellschäden. Aber Oxidation ist tatsächlich nur das Zusammenspiel von Sauerstoff und irgendeiner anderen Substanz. Sie kann etwas Gutes bedeuten oder etwas Schlechtes, je nach der involvierten Substanz. Jedes Mal, wenn Sie einatmen, oxidieren Sie über die Lungen Ihr Blut und Ihre Zellen – das ist offensichtlich gut. Mit der Oxidation wehrt Ihr Körper auch Bakterien, Hefen, Viren und Parasiten ab: Je mehr Sauerstoff in Ihren Zellen ist, umso undurchdringlicher sind sie für Eindringlinge. Es ist wirklich so einfach, und genau deshalb ist die ständige Oxidation für Ihre Gesundheit so entscheidend.

Im letzten Kapitel habe ich dargelegt, wie das Hope4Cancer Institute Überdruckkammern einsetzt, um Patienten, die gegen Krebs behandelt werden, therapeutische Mengen an Sauerstoff zu verabreichen. Dies ist eine großartige Option, eine andere sind »bio-oxidative Therapien«, die ein breites Feld von Maßnahmen umfassen, die darauf ausgerichtet sind, den Körper mit zwei wesentlichen Stoffen zu versorgen: Wasserstoffperoxid (H_2O_2) und Ozon (O_3).

Die Rolle dieser beiden Stoffe in der Behandlung vieler der am weitesten verbreiteten Krankheiten, unter anderem Herzerkrankungen, AIDS und Krebs, ist in der wissenschaftlichen Literatur gut belegt. Warum sie so gut wirken, ist recht einfach. Dr. Charles H. Farr, einer der Väter der bio-oxidativen Medizin, der 1993 für den Nobelpreis für Medizin nominiert war, erklärt es so:

Wenn nicht genügend Sauerstoff zu den Zellen transportiert wird – egal, ob aufgrund von Mangelernährung, Umweltverschmutzung, Bewegungsmangel oder anderen Faktoren –, kann der Körper Toxine (Bakterien, Viren, Chemikalien etc.) nicht effektiv beseitigen, wodurch Krankheiten entstehen. Bio-oxidative Therapiemethoden füllen diese Lücke, indem sie den Körper oral, intravenös oder transdermal mit aktiven Sauerstoffformen versorgen, sodass er Toxine eliminieren und Krankheiten abwehren kann.

Was aber haben Wasserstoffperoxid und Ozon mit Sauerstoff zu tun? Sind diese Stoffe erst einmal im Körper, zerfallen sie zu

Sauerstoff-»Subspezies«, die anaerobe Viren und Mikroben – Sie wissen ja, anaerob bedeutet, dass sie ohne Sauerstoff überleben – sowie erkranktes oder fehlerhaftes Zellgewebe aufspüren und oxidieren. Stellen Sie sich Wasserstoffperoxid und Ozon einfach als Starthilfekabel vor, die auf dem ganzen Parkplatz Autos mit leeren Batterien fremdstarten.

Nur dass dies eben *intelligente* Kabel sind, die intuitiv wissen, welche Autos leere Batterien haben und welche nicht, ehe sie ihnen Starthilfe geben. Sie peilen ausschließlich die leeren Batterien an, um die vollen nicht zu beschädigen (ich hoffe, diese Analogie hilft Ihnen, den Vorgang besser zu verstehen). Die Oxidierung anaerober Zellen erweckt diese quasi wieder zum Leben. Sie eliminiert alle angesammelten Toxine und schafft im Grunde eine gänzlich neue Zelle.

Für mich bietet sich hier eine spirituelle Analogie an: Das, was tot war (unter Sauerstoffmangel leidende Zellen), wird zum Leben erweckt (sauerstoffgesättigte, gesunde Zellen). Ich erachte diesen Prozess als wundersame Wiedergeburt, vielleicht können Sie das nachvollziehen.

Ozon: der aufgeladene, »aktivierte« Sauerstoff

Das von dem deutsch-schweizerischen Chemiker Christian Friedrich Schönbein entdeckte Ozon ist eine energetisch aufgeladene Form des Sauerstoffs mit einem zusätzlichen Atom. Ein normales Sauerstoffmolekül besteht aus zwei Sauerstoffatomen (O_2), Ozon aus drei (O_3). Dieses zusätzliche Atom spaltet sich nach etwa 20 bis 30 Minuten innerhalb des Körpers von den anderen beiden ab und erfüllt eine Aufgabe, die über die bloße Oxidierung der Zellen hinausgeht.

Diese von ihren ursprünglichen Ozonmolekülen abgespaltenen Sauerstoff-»Singuletts« können sich an alles Mögliche binden, was für die Gesundheit von Vorteil ist. Viren, Bakterien, Pilze, Parasiten, Schimmel und Krebszellen *hassen* Ozon zutiefst, genauso, wie sie Sauerstoff hassen. Wenn sich in Ihrem Körper also O_2 und O-Singuletts herumtreiben, hat Krankheit einfach keine Chance.

Wie ich in meinem letzten Buch erklärte, binden sich diese Sauerstoff-Singuletts an andere Stoffe wie das für den Körper schädliche Kohlenmonoxid (CO), um das für den Körper nützliche Kohlendioxid (CO_2) zu bilden. Zusammen mit den verbleibenden Sauerstoffmolekülen (O_2) spüren diese Singuletts alle Viren, Bakterien, Hefen und krankhaften Gewebezellen im Körper auf und zerstören sie, indem sie deren Schutzmembranen durchbrechen, was schnell zu ihrem Tod führt. Mit derselben Technologie wurden in Deutschland in den 1930er-Jahren Patienten erfolgreich gegen entzündliche Darmerkrankung, *Colitis ulcerosa,* Morbus Crohn und andere Magen-Darm-Erkrankungen behandelt.

»Die Ozontherapie zerstört die bakterielle Zellhülle durch Oxidation der Phospholipide und Lipoproteine«, erläutert eine im *Journal of Natural Science, Biology and Medicine* veröffentlichte klinische Abhandlung über Ozontherapie.[2] »In Pilzen hemmt O_3 das Zellwachstum in bestimmten Stadien. Bezüglich Viren beschädigt O_3 das virale Kapsid und stört den Reproduktionszyklus, indem es den Kontakt zwischen Virus und Zelle mittels Peroxidation hemmt. Die geschwächte Enzymhülle der Zellen, die sie für Viren angreifbar macht, macht sie auch anfällig für Oxidation und die Verdrängung aus dem Körper, welcher sie in der Folge durch gesunde Zellen ersetzt.«

Die Ozontherapie greift aber nicht nur mikrobielle Pathogene an, sondern verbessert auch die Zellfunktion. O_3 fördert die Glykolyse der roten Blutkörperchen im Körper, die wiederum die Sauerstoffausschüttung an Zellgewebe fördert. Wenn das geschieht, werden auch die ATP-Produktion und die Bildung wichtiger Enzyme angekurbelt, die freie Radikale tilgen und die Zellwand schützen. Dazu gehören das »Meister-«Antioxidans Glutathionperoxidase, Katalase und Superoxiddismutase sowie Prostacyclin, das gefäßerweiternd wirkt.

Klinische Studien über die Ozontherapie haben gezeigt, dass sie oxidativen Stress im Körper mindert, Viren wie HIV deaktiviert, das Immunsystem stärkt und bakterielle Infektionen bekämpft – alle diese Faktoren werden in direkten Zusammenhang mit der Entstehung von Krebs gebracht. Die Ozontherapie wird auch gegen chronische Schmerzen aufgrund von Nervenverletzungen eingesetzt.

Aber wie sieht die Ozontherapie praktisch aus? Es gibt drei Methoden:

- *Intravenöse Verabreichung:* Eine mit Ozon angereicherte Flüssigkeit wird direkt in die Blutbahn injiziert.

- *Eigenblutbehandlung:* 10 bis 15 Milliliter Blut werden dem Körper entnommen, mit Ozon angereichert und wieder injiziert.
- *Ozonsauna:* Der Körper wird mit warmem, feuchtem Dampf umhüllt, um die Poren zu öffnen, damit Ozon durch die Haut in den Blutkreislauf gelangt.

Die intravenöse Verabreichung und die Eigenblutbehandlung sind natürlich die viel invasiveren Methoden, weil Injektionsnadeln und Blut im Spiel sind, was einige Menschen abschreckt. Eine Ozonsauna ist die einfachste Methode der Ozontherapie und für zu Hause geeignet, und obendrein ist sie sogar am effektivsten!

Das hat zwei Gründe: Erstens ist in der Ozonsauna der ganze Körper dem Ozon ausgesetzt, und zwar durch sein flächenmäßig größtes Organ, die Haut. Zweitens hat die Ozonsauna auch den Vorteil, dass der Körper Wärme ausgesetzt ist, die – wie weiter oben erwähnt – zusätzlich für Hyperthermie sorgt. Zusammen dringen die Ozontherapie und die Hyperthermie tief ins Gewebe ein, um Blut und Zellen zu oxidieren, Toxine zu eliminieren und die Zellfunktion zu verbessern.

»In der Dampfsauna mit Ozon umhüllt der Dampf den Körper, und das Ozon kann durch die Haut eindringen«, so steht es in einer Quelle über die Funktionsweise der Ozonsauna geschrieben. »Feuchte Wärme öffnet die Poren, wodurch das Ozon durch die Haut in den Blutkreislauf gelangen kann, wo es zum Fett- und Lymphgewebe transportiert wird. Es ist sehr wichtig, Lymphgewebe von Toxinen zu reinigen, und die Ozon-Dampf-Sauna ist die einfachste und beste Art, diese Reinigung herbeizuführen.«[3]

Viele wissen gar nicht, dass Dr. John Harvey Kellogg, der Erfinder von Kellogg's Cornflakes und das Gesicht hinter der Marke Kellogg's, ursprünglich Arzt und Chirurg mit naturheilkundlicher Weltanschauung war. Fast 70 Jahre lang fungierte er als Herausgeber des Magazins *Health Reformer* und setzte sich für viele der in diesem Buch vorgestellten Heilmethoden ein.[4]

Dr. Kellogg kannte sich auch ein wenig mit der Ozontherapie aus, da er sie selber in seinem Naturheilsanatorium in Battle Creek, Michigan – wo bis heute die Firma Kellogg's ihren Hauptsitz hat –, in Dampfkabinen einsetzte. In seinem 1880 erschienenen Buch *Diphthe-*

ria: Its Causes, Prevention, and Proper Treatment schrieb Dr. Kellogg: »Wahrscheinlich ist kein Wirkstoff zur Reinigung der Luft in einem Krankenzimmer so zweckdienlich wie Ozon. Es ist eines der stärkten Desinfektionsmittel überhaupt.«[5]

Der bekannte Wissenschaftler und Erfinder Nikola Tesla fand ebenfalls Gefallen an Ozon und entwickelte 1896 den ersten Ozongenerator der Welt. Im Jahr 1900 dann erfand er ein mit Ozon angereichertes (ozonisiertes) Olivenöl, das er Ärzten für medizinische Zwecke verkaufte. Und für mehrere Jahrzehnte – ehe Pharmazeutika auf den Markt kamen – wurde mit Ozon alles Mögliche behandelt, von Blutarmut und Asthma bis zu Heuschnupfen, Gicht, Diabetes, Schlafstörungen, Lungenentzündung und einer ganzen Reihe von Krebserkrankungen.[6]

Ein 1904 publiziertes Buch des Chemikers Charles Marchand mit dem Titel *The Medical Uses of Hydrozone (ozonated water) and Glycozone (ozonated olive oil)* ist in der Kongressbibliothek in Washington, D. C., noch immer verfügbar und wurde vom US-amerikanischen Surgeon General (Sanitätsinspekteur des Militärs) abgesegnet. Ein Patent für ozonisiertes Olivenöl, 1909 angemeldet von Dr. William D. Neel, hat ebenfalls nach wie vor Gültigkeit.

Was Ozon so besonders macht, ist meiner Meinung nach die Art, wie es die Zufuhr von Sauerstoff – und schließlich Energie – in die Zellen fördert. Ozon stimuliert die Produktion von Zytokinen, Botenstoffen, die einen Dominoeffekt des positiven Energiewandels im gesamten Immunsystem in Gang setzen, indem sie mehr Sauerstoff an die Zellen liefern, sodass diese die Stoffwechsel- und Entgiftungsaufgaben erfüllen können, für die sie gemacht sind.

Und Ozon erreicht all dies, *ohne gesunde Zellen zu schädigen* – wenn das nicht genial ist! Die defensiven Enzyme wie Superoxiddismutase und Glutathionperoxidase, die von Ozon gebildet werden, schützen gesunde Zellen davor, während des Säuberungsprozesses angegriffen und zerstört zu werden. Das erinnert mich an die Geschichte, wie die Israeliten am Passahfest ihre Türpfosten mit Lammblut bestrichen, um sich vor den Heimsuchungen Gottes zu schützen: Ozon verleiht gesunden Zellen den nötigen Schutz, um sich gegen all die einfallenden Bakterien, Viren und Krebszellen wehren zu können.

Die einzigartige Art, wie unser Körper Ozon zur Gesunderhaltung nutzt, zeugt von der erstaunlichen Tiefgründigkeit und der faszinierenden Kreativität unseres Schöpfers. Ich bin schlicht überwältigt, wie perfekt und wunderschön Sauerstoff auf seinen verschiedenen Wegen unseren Körper instand hält, *insbesondere* im Hinblick auf Krebs.

1980 wurde im Journal *Science* eine Studie über Ozon und dessen gezielte Anvisierung von Krebszellen veröffentlicht. Diese Wirkung ließ sich selbst dann noch nachweisen, wenn das Ozon einfach nur in der Umgebungsluft präsent war: »Das Wachstum humaner Krebszellen bei Lungen-, Brust- und Gebärmutterkrebs wurde von Ozon dosierungsabhängig – bei 0,3 bis 0,8 ppm (Millionstel) Ozon in der Umgebungsluft über eine Dauer von 8 Tagen – selektiv blockiert. Diploide Fibroblasten der menschlichen Lunge dienten als nicht-kanzeröse Kontrollzellen. Das Vorhandensein von Ozon im Verhältnis von 0,3 bis 0,5 ppm hemmte das Krebszellenwachstum zu 40 bzw. 60 Prozent. Die nicht-kanzerösen Lungenzellen waren auf diesem Level nicht beeinträchtigt.« Und nun der wahre Clou: »Die Einwirkung von 0,8 ppm Ozon hemmt das Krebszellenwachstum zu über 90 Prozent und das Wachstum der Kontrollzellen zu weniger als 50 Prozent. Augenscheinlich sind die Mechanismen zur Abwehr von Ozonschäden in humanen Krebszellen beeinträchtigt.«[7]

Krebszellen *hassen* also Ozon, und in seiner Nähe sterben sie sogar ab. Gesunde Zellen hingegen sind viel unempfindlicher gegen Ozonschäden.

Während sowohl die Environmental Protection Agency (Umweltschutzbehörde) als auch die Food and Drug Administration (Behörde für Lebensmittelüberwachung und Arzneimittelzulassung) die Fähigkeit des Ozons anerkennen, Wasser bis zu 99,99 Prozent von Unreinheiten zu reinigen, ist seine Verwendung als Therapeutikum in der Medizin nach wie vor sehr eingeschränkt, zumindest in den USA. Hauptsächlich wird die Ozontherapie in Deutschland eingesetzt, wo mehr als 7000 derzeit praktizierende Ärzte darin ausgebildet sind. Doch wie bei den meisten alternativen Therapien, die ich hier beschreibe, ist die Testung der Ozontherapie in den USA verboten.

Nichtsdestoweniger gibt es durchaus auch in den Vereinigten Staaten Kliniken, die ihren Patienten Ozontherapien anbieten, und wer sich den Komfort einer Ozonsauna zu Hause gönnen will – ohne mit der Verfolgung durch das medizinische System rechnen zu müssen –, kann sich entsprechende Gerätschaften kaufen.

Wasserstoffperoxid: der Lebenssaft des Immunsystems

Damit das Immunsystem richtig funktioniert, ist ein weiteres Puzzleteil erforderlich: Wasserstoffperoxid (H_2O_2). Es ist eine wichtige Komponente des Kolostrums, der antikörperreichen »Vormilch«, die bei Säugetieren und bei Menschen in den ersten Tagen nach der Geburt zum besonderen Schutz der Neugeborenen abgegeben wird. H_2O_2 ist die erste Abwehrlinie des Immunsystems gegen Infektionen.

Dr. Charles H. Farr, der als »Vater der oxidativen Medizin« gilt, war ein vehementer Verfechter der Wasserstoffperoxid-Therapie, die seines Erachtens bei intravenöser Verabreichung einen positiven Effekt auf den Stoffwechsel hat. Dahinter steht die Vorstellung, dass Wasserstoffperoxid, ähnlich wie Ozon, die einzigartige Fähigkeit besitzt, nahezu alle physiologischen oder pathologischen Substanzen zu oxidieren und für mehr Sauerstoffspannung im Gewebe und in den Zellen zu sorgen.

Farr schrieb, Wasserstoffperoxid werde »von allen Zellen des Körpers aus vielen verschiedenen Gründen produziert« – das stimmt. Er schrieb weiterhin: »Wasserstoffperoxid ist an vielen Stoffwechselprozessen beteiligt, die die Oxidase nutzen. Es ist darüber hinaus an der Protein-, Kohlenstoff- und Fettverbrennung beteiligt, ebenso an Immun-, Vitamin- und Mineralstoffwechsel sowie an allen möglichen anderen Vorgängen.« Er ging sogar so weit, Wasserstoffperoxid als das »Master Regulating Molecule« des Körpers zu bezeichnen.[8]

Ein späterer Artikel, erschienen in den *Proceedings of the International Conference on Bio-Oxidative Medicine,* erklärt ebenfalls, wie Wasserstoffperoxid die Stoffwechselrate erhöht, kleine Blutgefäße weitet, um den Blutfluss anzukurbeln, Giftstoffe beseitigt, die Körpertemperatur erhöht, die Sauerstoffverteilung und -aufnahme im Körper verbessert und die Produktion weißer Blutkörperchen fördert, die der Körper braucht, um Infektionen abzuwehren.[9]

Dreiprozentige Wasserstoffperoxidlösungen zur Desinfizierung von Wunden sind Ihnen wahrscheinlich ein Begriff. Diese kann man für ein paar Euro in der Drogerie kaufen. Viele Leute haben diese Form von Wasserstoffperoxid als preiswerte, aber effektive Reinigungslösung für die äußerliche Anwendung in ihrem Medizinschränkchen. Aber nur wenige kennen Wasserstoffperoxidlösungen in Lebensmittelqualität in Konzentrationen zwischen 30 und 35 Prozent. Diese Art wird für Körperbehandlungen verwendet.

Dr. Farr zog es vor, seinen Patienten diese sehr starke Form von Wasserstoffperoxid zu spritzen, andere wie Dr. Reginald Holman verabreichten sie erfolgreich in kleinen Mengen mit Trinkwasser vermischt. In den 1950er-Jahren durchgeführte Tests ergaben, dass bei an Krebs erkrankten Ratten, denen Wasser mit ein paar wenigen Tropfen Wasserperoxid in Lebensmittelqualität verabreicht wurde, sich die Tumoren nach nur 2 Wochen komplett aufgelöst hatten.

Eine andere gebräuchliche Art, Wasserstoffperoxid ohne Injektionsnadel zu verabreichen, ist ein Zerstäuber. Dr. Kurt Donsbach von der Donsbach Clinic in Santa Monica schrieb in einer Abhandlung über alternative Behandlungsmethoden:

»Stellen Sie jede Nacht einen Verdampfer mit einer Unze 35-prozentigem Wasserstoffperoxid (pro Gallone Wasser) ins Schlafzimmer eines Patienten mit Lungenemphysem, und er wird freier atmen können als Jahre zuvor! Ich mache das bei meinen Lungenkrebspatienten.«[10]

Wenn Sie jemals mit 3-prozentiger Wasserstoffperoxidlösung einen Schnitt oder eine Abschürfung behandelt haben, haben Sie vermutlich bemerkt, dass die Lösung bei Kontakt mit der Wunde zu schäumen beginnt. Wenn Wasserstoffperoxid auf das Enzym Katalase trifft, das ständig im Blut zirkuliert, erfolgt eine chemische Reaktion, bei der sowohl Wasser als auch Sauerstoffgas entstehen – mit diesem Sauerstoff reinigt Ihr Körper beschädigte Zellen und heilt de facto die Wunde!

Dies ist fast der gleiche Vorgang, der im Körperinneren auftritt, wenn Wasserstoffperoxid in therapeutischen Mengen im Blut vorhanden ist. Zellen bekommen ein rigoroses Sauerstoffbad verabreicht, geschädigtes Zellgewebe wird entfernt, und gesunde Zellen werden gestärkt. Der Körper selbst produziert auf natürlichem Wege Wasserstoffperoxid, um diesen Aufgaben nachzukommen, aber wie bei anderen Nährstoffen kann auch der Vorrat an Wasserstoffperoxid aufgrund verschiedenster Faktoren erschöpft sein. Dann ist die direkte

Intervention erforderlich – entweder in Form von Infusionen oder als oral eingenommene Ergänzung.

Allgemein stimmt man anscheinend darin überein, dass die intravenöse Wasserstoffperoxidtherapie die sicherste und effektivste Methode ist, diese wirkkräftige Substanz als Heilmittel einzusetzen. Eine beliebte Methode besteht darin, eine sehr schwache, reine Form von Wasserstoffperoxid – eine 0,0375-prozentige oder noch schwächere Konzentration – in eine Zucker- oder Salzwasserlösung zu geben und in Dosierungen zwischen 50 und 500 Milliliter über einen Zeitraum von einer bis drei Stunden zu injizieren, je nach der zu behandelnden Erkrankung. Diese Art der Tröpfcheninfusion wird für gewöhnlich bei chronischen Krankheiten einmal die Woche verabreicht, kann aber auch täglich angewandt werden, wenn der Patient an ernsthaften Erkrankungen wie HIV/AIDS oder Krebs leidet. Ein qualifizierter Arzt kann einschätzen, was bei einer bestimmten Krankheit nötig ist. Allgemein sollte die intravenöse Verabreichung von Wasserstoffperoxid *nicht* zu Hause durchgeführt werden und auch nur unter Aufsicht eines Mediziners, der die Fortschritte sorgsam überwacht.

Die einzige Form von Wasserstoffperoxid, die Sie innerlich anwenden dürfen, ist die 35-prozentige Form in Lebensmittelqualität, denn jede andere Form könnte bei der Einnahme *toxisch* wirken. Wenn Sie Wasserstoffperoxid auf eigene Faust einnehmen, sollten Sie auf jeden Fall nur *kleine* Mengen – ein paar Tropfen in Wasser aufgelöst – nehmen, denn zu viel kann die Magenschleimhaut schädigen, vor allem wenn Sie sich nach einer speziellen Diät wie der Budwig-Kur ernähren, bei der man viele Fette zu sich nimmt.

Derzeit wird ein Präparat mit dem Namen Oxycyclene entwickelt, das sich für die therapeutische Anwendung von Wasserstoffperoxid als noch effektiver erweisen könnte, ohne dass man es injizieren oder trinken müsste. Prinzipiell bringt es weiße Blutkörperchen dazu, mehr Wasserstoffperoxid zu produzieren, um Giftstoffe zu beseitigen und Zellgewebe zu reparieren. Die Health and Wellness Foundation erläutert:

»Das chemische Prinzip ist die selektive Induktion hoher Level von reaktiven Sauerstoffspezies (*reactive oxygen species,* »ROS«; Superoxide/

Peroxide/Singulett-Sauerstoff) in infizierte Makrophagen (weiße Blutkörperchen, die Fremdstoffe und Eindringlinge aufnehmen) und dysplastische Zellen (schnell wuchernde tumuröse Makrophagenzellen, die mit den Eindringlingen nicht fertigwerden konnten). Oxycyclene-Chemikalien werden hochkonzentriert (1000-mal stärker als in normalen Zellen) in intrazelluläre infizierte Zellen und jene, die durch lang andauernde ROS-Inkompetenz dysplastisch wurden, eingebracht. Oxycyclene-Chemikalien überbrücken die Toxinblockade, um die ROS zwangsweise zu stimulieren.«[11]

Infusionen mit hochdosiertem Vitamin C

Vor seinem Tod im Jahr 1994 leistete der zweimalige Nobelpreisträger Linus Pauling einige unglaubliche Beiträge auf wissenschaftlichem Gebiet. In seiner berühmten Arbeit über Vitamin C etwa beschrieb er, dass dieses in sehr hohen Dosierungen intravenös verabreicht werden könne, um chronische Erkrankungen zu behandeln.

Zusammen mit Dr. Ewan Cameron, einem Experimentalpsychiater aus Schottland, entwickelte Pauling eine umfangreiche Abhandlung über alimentäres Vitamin C. Darin zeigte er, wie damit alles Mögliche – vom einfachen Schnupfen bis Krebs – behandelt werden kann. Das daraus entstandene Buch, *Cancer and Vitamin C,* ist Teil des umfangreichen Werks aus mehr als 1000 Artikeln und Büchern, das Pauling berühmt machte.

Eine der Besonderheiten, die Pauling über Vitamin C herausfand, ist der Fakt, dass es ein *Prooxidans* ist, das heißt, es kann oxidierende Komponenten wie Wasserstoffperoxid innerhalb der Zellen produzieren. Diese Erkenntnis war nur *eine von vielen* auf dem Gebiet der orthomolekularen Medizin, für die er zahlreiche wichtige Beiträge leistete. Die Therapie mit Vitamin C in hoher Dosierung gilt als eine von Paulings grundlegenden Leistungen, und das aus gutem Grund: Vitamin C ist eine der einfachsten und wirksamsten Methoden, den intrazellulären Oxidierungsprozess in Schwung zu bringen, und es ist komplett atoxisch. Dr. William Wassell, einer von Paulings Kollegen, schrieb über die Vorteile dieser Methode: »Man geht davon aus, dass hochkonzentriertes Vitamin C innerhalb der Zelle als Prooxidans agiert und dass dabei Wasserstoffperoxid entsteht, das in einer normalen Zelle schnell von Katalase entsorgt wird. Weil Krebszellen aber sehr wenig oder gar keine Katalase besitzen, tötet das Peroxid die Krebszelle.«[12]

Der verstorbene Dr. Hugh Riordan, ein weiterer »Vater« der Forschung über hochdosiertes Vitamin C, war einer der Ersten, die bewiesen, dass Vitamin C effektiv in der Antitumortherapie eingesetzt werden kann. Er fand heraus, dass es am wichtigsten ist, ausreichend große Mengen auf einmal in den Blutkreislauf einzuführen, um die gewünschte Wirkung hervorzurufen.

Warum es so wichtig ist, Vitamin C zu *injizieren,* so Riordan und seine Kollegen, liegt darin begründet, dass Vitamin C oral schlicht nicht in so hoher Dosierung verabreicht werden kann, wie es für einen nachhaltigen Effekt auf den Tumor erforderlich ist. Natürlich könnte man so viel Vitamin C schlucken, wie man will, aber der Körper kann nicht so viel auf einmal verarbeiten. Wenn Sie am Tag 30 bis 180 Milligramm einnehmen, liegt die Absorptionsrate zwischen 70 und 90 Prozent. Wenn Sie 1000 Milligramm oder noch mehr am Tag schlucken, fällt die Absorptionsrate auf etwa 50 Prozent. Und dieses Verhältnis wird immer schlechter, je mehr man einnimmt.[13]

Intravenös zugeführtes Vitamin C umgeht den Verdauungstrakt und gelangt direkt ins Blut, mit einer nahezu 100-prozentigen Absorptionsrate. Um es in Relation zu setzen: Sie müssten während des Tages *alle 10 Minuten* mindestens 1000 bis 2000 Milligramm Vitamin C oral einnehmen, um annähernd so viel Vitamin C zuzuführen wie mit einer einzigen Tröpfcheninfusion – und bei schwerer Krankheit könnte diese Dosis sich noch einmal *verdoppeln.* Das ist genug, damit Ihnen schwummrig wird, und deshalb ist die intravenöse Vitamin-C-Zufuhr die beste Methode, wenn Sie Krebs oder eine andere chronische Krankheit haben, die eine schnelle und regelmäßige Oxygenierung erfordert.

Da die meisten Formen von Vitamin C zur oralen Einnahme wasserlöslich sind, wird jeder Überschuss davon, der nicht verstoffwechselt wird, über den Urin ausgeschieden. Auch viele Formen von injizierbarem Vitamin C, darunter Natriumascorbat, sind wasserlöslich, aber ihre Absorptionsrate übers Blut ist wie gesagt viel höher: Eine

Studie von 2001 ergab, dass intravenös zugeführtes Vitamin C auf Krebszellen äußerst toxisch wirkt, insbesondere in Kombination mit Alpha-Liponsäure.[14]

Aber es gibt auch fettlösliche Vitamin-C-Formen wie Phenylascorbat, die sogar noch wirksamer sind. Studien haben ergeben, dass sie so effektiv wie wasserlösliche Vitamin-C-Formen, etwa Natriumascorbat, sind, aber bereits *bei einem Drittel der Dosis*. Dadurch ist Phenylascorbat eine noch aussichtsvollere Option für die Therapie mit hochdosiertem Vitamin C.

Im Zuge der wissenschaftlichen Erkenntnisse über Vitamin C und die Wege, wie der Körper es absorbiert und nutzt, gewannen neue Methoden wie beispielsweise »Pulsed Intravenous Vitamin C«, PIVC, an Popularität. Diese Methode basiert auf den Konzepten von Joseph Casciari und seinen Kollegen an der Riordan Clinic in Wichita im US-Bundesstaat Kansas, die für die Behandlung mit hochdosiertem Vitamin C bekannt ist. Aber PIVC hebt diese Technik auf ein ganz neues Level. Das Colorado Integrative Medical Center in Denver erläutert die Wirkungsweise wie folgt:

> PIVC zielt darauf ab, kurzfristig möglichst hohe Vitamin-C-Konzentrationen im Blut zu erzeugen. Mithilfe einfacher Diffusion erlaubt eine kurzfristige Verdoppelung oder Verdreifachung des Vitamin-C-Spiegels im Blut die kurzfristige Verdoppelung oder Verdreifachung der Vitamin-C-Menge, die normalerweise über den Anstieg der Baseline-Konzentration an perfundiertes Gewebe verteilt wird.
>
> Die temporär erreichten Vitamin-C-Blutspiegel können beachtlich sein. Wenn Casciari et al. durch die Infusion von 60 000 Milligramm Vitamin C über 80 Minuten bestimmte hohe Vitamin-C-Spiegel erreichen können, dann kann eine intravenöse Zufuhr von 20 000 Milligramm Vitamin C innerhalb von 2 Minuten wahrscheinlich die Konzentration im Blut temporär auf das Zehnfache oder noch mehr erhöhen. Diese Menge wurde bereits bei vielen Gelegenheiten gefahrlos verabreicht.[15]

Da Injektionen mit hochdosiertem Vitamin C bisweilen eine starke Entzündungsreaktion hervorrufen, sollte der Behandlungsplan für Krebspatienten mit einem Komplikationsrisiko entsprechend angepasst werden. Unter der Aufsicht eines qualifizierten Arztes kann die allmähliche Steigerung der Dosis Entzündungen und Schwellungen vermeiden und zu einem positiven Ergebnis führen.

UV-Blutbestrahlung

Wenn eine Pflanze dem Sonnenlicht ausgesetzt ist, fängt das Chlorophyll in ihr die Energie der Sonne ein und fügt sie mit Kohlendioxid zu Zucker zusammen. Nachdem die Pflanze die benötigte Menge verbraucht hat, setzt sie Sauerstoff als »Abfall« frei, den wir Menschen und der Rest des Tierreichs einatmen, um leben zu können. Es ist eine schöne, gegenseitig abhängige Beziehung, die einer weiteren neuen Oxygenierungsmethode zugrunde liegt: der ultravioletten Bestrahlung des Blutes. Sie baut auf diesem Konzept auf und verwendet einen Photolumineszenz genannten Prozess, um das Blut zu oxidieren. Im Wesentlichen aktiviert die UV-Blutbestrahlung (UVB) das Blut. Zudem trägt sie dazu bei, dass rote Blutkörperchen gebildet und Giftstoffe in der Leber abgebaut werden.

Wie die anderen Sauerstofftherapien, die ich Ihnen bereits vorgestellt habe, löst die Photolumineszenz einen *indirekten* Angriff auf pathogene Mikroorganismen aus, indem sie eine chemische Reaktion innerhalb der Zellmembranen hervorruft, die deren Fähigkeit der natürlichen Infektionsbekämpfung stärkt. Blutkörperchen fangen auch Sonnenenergie ein und nutzen diese, um Krebszellen zu »bestrahlen« – man könnte dies fast als natürliche Form der Krebsbestrahlung bezeichnen, die Ihnen ein Onkologe verabreicht, nur ohne dabei Ihre gesunden Zellen zu schädigen! Das Colorado Integrative Medical Center erklärt genau, wie es funktioniert:

> »Die UV-Blutbestrahlung (UVB) ist eine einfache, schmerzlose und sichere Methode, um eine Person gegen verschiedenste Erkrankungen zu behandeln. Zuerst werden etwa 200 Kubikzentimeter Blut (die Menge entspricht etwa einem normalen Wasserglas) abgenommen. Dieses Blut wird durch eine Quarzküvette geleitet und dabei ultraviolettem Licht ausgesetzt, ehe es wieder in den Blutkreislauf injiziert wird. Das eingesetzte ultraviolette Licht hat dieselbe Wellenlänge wie Sonnenlicht.«

Ich hoffe, Sie beginnen inzwischen zu verstehen – sofern Sie nicht schon längst zu diesem Schluss gelangt sind –, dass unser Körper *erstaunlich gut ausgerüstet* ist, um sich selbst gegen Krankheiten zu wehren, wenn er nur die dafür nötigen Werkzeuge bekommt – bzw. wenn die Werkzeuge, die Gott zu diesem Zweck in uns eingebaut hat, gut instand gehalten werden, damit sie so funktionieren, wie sie es sollen. Tun sie das nicht, ist eine Intervention wie UVB nötig, um die Sache ins Lot zu bringen.

Wenn ihr schadhaftes Zellsystem ein Set stumpfer Steakmesser wäre, dann wäre die UVB der Schleifstein, der sie eins nach dem anderen wieder schärft. Die UVB und die anderen vorgestellten Oxidationstherapien *ersetzen* die Messer nicht, sondern sie helfen ihnen nur, ihre Aufgabe *besser* zu erfüllen. Im Fall der Sonnenenergie saugt das Immunsystem sie im wörtlichen Sinn auf und nutzt sie, um härter gegen Krebs vorzugehen. Der Vorgang ist unglaublich simpel, wenn man mal darüber nachdenkt, doch wie er im Körperinneren vonstattengeht, mit all den verschiedenen beweglichen Teilen, die sich in perfekter Harmonie zusammenfügen, ist wahrlich komplex. Für mich ist dies eine ehrfurchtgebietende Widerspiegelung der beispiellosen Intelligenz und Schönheit unseres Schöpfers, der unseren Körper mit der Fähigkeit versehen hat, sich selbst zu heilen – und zwar auf eine Art und Weise, an die die moderne Medizin nicht annähernd herankommt.

Das sollten Sie wissen

- Sauerstoff ist für die richtige Zellfunktion von entscheidender Bedeutung. Ohne Sauerstoff werden Ihre Zellen anaerob, und Krankheiten sind Tür und Tor geöffnet.
- Wenn Ihr Körper sich in einem anaerob dominierten Zustand befindet, brauchen Sie eventuell eine bio-oxidative Therapie in Form von Ozon, Wasserstoffperoxid, Vitamin-C-Infusionen oder ultravioletter Blutbestrahlung (UVB).

KAPITEL 12

Krebsbehandlung mit Viren und ätherischen Ölen

Unter den Bakterien gibt es gute und schlechte Vertreter. Die guten konsumieren wir für gewöhnlich in Form von fermentierten Lebensmitteln, zum Beispiel aus Milchprodukten (Joghurt, Käse, Hüttenkäse, Kefir), Gemüse (Kimchi, Sauerkraut, Pickles) und Tee (Kombucha), sowie in Form natürlicher »probiotischer« Lebensmittel wie Spirulina, Chlorella und Blaualgen.[1] Diese »lebenden« Nahrungsmittel sorgen dafür, dass unser Immunsystem kräftig bleibt, und schützen uns vor schlechten Bakterien wie *Escherichia coli* (*E. coli*) und *Salmonellen,* die uns sehr krank machen können.

Probiotika sind heutzutage schwer in Mode, weil die Wissenschaft dieses fehlende Teilchen im Puzzle eines gesunden Körpers zusehends entschlüsselt: Vieles, was der durchschnittliche Mensch Tag für Tag zu sich nimmt, enthält viel zu wenige probiotische Bakterien, wodurch er anfällig für schädliche Pathogene wird. Deshalb ist es so wichtig, auf einen ausreichenden Probiotikakonsum zu achten und so dafür zu sorgen, dass man durch Lebensmittel und/oder Ergänzungsmittel genug davon aufnimmt.

Ich bin ein großer Verfechter der Probiotika, weil ich weiß, wie wichtig sie für einen effektiven Antikrebs-Lebensstil sind. Aber auf meinen Reisen habe ich erfahren, dass es auch nützliche *Viren* gibt, was mir völlig neu war. Man muss sie nicht unbedingt mit der Nahrung oder als Ergänzungsmittel zu sich nehmen, sondern mit diesen Viren werden in der neuen, aufstrebenden Virotherapie chronische Krankheiten wie Krebs sehr wirkungsvoll behandelt.

Die Vorstellung »freundlicher« Viren gewann 2013 die allgemeine Aufmerksamkeit, als Forscher von der San Diego State University (SDSU) eine Dualität unter Viren entdeckten, ganz ähnlich der von Bakterien. Sie fanden heraus, dass bestimmte Viren die Fähigkeit haben, das Immunsystem zu komplementieren und Krankheiten abzuwehren, indem sie die Schutzfunktion der Schleimhäute stärken. Schleimhäute befinden sich in Mund, Augen, Nase und – die vielleicht wichtigsten – im Verdauungstrakt.

Der SDSU-Mikrobiologe Jeremy Barr fand heraus, dass Schleim sowohl von Bakteriophagen als auch von Viren durchsetzt ist, deren Aufgabe es ist, pathogene Mikroben zu infizieren und zu zerstören. Gesunder Schleim enthält mehrere Schichten komplexer Substanzen, darunter Proteine, Zucker und etwas, das wir heute als krankheitsbekämpfende Viren, oder Phagen, erkennen, die eine Art Schutzhülle um die Zellen bilden.

Diese ungewöhnlichen Phagen gewannen als Erstes die Aufmerksamkeit von Barr und seinem Team, und sie beschlossen, Tests durchzuführen, um ihren Zweck zu bestimmen. Sie kamen zum Ergebnis, dass Schleim »eine Suppe aus Nährstoffen« beinhaltet, die gänzlich darauf ausgerichtet ist, gegen schädliche Mikroben vorzugehen, und Phagen bilden die vorderste Front in diesem mehrschichtigen Verteidigungssystem.

»Schleim ist in der Tat eine irre gute und komplexe Substanz«, sagte Barr in einem Interview mit dem Magazin *Science*. »Wir haben hier ein neuartiges Immunsystem, das wohl auf alle Schleimhäute übertragbar ist, und es ist eines der ersten Beispiele für eine direkte Symbiose zwischen Phagen und einem tierischen Wirt.«[2]

Anders ausgedrückt: Viren sind ein wichtiger Teil eines ausgeglichenen Immun-Ökosystems. Wie im Fall von Bakterien, ist eine Symbiose, wenn die Viren gar nicht oder nicht in ausreichender Menge vorhanden sind, schlicht unmöglich.

Gentechnisch veränderte Viren: Ist das wirklich die Antwort?

Im Versuch, aus dieser bahnbrechenden Entdeckung Kapital zu schlagen, arbeiten Pharmaunternehmen an verschiedenen Virotherapien für die Krebsbehandlung. Eine davon, die im Oktober 2015 von der FDA zugelassen wurde, verwendet gentechnisch veränderte Herpesviren, um eine Immunreaktion auf Krebs zu provozieren.[3] Die transgene Virusbehandlung, Talimogene laherparepvec (T-VEC) genannt, gehört zur Klasse der »onkolytischen« Präparate und repräsentiert nur eines aus über einem Dutzend onkolytischer Viren, die derzeit klinisch getestet werden. Ziel ist es, eine Reihe künstlich hergestellter Viren auf den Markt zu bringen, mit denen Big Pharma weiterhin viel Geld scheffeln kann, nachdem jetzt bei vielen ihrer Kassenschlager das Patent abgelaufen ist.

Aber wirken sie wirklich, und sind sie sicher? Kaum. Wie ich in einem meiner Newsletter schrieb, mangelt es T-VEC an der Zielgenauigkeit natürlicher krankheitsbekämpfender Viren. Stattdessen fegt es sowohl gesunde als auch ungesunde Zellen in die Mülltonne. Und da es aus dem Herpesvirus gemacht ist, kann T-VEC auch Herpesinfektionen auslösen. Auch seine Wirksamkeit ist fraglich, wie die Ergebnisse einer multizentrischen klinischen Studie zeigen, die der FDA vorliegen. Nur etwa 16,3 Prozent der mit T-VEC gegen Hautkrebs behandelten Patienten erfuhren irgendeine Art von Besserung. Und wenn die Melanome bereits Metastasen gebildet hatten, war der Effekt der Arznei *praktisch gleich null.*

RIGVIR: eine natürliche Virotherapie gegen Krebs

Ich weiß nicht, wie es Ihnen geht, aber ich selbst würde solch eine Arzneimitteltherapie niemals auch nur in Erwägung ziehen, vor allem wenn es bessere Optionen gibt. Eine davon ist RIGVIR, eine *sichere und effektive* Form der Virotherapie, die in Europa schnell an Popularität gewinnt. (In den USA ist das Präparat noch nicht zugelassen.) RIGVIR wird aus Phagen gewonnen, die von Natur aus im menschlichen Körper vorkommen, und gehört zu einer gänzlich anderen Klasse als gentechnisch veränderte onkolytische Präparate, denn es ist sowohl onkotrop als auch onkolytisch: Es visiert ausschließlich Krebszellen an und zerstört diese. Gesunde Zellen werden von RIGVIR nicht angegriffen – und das kann man von den onkolytischen Arzneistoffen mit FDA-Zulassung nicht behaupten.

Das Internationale Zentrum für Virotherapie in der lettischen Hauptstadt Riga entwickelte als Erstes das Präparat RIGVIR, und dort werden damit auch Patienten behandelt. Menschen aus allen Teilen der Welt reisen nach Riga, um sich dieser wirksamen Therapie zu unterziehen, die laut Dr. Kaspars Losans – ehemaliger medizinischer Direktor des Zentrums und einer der behandelnden Onkologen dort – unglaublich effektiv ist. Mir gegenüber bekräftigte er, dass RIGVIR das weltweit erste klinisch bewährte virotherapeutische Medikament sei, das in Lettland zur Krebsbehandlung zugelassen und eingesetzt wird. Es erkennt und verfolgt Krebszellen und macht sie für das Immunsystem sichtbar, sodass sie zerstört werden können. Dies ist eine der Aufgaben von Bakteriophagen: Krebszellen aus ihrem Versteck ans Licht zu locken. »Krebszellen haben von Natur aus die Fähigkeit, sich vor dem Immunsystem zu verstecken«, erklärte er mir. »RIGVIR heftet sich an, das Virus heftet sich an den Krebs, und RIGVIR gelangt in die Krebszelle. So erkennt das Immunsystem dank RIGVIR den Krebs und beginnt, gegen diesen vorzugehen.«

Obwohl man nicht weiß, wie – oder ob überhaupt – RIGVIR *Krebsstammzellen* verfolgt, zeigte mir Dr. Losans überzeugende Beweise dafür, dass sie es tun, und zwar sehr effektiv. Viele Patienten verlassen dank der RIGVIR-Therapie das Zentrum in ausgezeichnetem gesundheitlichem Zustand. Für einige von ihnen war RIGVIR der allerletzte Versuch, weil konventionelle Therapien versagt hatten. Sogar Patienten mit Krebs im Endstadium, die das System für »unheilbar« erklärt hatte, wurden mit RIGVIR geheilt – wenn das kein erstaunliches Zeugnis für seine Wirksamkeit ist! »Da wir bislang die größte Erfahrung mit der Virotherapie mit RIGVIR haben, kommen inzwischen Patienten aus über 40 Ländern zu uns ... um sich dieser Behandlung zu unterziehen und vom Krebs geheilt zu werden.«

RIGVIR, eine Kurzform von »Riga-Virus«, ist nach der Stadt benannt, in der es entwickelt wurde. Entdeckt und extrahiert wurde es von Professor Aina Muceniece. Sie wusste, wie vor dem Ersten Weltkrieg in der Krebsbehandlung Viren eingesetzt worden waren – ein Beispiel hierfür ist die Tollwutimpfung –, und machte sich auf die Suche nach anderen Viren, die ähnlich wirken. Nachdem Muceniece eine Reihe potenzieller Kandidaten aus den Mägen und Därmen kleiner Kinder isoliert und getestet hatte, entschied sie sich für RIGVIR, weil es sowohl *stabil* als auch *nicht mutierend* ist – zwei Voraussetzungen für ein Virus, um therapeutisch eingesetzt zu werden. Zudem ist RIGVIR selektiv toxisch und hat seine Effektivität in der Behandlung

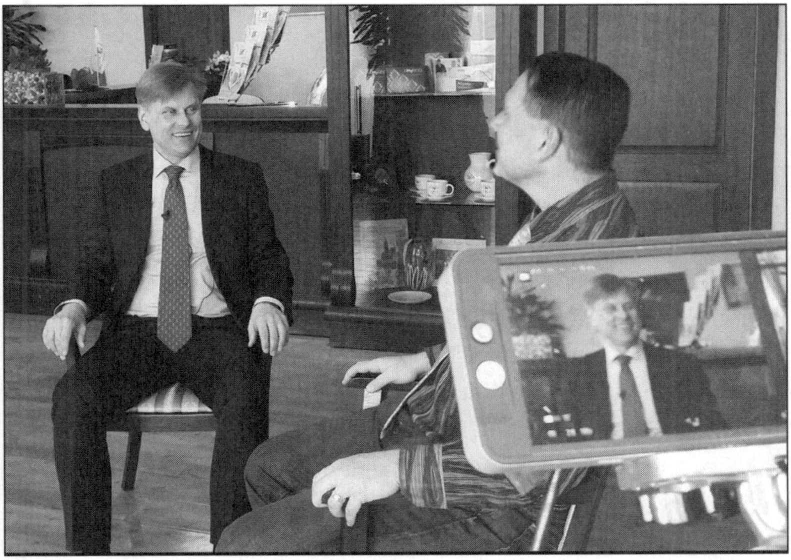

Mit Dr. Kaspars Losans in Riga, Lettland

unter anderem von Haut-, Nieren-, Magen-Darm-, Lungen-, Brust-, Prostata- und Gebärmutterkrebs bewiesen (derzeit ist es jedoch nur für die Behandlung von Hautkrebs zugelassen).

»Im Gegensatz zu Chemotherapie und Bestrahlung hat dieses Präparat keine ernsthaften Nebenwirkungen auf die Organe des Patienten«, stellte Prof. Muceniece einst fest. Der Rest ist Geschichte.[4]

Um es noch einmal zu bekräftigen: Die GVO-Virotherapien, die in den USA anerkannt werden, sind weder selektiv noch nicht mutierend. Daher kann T-VEC auch bei manchen Patienten eine Herpesinfektion auslösen. Die Wirkung solcher Viren ist unvorhersehbar und bestenfalls unsicher – schlimmstenfalls richten sie mehr Schaden an, als sie beheben, was ihre therapeutische Nutzung grundsätzlich infrage stellt.

RIGVIR ist kein Impfstoff

Um Verwechslungen zu vermeiden: RIGVIR wird zwar injiziert, ist aber *kein* Impfstoff. Dr. Ivars Kalvins, Erfinder, Wissenschaftler und Partner des Zentrums, erklärte mir, was RIGVIR von einem Impfstoff unterscheidet: »Ein normaler Impfstoff soll das Immunsystem gegen das verabreichte Protein aktivieren. [...] Aber RIGVIR führt nicht zu einer solchen Immunreaktion. Es soll Krebszellen aufspüren und in sie eindringen. Und dann reproduziert es sich innerhalb der Zellen, indem es alle Produktionsmechanismen dieser Zellen ausnutzt.«

Da keine fremden Proteine an der künstlich herbeigeführten Immunreaktion beteiligt sind, wie das bei Impfstoffen der Fall ist, hat RIGVIR kaum oder gar kein Risiko für Komplikationen, weil ja das Immunsystem nicht unnatürlich provoziert und angewiesen wird, etwas zu tun, das eine allergische Reaktion oder, noch schlimmer, Organschäden verursachen könnte.

Deshalb hebt sich RIGVIR vom Rest ab, und dies ist einer der Gründe, warum es inzwischen in aller Welt so populär wird. Es ist ein einzigartiges Präparat mit einer schier unglaublichen Erfolgsrate, weshalb Patienten gern hunderte oder sogar tausende Kilometer nach Lettland reisen, um sich damit behandeln zu lassen.

Virotherapie provoziert eine hyperthermische Reaktion

Ehe ich Ihnen einige der Erfolgsgeschichten aus dem Internationalen Virotherapie-Zentrum erzähle, möchte ich Ihnen ein anderes Detail der RIGVIR-Therapie vorstellen, das ich in Bezug auf das letzte Kapitel faszinierend finde. Da RIGVIR ein lebendes Virus enthält, führt es häufig zu einer hyperthermischen Reaktion im Körper – einer leicht erhöhten Körpertemperatur.

Viele Menschen erachten dies als »Nebenwirkung« der Injektion, doch in diesem Fall ist es eine ganz normale Reaktion des Immunsystems auf das Virus. Wenn das Virus Krebszellen aus ihren Verstecken lockt, kommt es zu einer »Erwärmung«, die nicht nur den Prozess des Ausmerzens am Laufen hält, sondern auch das Immunsystem aktiviert. »Die einzige Nebenwirkung, ein möglicherweise auftretendes leichtes Fieber, ist tatsächlich positiv zu bewerten, weil sie zeigt, dass Ihr Immunsystem auf das Virus reagiert«, sagt Dr. Losans.

Hier sehen wir erneut die Kraft der Wärmeenergie, die in Kombination mit natürlichen Organismen dem Körper hilft, Krankheiten zu beseitigen und die Gesundheit wiederherzustellen. Wenn ein geschädigtes Immunsystem gestärkt wird, um seine Aufgabe zu erfüllen, haben Krankheiten schlicht keine Chance: Heiltätig ist, anders ausgedrückt, Ihr Immunsystem, und Wärme, nützliche Organismen, Nährstoffe und andere stärkende Faktoren sind lediglich dessen Ausrüstung für diesen Kampf.

Beispiele für die erfolgreiche RIGVIR-Therapie

Ich konnte mit mehreren Menschen sprechen, die aufgrund verschiedener Krebsarten mit RIGVIR behandelt wurden, und ich muss sagen, dass mich ihre Geschichten wirklich berührt haben. Ich bin mir sicher, dass sie auf Sie ebenso wirken. Viele dieser Menschen waren kurz davor gewesen, alle Hoffnung zu verlieren, ehe sie RIGVIR ausprobierten, und heute sind sie geheilt, wohlauf und krebsfrei.

★ ★ ★

Chrystyna Jakowenko aus der Ukraine überwand mit der RIGVIR-Therapie am Internationalen Zentrum für Virotherapie ein Melanom im Stadium IV. Als dieser fortgeschrittene Krebs auf ihre Leber übergriff, beschloss Chrystyna, den Rat ihrer konventionellen Ärzte zu befolgen und sich einer palliativen Chemotherapie auszusetzen, die aber keinen Erfolg hatte. Ihr wurde gesagt, sie würde nur noch 6 Monate leben. Aber sie wollte noch RIGVIR ausprobieren – denn was könnte es schon schaden? Sie hatte bereits alles andere versucht und war schon für so gut wie tot erklärt worden – warum also nicht einfach schauen, was passiert? Es sollte die beste Entscheidung sein, die sie je getroffen hatte, und eine, die Sie und Ihre Angehörigen hoffentlich inspirieren wird, sollten Sie jemals mit der Diagnose Krebs konfrontiert sein.

»Als ich zum ersten Mal ins RIGVIR-Therapiezentrum kam, sagten die Ärzte dort nicht etwa: Ja, wir machen das schon. Sie sagten vielmehr: Wir werden es versuchen, denn der Krebs ist sehr weit fortgeschritten«, erzählte mir Chrystyna unter Tränen. »Ich glaube, dass viele schon am Beginn einer solchen schrecklichen Krankheit die Hoffnung verlieren, zu kämpfen aufhören und einfach aufgeben. Aber manchmal gibt es Menschen, die sogar im fortgeschrittenen Stadium weiterkämpfen, um einen Ausweg

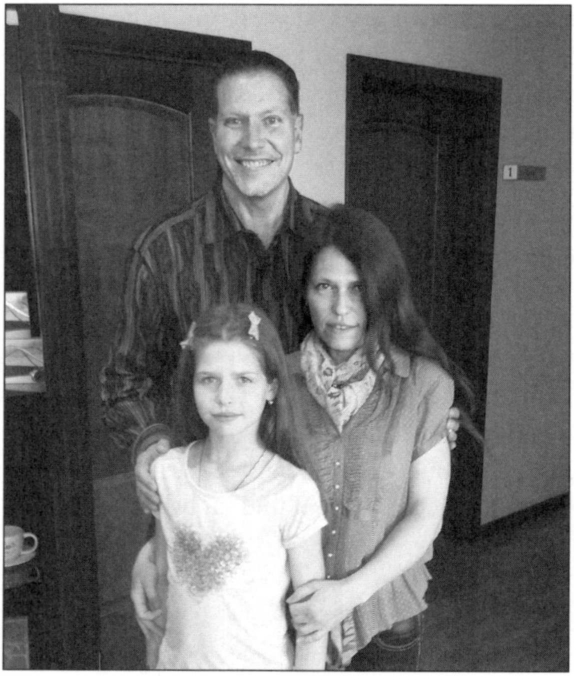

Mit Chrystyna und ihrer Tochter in Riga

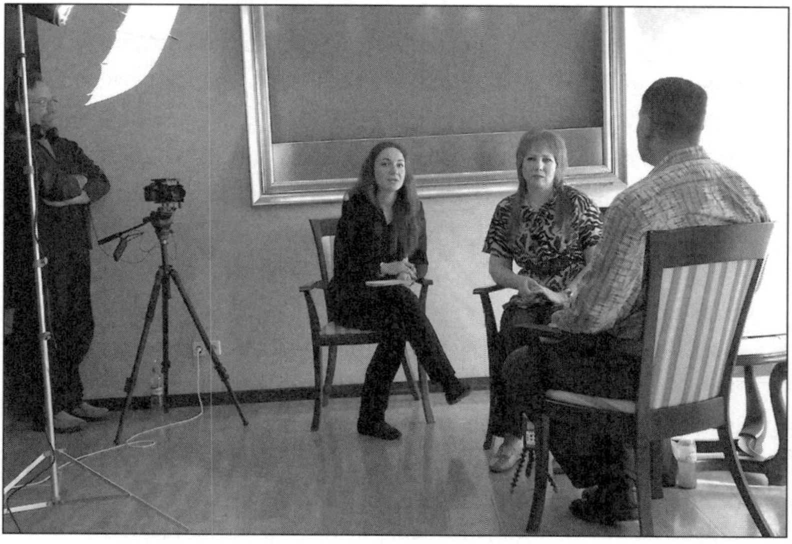

Mit Soja in Riga

aus dieser Situation zu finden, und in diesem Fall ist die Krankheit schlicht überstanden.«

Chrystyna gehört zu der letzteren Gruppe.

★ ★ ★

Und auch Soja Sokolowa aus Russland gehört zu dieser glücklichen Gruppe, obwohl ihre Diagnose Sarkom im Stadium III lautete. Wie Chrystyna und viele andere, die aus Angst und unter Zwang übereilte Entscheidungen treffen, durchlief auch Soja all die konventionellen Therapien und war schon fast tot, als sie auf RIGVIR stieß. Nach einer umfassenden Operation und mehreren Chemotherapie-Zyklen war Soja bettlägerig und kaum mehr zu irgendetwas in der Lage.

Sojas Familie sah sie in ihrem Todeskampf liegen und ging das Risiko ein, sie ins Auto zu packen und mehrere 100 Kilometer nach Lettland zu fahren, um sie mit RIGVIR behandeln zu lassen. Wohlgemerkt: Soja war in einem derart schlechten Zustand, dass die Ärzte in Russland gesagt hatten, ihre Blutzusammensetzung sei schlechter als die einer Toten. »Der Arzt sagte: ›Ich möchte gar nicht wissen, wie Sie hergekommen sind, aber ich frage mich, wie Sie mit diesen Blutwerten noch am Leben sein können‹«, erzählte sie mir. »In diesem Augenblick erkannte ich, dass ich nicht überleben würde, und ich spürte, wie mein Körper von Tag zu Tag mehr verfiel.«

Soja musste vor der RIGVIR-Behandlung einiges tun, um ihr Immunsystem zu stärken, so krank war sie. Aber es lohnte sich schlussendlich, denn nach nur 2 Wochen mit RIGVIR konnte Soja aufstehen und umhergehen. Es war wie ein Wunder, erinnerte sie sich unter Freudentränen, und sie wünschte sich, jeder könnte dieses Wunder erleben. »Mit der RIGVIR-Behandlung wurde ich schnell gesund. Ich begann zu reisen, ich hatte eine Menge Energie, und ich rief meine Freundinnen an und empfahl ihnen diese Behandlung.«

Soja hatte natürlich während der Chemotherapie in ihrer russischen Heimat andere Frauen mit einer ähnlichen Krebsdiagnose kennengelernt. Ich wünschte, ich könnte Ihnen sagen, dass alle Sojas Rat befolgten, nachdem sie ihre erstaunliche Genesung bezeugen konnten, aber leider taten es die meisten nicht. »Es ist eine Schande, dass viele großartige Menschen inzwischen tot sind«, klagte sie. »Aber ich bin glücklich, ich bin gesund, und ich kann nicht sagen, dass ich anfangs dieser Methode nicht getraut hätte – ich kannte sie einfach nicht, und ich war so schwach. Aber jetzt habe ich keine Beschwerden mehr, ich bin völlig gesund, und ich bin den Leuten hier, die mir geholfen haben, so dankbar.«

Solche Geschichten füllen mein Herz mit großer Freude. Menschen zu sehen, die dachten, sie stünden mit einem Bein bereits im Grab, erholen sich vollständig – und das nach wenigen Monaten mit einer sicheren, nicht invasiven, nicht toxischen Therapie! Das spricht doch Bände über die Stärke progressiver Krebstherapien wie RIGVIR.

★ ★ ★

Ich habe noch mit vielen anderen Personen gesprochen, die mit RIGVIR behandelt wurden, und sie sagen alle Ähnliches:

- Karlis Venskus wurde von Magenkrebs im Stadium IV geheilt.
- Egidijus Kazlauskis wurde von Hautkrebs im Stadium II geheilt.
- Gunars Strazdinsh wurde von kleinzelligem Lungenkrebs im Stadium III geheilt.
- Ruslan Isajew wurde von Hautkrebs im Stadium II geheilt.
- Swetlana Scheferowa wurde von Hautkrebs im Stadium III geheilt.

Trotz der unglaublichen Wirksamkeit von RIGVIR ist es derzeit in den USA nicht verfügbar, weil es *kein* Multimillionen-Dollar-Medikament ist, das Pharmaunternehmen reich machen könnte. Die einzigen mit Viren in Zusammenhang stehenden Therapien, die dort legal angeboten werden, sind die, die ich weiter oben erwähnt habe: die genetisch veränderten, therapeutisch kümmerlichen und im höchsten Maß unvorhersehbaren Arten, die Big Pharma mit großem Gewinn feilbietet.

Es ist für ein Land, das für sich beansprucht, auf Freiheit und Gerechtigkeit für alle gegründet zu sein, inakzeptabel, dass man einen Ozean überqueren muss, um eine echte, *sichere* und *funktionierende* Therapie zu bekommen. Doch wenn sich die Wahrheit über Krebs mehr und mehr verbreitet, besteht Hoffnung, dass sich diese Lage irgendwann ändern wird – und hoffentlich früher als später!

Was ist mit ätherischen Ölen?

Es gibt noch eine andere Methode, um die Maschinerie Ihres Immunsystems zu kräftigen, die sozusagen das Immunsystem von Pflanzen »anzapft«. Sie haben vermutlich nie darüber nachgedacht, ob Pflanzen überhaupt ein Immunsystem besitzen, aber sie haben eines, und wir nennen das »ätherische Öle«: die botanischen Extrakte von Pflanzenblättern, die eine ganze Reihe schützender chemischer Komponenten enthalten.

Pflanzen sind genauso anfällig für Seuchen und Krankheiten wie wir Menschen, und gegen Viren, Pilze, Bakterien, Insekten und andere Eindringlinge wehren sie sich mit den duftenden, antioxidantienreichen organischen Substanzen, die sie in ihren Blättern und Stängeln produzieren. Und wenn wir diese Substanzen extrahieren, können sie uns Menschen dieselben Dienste erweisen.

Laut der National Association for Holistic Aromatherapy übernehmen die ätherischen Öle für die Pflanzen folgende Aufgaben:

- Sie locken Tiere an, die sie bestäuben und ihre Samen verbreiten.
- Sie verhindern das Wachstum von konkurrierenden Pflanzen in der näheren Umgebung; dieser Vorgang wird Allelopathie genannt.
- Sie vertreiben Insekten und andere Tiere.
- Sie schützen vor Pilz- und Bakterienbefall.[5]

Die gleichen ätherischen Öle, die zwei Klassen chemischer Komponenten – Kohlenwasserstoffe (hauptsächlich Terpene) und oxygenierte Bestandteile – enthalten, haben ähnliche Anwendungsgebiete für den Menschen. Ich sprach mit Dr. Eric Zielinski, Gesundheitsberater und Forscher mit einem umfangreichen Wissen über die medizinische Verwendung ätherischer Öle. Was er sagte, war für mich sehr aufschlussreich.

Mit ätherischen Ölen, insbesondere für die Aromatherapie, bin ich schon lange vertraut, aber wie viele andere wusste ich nicht, dass sie in der Krebsbehandlung medizinisch eingesetzt werden können. Trotz ihrer schier unglaublichen Vielfalt haben ätherische Öle anscheinend eines gemeinsam: So gut wie alle besitzen Eigenschaften, die gegen Krebs wirken.

In einigen Teilen der Welt gibt es besonders viele Zitrusfrüchte, und die dortigen Kulturen verwenden die ätherischen Öle daraus zur Vorbeugung und Heilung von Krebs. In anderen Regionen ist dies die Pfefferminze. Und in wieder anderen Gebieten sind es Myrtenheide, Teebaum und Eukalyptus. Egal, wo auf unserem Planeten man hinschaut, überall gibt es einheimische Pflanzen, deren ätherische Öle so zusammengesetzt sind, dass sie Krebs bekämpfen können.

Dies liegt daran, dass ätherische Öle im Allgemeinen Komponenten enthalten, die die Angiogenese, die Neubildung von Venen und Arterien, in Krebstumoren stoppen. Das heißt, dass ätherische Öle größtenteils *die Metastasenbildung hemmen* und in vielen Fällen die DNA schützen. Jedes einzelne Öl geht etwas anders gegen Krebs vor, aber alle spielen eine wichtige Rolle dabei, ihn zu beseitigen – in einem gemeinsamen Einsatz, *synergistische Heilung* genannt. Dr. Zielinski erklärte mir:

> »Es gibt eine Studie, die tatsächlich den Terminus ›synergistische Methode‹ verwendet. In gewissem Sinn ist es so: Iron Man kann alles vernichtend schlagen. Er ist nicht zu stoppen. Dasselbe gilt für Captain America. Wenn man sie aber zusammenbringt, retten sie die Welt.
>
> Und das ist genau das, was die Forschung über die chemische Zusammensetzung ätherischer Öle herausgefunden hat. Sie arbeiten synergistisch zusammen, das heißt: Man könnte einem ätherischen Öl ein Keton oder einen Ester entnehmen und dessen Wirkung auf bestimmte Krebszelllinien testen. Wenn man sie aber mit anderen Ölen kombiniert, kommt – schwuppdiwupp! – *Avengers* Teil 2 heraus.«

Orale, topische und aromatherapeutische Anwendung

Es gibt drei Wege, ätherische Öle zu nutzen: die orale Einnahme, die äußerliche Anwendung und die Zerstäubung in der Luft als Aromatherapie. Ob Sie es glauben oder nicht, die Aromatherapie scheint die effektivste Art zu sein, ätherische Öle anzuwenden, einfach weil die Nervenenden in unserer Nasenschleimhaut die verschiedenen organischen Komponenten beim ersten Kontakt aufnehmen und sie sofort ans Gehirn senden, wo der Hypothalamus sie sogleich zu therapeutischen Zwecken nutzt. Sowohl die äußerliche als auch die orale Verabreichung ätherischer Öle haben ihren Platz in der Medizin, aber diese Methoden wirken nicht annähernd so schnell, wie wenn diese organischen Komponenten eingeatmet werden.

»Ich möchte keinen plumpen Vergleich heranziehen, aber ein besserer fällt mir nicht ein«, sagte Dr. Zielinski beiläufig. »Dass Kokainsüchtige das Kokain schnupfen, statt es sich zu spritzen, liegt daran, dass dies der schnellste Weg ist, high zu werden. Und es ist meiner Meinung nach die beste Art, den ganzen Körper positiv zu beeinflussen.«

Der amerikanische Ernährungsexperte und Autor Dr. Josh Axe, Arzt für Naturheilkunde und Chiropraktik, der die Website *DrAxe.com* betreibt, hat direkte Erfahrungen mit ätherischen Ölen gemacht. Seine Mutter verwendete im Rahmen eines natürlichen Behandlungsplans gegen ihren Krebs im Stadium IV Oreganoöl sowie frisch gepresste Säfte und Probiotika – und heute führt sie ein gesundes, ausgefülltes Leben.

»Eine ihrer chronischen Beschwerden waren Verdauungsprobleme«, erzählte mir Dr. Axe. »Sie hatte eine durchlässige Darmwand, chronische Verstopfung und große Probleme mit Hefen. Sie hatte ständig Heißhunger auf Zucker. Sie bekam sogar einen Zehennagelpilz, schlimmen Hefe- und Candidabefall. Das Öl von Oregano enthält viele unglaubliche Substanzen, Thymol, Carvacrol. [...] Wir fingen also mit der Behandlung an, dreimal täglich 3 Tropfen oral sowie auf den Zehennagel ... und nach 2 Monaten waren die Probleme weg.«

Noch wirksamer als Oreganoöl ist bei Krebs Weihrauchöl, das laut Dr. Axe eines der wirksamsten Nahrungsergänzungsmittel ist, wenn es um die Zerstörung von Krebszellen geht. Weihrauch ist reich an einer Substanz namens Boswellia bzw. Boswelliasäure, und das Öl wirkt deshalb stark entzündungshemmend und antioxidativ. Und Studien konnten seine erstaunliche Wirksamkeit belegen, Krebstumoren schrumpfen zu lassen.

Über die Antikrebs-Wirkung von Weihrauchöl wurden sieben Studien veröffentlicht, die es jedoch alle *in vitro* untersuchten, das heißt in Petrischalen statt an lebenden Tieren oder Menschen. Eine *In-vivo*-

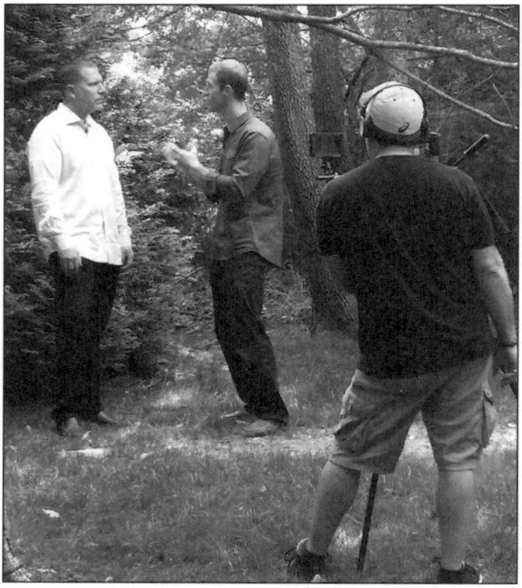

Mit Dr. Josh Axe in Nashville

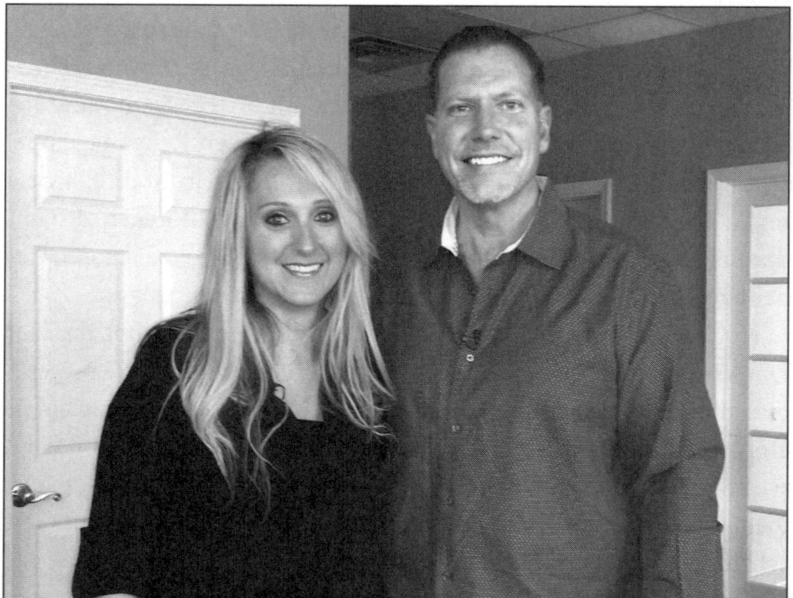

Mit Allison Huish in Atlanta

Studie, die sich auf den Alpha-Pinen-Chemotyp im Weihrauchöl konzentrierte, belegte die Effizienz in der Behandlung von Bauchspeicheldrüsenkrebs, während viele andere *In-vitro-Studien* die positiven Wirkungen in der Behandlung von Blasen-, Brust-, Kolorektal-, Haut- und anderen Krebsarten nachwiesen.

Besonders bei Hirntumoren ist Weihrauchöl als Therapeutikum sehr vielversprechend. Seine Molekulargröße ist derart gering, dass es leicht ins Hirngewebe eindringt und dort jedwede Entzündung bekämpft und die Immunreaktion stärkt, um Krebszellen zu eliminieren. »Den meisten Leuten ist bekannt, dass die Chemotherapie bei Krebs im Gehirn unwirksam ist, weil sie die Blut-Hirn-Schranke nicht passieren kann«, sagt Dr. Axe. »Doch die Komponenten des Weihrauchöls sind so klein, dass sie die Blut-Hirn-Schranke überwinden und die Nervenentzündungen bekämpfen können.«

Eine Frau wandte sich nach einem seiner Vorträge an Dr. Axe und erzählte ihm, wie Weihrauchöl bei ihrem Mann einen Hirntumor im Endstadium geheilt hatte. Die Ärzte hatten ihm nur noch 3 Monate gegeben, aber durch die tägliche Verabreichung von Weihrauchöl – sowohl als Dampf eingeatmet als auch direkt auf den Gaumen gegeben – bewies er, dass die Ärzte nicht recht hatten. »Wir zerstäubten es in der Wohnung, und wir rieben seinen Gaumen damit ein. Das war vor 6 Jahren, und er ist noch immer am Leben. Wir glauben fest daran, dass wir das dem Weihrauchöl verdanken.«

Um noch mehr von dem aktiven Wirkstoff Boswellia auszunutzen, empfehlen manche Experten, Weihrauchextrakt statt des Öls zu verwenden. Laut dem Tisserand Institute enthält selbst ein hochwertiges Weihrauchöl nur etwa 1 Prozent Boswelliasäure, während ein guter Extrakt zwischen 40 und 60 Prozent Boswelliasäure liefert.[6]

Erinnern Sie sich an die biblische Geschichte von den drei Weisen, die aus dem Morgenland anreisten, um den neugeborenen Christus zu sehen? Als Geschenke brachten sie Gold, Weihrauch und Myrrhe mit. Die beiden Letzteren galten nicht nur als Duftstoffe, sondern auch als Heilmittel. Myrrhe übernimmt, ganz ähnlich wie Weihrauch, eine ganze Reihe von Funktionen im Körper, die sie ebenfalls zum wirksamen Heilmittel gegen Krebs machen. Die Myrrhe ist so effektiv, sagt Dr. Axe, weil sie direkt auf den Hypothalamus und die Leber einwirkt, um dort Entzündungen zu mindern. Zudem gleicht sie den Hormonhaushalt aus, was im Kampf gegen östrogenbasierten Krebs wie zum Beispiel Brustkrebs entscheidend ist.

Vielleicht haben Sie schon einmal von Indol-3-Carbinol oder den Vorteilen von Kreuzblütengemüse gehört – sie wirken ganz ähnlich, nur dass Myrrhe stärker ist und den Körper merklich darin unterstützt, überschüssiges Östrogen oder Xenoöstrogene loszuwerden, die beispielsweise in Soja sowie in modernen Kunststoffen und Parabenen enthalten sind. Außerdem trägt sie dazu bei, die Leber zu entgiften, und unterstützt ein sehr wichtiges Antioxidans namens Glutathion, das die Entgiftung fördert.

Wenn Sie Weihrauch oder Myrrhe in Erwägung ziehen, sollten Sie am besten beide zusammen verwenden, um den Krebs aus zwei verschiedenen Richtungen aus anzugehen. Eine 2013 im Magazin *Oncology Letters* publizierte Studie untersuchte die Art und Weise, wie die ätherischen Öle von Weihrauch und Myrrhe fünf verschiedene Tumorzelllinien beeinflussten. Heraus kam, dass die zwei Substanzen an sich nicht unbedingt synergistisch sind, aber beide gegen Krebs wirken.[7]

Daneben gibt es zahlreiche weitere ätherische Öle, die jeweils auf ihre eigene Weise Krebs eindämmen. Dazu gehören:

- Lavendelöl
- Sandelholzöl
- Zitronengrasöl
- Wintergrünöl
- Tannennadelöl
- Zitronenöl
- Limettenöl

Die Liste geht noch lange weiter, denn es gibt buchstäblich *Hunderte* von ätherischen Ölen, die wirksam in der Krebsbehandlung eingesetzt werden können. Ähnlich wie Cannabis, von dem es sehr viele Sorten mit jeweils eigenen therapeutischen Profilen gibt, haben auch die Pflanzen, aus denen ätherische Öle gewonnen werden, ihre individuellen Zusammensetzungen aus Terpenen, Terpenoiden, phenolischen (aromatischen) Komponenten und Aliphaten (Alkane und Alkene), die ihnen ihre ureigenen therapeutischen, durchweg nützlichen Eigenschaften verleihen.

»Die meisten ätherischen Öle wurden erstmals für die Behandlung entzündlicher und oxidativer Erkrankungen identifiziert und verwendet«, heißt es in einer im *American Journal of Cancer Research* veröffentlichten systematischen Abhandlung über mehr als einhundert ätherische Öle aus zwanzig Pflanzenfamilien. »Es schien so, als könnten diese ätherischen Öle auch gegen Krebs wirken, da es einen Zusammenhang zwischen der Produktion reaktiver Sauerstoffspezies und dem Ursprung von Oxidation und Entzündungen gibt, die zu Krebs führen können. [...] Chronische Entzündungen werden mit verschiedenen Stufen in der Krebsentstehung wie der zellulären Transformation, Tumorpromotion, Progression, Wucherung, Invasion, Angiogenese und Metastasenbildung in Verbindung gebracht. Mehrere Studien haben gezeigt, dass ätherische Öle und ihre Komponenten hier aktiv gegen verschiedene Krebszellen vorgehen könnten.«[8]

★ ★ ★

Ich hatte Gelegenheit, mit Allison Huish zu sprechen, der es gelang, mit ätherischen Ölen einen Hirnstammtumor zu heilen, der bei ihr im Alter von 13 Jahren diagnostiziert worden war. Es handelte sich um ein pilozytisches Astrozytom, eine Tumorart, die normalerweise nur 6- oder 7-jährige Jungen betrifft, nicht jedoch Mädchen im Teenageralter. Ihr Chiropraktiker glaubte, dass dieser seltene und ungewöhnliche Tumor die Folge einer DPT-Impfung (gegen Diphtherie, Keuchhusten und Tetanus) war, die Allison bekommen hatte – aber was auch immer die Ursache dafür war: Sie musste damit fertigwerden.

Allisons Familie wusste um die Antitumor-Wirkung von Weihrauchöl und um dessen Eigenschaft, die Produktion weißer Blutkörperchen anzukurbeln (weiße Blutkörperchen können, wie wir wissen, vor Krankheiten schützen). Sie kombinierte dieses Öl mit ätherischen Ölen aus Gewürznelken und anderen Pflanzen und stellte ihre Ernährung um – und nahezu sofort begann ihr Tumor zu schrumpfen. Nach nur 3 Jahren war sie nachweislich krebsfrei.

»Egal, wie die Diagnose lautet, und egal, welche Zahlen Ihnen genannt werden – glauben Sie nicht daran«, betonte der Experte für ätherische Öle

Dr. Zielinski, der mit Allison befreundet ist, in unserem Gespräch leidenschaftlich. »Glauben Sie, dass Gott Ihnen eine erstaunliche Kraft gegeben hat, sich selbst zu heilen, genau wie es Allison erfahren hat.«

★ ★ ★

Das sollten Sie wissen

- »Gute« Bakterien sorgen dafür, dass der Körper natürlich mit Sauerstoff versorgt wird, und bekämpfen »schlechte« Bakterien, die Krankheiten verursachen.
- Der regelmäßige Konsum von probiotischen Nahrungsmitteln und Getränken trägt dazu bei, die Darm- und Mundflora auszugleichen und somit das Krankheitsrisiko zu minimieren.
- Es gibt auch »gute« Viren, die den Körper vor »schlechten« Viren schützen, und Virotherapien wie RIGVIR können Erstere unterstützen, wenn Letztere überhandnehmen und Probleme verursachen.
- Virotherapien provozieren im Körper eine hyperthermische Reaktion, die ebenfalls gegen Krankheiten wirken kann.
- Ätherische Öle stärken selektiv-toxisch das Immunsystem und bekämpfen schädliche Substanzen – Bakterien, Viren, Pilze etc. –, während sie gleichzeitig gutartige schützen.

KAPITEL 13

Enzym- und Stoffwechsel-/Mitochondrien-Therapie

Wenn ein großes Unternehmen beschließt, seine Kosten zu senken, indem es Abteilungen zusammenlegt und »Totlasten« abstößt und für diese »Reinigung« eventuell einen Berater beschäftigt, nennen wir diesen Vorgang Unternehmens-Neustrukturierung. Das geschieht in der Geschäftswelt ständig, um die Effektivität zu maximieren und sicherzustellen, dass den Konsumenten die hochwertigsten Güter und Dienstleistungen zu den niedrigsten Kosten zur Verfügung stehen.

Es ist eine ganz normale *Überlebenstaktik,* die viele Parallelen zur Funktionsweise unseres Körpers hat. Insbesondere im Hinblick auf das Zellsystem ist der menschliche Körper dafür gemacht, maligne und tote Zellen, die den gesunden in die Quere kommen, anzupeilen, damit sie aus dem Körper gespült werden können. Dadurch wird die allgemeine »Lebensqualität« der gesunden Zellen erhöht, die in der Folge wiederum optimal arbeiten können – eine Win-win-Situation im Sinne *Ihrer* Gesundheit.

Ich habe bereits über Apoptose, den programmierten *Zelltod,* gesprochen, mit dem das Immunsystem Krebszellen bekämpft, ehe sie bösartig werden und Tumoren und Metastasen bilden. Aber es gibt auch den Prozess des programmierten *Zelllebens,* den wir Autophagie nennen (von altgriechisch αὐτόφαγος, »sich selbst verzehrend«) und der für die Gesunderhaltung und Krankheitsprävention absolut unerlässlich ist.

Ähnlich wie ein Unternehmensberater übernimmt die Autophagie für den Körper die Aufgabe, die zelluläre Matrix von Abfall zu reinigen, um diesen zu entsorgen und/oder zu recyceln. Die Hauptaufgabe der Autophagie besteht sozusagen darin, den Müll – ob intrazelluläre Viren, Proteinaggregate, Bakterien, subzelluläre Organellen oder schadhafte Proteine – aufzusammeln *und ihn möglichst loszuwerden.*

Kurz gesagt: Autophagie unterstützt das Leben, nicht den Tod. Sie fungiert als eine Art »Schmieröl« im Getriebe des natürlichen zellulären Abbauprozesses und als Mechanismus, der die Zellen permanent instand hält und erneuert. Zudem optimiert sie den Vorgang der Abfallbeseitigung im Körper, was, wie Sie noch sehen werden, ein wichtiger Teil eines normalen Stoffwechsels ist.

Autophagozytose, ein anderer Begriff für Autophagie, ist auch für die Funktionalität des neurologischen Systems relevant. Eine im Magazin *Experimental Neurobiology* veröffentlichte Studie erklärt, wie das Nervensystem – das »Werkzeug«, durch das Zellen miteinander kommunizieren – auf die Autophagie angewiesen ist, um wachsen und sich regenerieren zu können. »Neuronen haben hoch dynamische zelluläre Prozesse für ihre ordnungsgemäßen Funktionen wie Zellwachstum, synaptische Formation oder synaptische Formbarkeit, indem sie Proteinsynthese und -abbau regulieren«, heißt es in der Studie. »Die Qualitätskontrolle der Proteine in Neuronen ist essenziell für ihre Physiologie und Pathologie.«[1]

Autophagie findet von Natur aus im Umfeld von Zellstoffwechsel und Enzymproduktion statt, und daher bringen Forscher ihre Dysfunktion vermehrt mit neurologischen Erkrankungen in Verbindung. Sie bewahrt auch den Kommunikationsapparat der Zellen, und ihr Ausfall kann zu Gehirnerkrankungen wie Alzheimer und Demenz führen, ganz zu schweigen von Krebs. Wenn Nervenbahnen nicht ständig von Abfall gereinigt werden, verlieren sie letztlich die Fähigkeit, überhaupt zu funktionieren. Daher ist Autophagozytose so wichtig.

Viele Experten mutmaßen inzwischen, dass Autophagie der wichtigste Faktor im Alterungsprozess ist, denn *wenn sie so funktioniert, wie sie soll,* sind Schäden durch freie Radikale und Zellfunktionsstörungen so gut wie nicht oder zumindest nur *minimal* vorhanden. »Es gibt Hinweise darauf, dass Langlebigkeit wesentlich mehr mit der Autophagie-Aktivierung zusammenhängt als mit anderen Maßnahmen für ein langes Leben – wie etwa Antioxidantienzufuhr von außen, endogener Hochregelung von Antioxidantien, Versorgung mit Spurenelementen, Hormonzufuhr, entzündungshemmenden Therapien, Telomerase-Aktivierung oder Stammzellentherapie«, schreibt Dr. James P. Watson, Experte für die Molekularbiologie des Alterns.[2]

Um es noch einmal zu unterstreichen: Autophagie ist der Abbauvorgang, mit dem Zellen permanent ihre eigenen unnötigen Zellbestandteile entsorgen, um neues Zellwachstum zu fördern und die Homöostase aufrechtzuerhalten. Sie ist der Mechanismus, der für eine Balance zwischen der Synthese, dem Abbau und dem Recycling von Zellbestandteilen sorgt – alles für den Zweck der optimalen Zellfunktion. Autophagie ist entscheidend für die Krebsprävention und sorgt dafür, dass unser Körper bei bester Gesundheit ist *und bleibt.*

Das Wissen, wie dieser Prozess funktioniert, gibt dem zellulären Lebenszyklus neue Bedeutung und stellt die populäre Krebstheorie auf den Kopf. Die Krebsindustrie ist nach wie vor auf Genmutationen als grundlegende Ursache von Krebs fixiert und geht mit einer unwirksamen pharmazeutischen Behandlung nach der anderen darauf los. Doch in Wahrheit sind DNA-Schäden lediglich ein *Symptom* einer gestörten Autophagie, die nur durch Therapien repariert werden kann, die den normalen Stoffwechsel wiederherstellen.

Genau das vermutete Otto Warburg bereits 1924 als die wahre Ursache von Krebs. Trotz vehementer Kritik seiner Kollegen vertrat er die These, dass Krebs keine genetische Krankheit sei, sondern eine von einem schadhaften Zellstoffwechsel gekennzeichnete *Stoffwechselkrankheit.* Anders ausgedrückt: Eine Störung in der Funktion der Mitochondrien – und nicht eine genetische Veranlagung – sei dafür verantwortlich, dass bisher gesunde Zellen plötzlich in einen anaeroben Zustand umschalten und kanzerös werden.

Dies ist die Grundlage der Stoffwechseltheorie zur Entstehung von Krebs, die voraussetzt, dass genetische Mutationen lediglich Sekundärsymptome von Krebs sind. Die Wissenschaft bestätigt dies, doch die Krebsindustrie zeigt sich nicht bereit, ihre Sichtweise zu korrigieren, und gibt sich sogar große Mühe, diese Tatsachen der Öffentlichkeit *vorzuenthalten.*[3]

Thomas Seyfried, Professor an der Boston University, beschreibt Krebs als eine Stoffwechselkrankheit, die »die gesamte Beschaffenheit der Zelle« verändert. Und genetische Mutationen sind laut Seyfried nur ein schädliches Nebenprodukt unter vielen, die diesen systemischen Destabilisierungsprozess verschlimmern, der die Wurzel *der meisten* (aber nicht aller) Krebsarten ist.[4]

Die umfassende DNA-Sequenzierung zeigt, dass sich die Mutationskennzeichen einzelner Krebsarten von Tumor zu Tumor und selbst von Zelle zu Zelle innerhalb desselben Tumors drastisch unterscheiden. Dies macht das pharmazeutische Modell sinnlos, genauso wie die Fokussierung auf die Behebung von DNA-Mutationen in der Behandlung von Krebs – es ist, als würde man auf ein sich bewegendes Ziel schießen. Oder, wie Dr. Ira Goodman es ausdrückt, »wie eine Multimilliarden-Dollar-Jagd auf das falsche Ziel«.[5]

Was die Metastasenbildung betrifft, das Todesurteil in fast allen Krebsdiagnosen, so hat sich die DNA-Sequenzierung als Therapieansatz aus fast den gleichen Gründen ebenfalls als spektakulärer Fehler herausgestellt. »Die umfassende Sequenzierung konnte keine einzelne Mutation ausmachen, die für das wichtigste Kennzeichen von Krebs verantwortlich wäre, diese eine Eigenschaft von Krebs, die für 90 Prozent aller Todesfälle durch Krebs verantwortlich wäre«, schreibt Travis Christofferson in seinem Buch *Tripping Over the Truth* (deutsch: *Paradigmenwandel: Das neue Verständnis von Krebs nach 100 Jahren Forschung*), in dem er Experimente erläutert, die die Nutzlosigkeit der Versuche demonstrieren, die nukleare DNA anzugehen, um Krebs zu beseitigen.[6]

Wenn also schadhafte DNA nicht für das Entstehen von Stoffwechselkrankheiten verantwortlich ist, was dann? Wie jedes andere System im Körper kann der Zellstoffwechsel durch eine ganze Reihe von Faktoren durcheinandergebracht werden, nicht zuletzt durch Nährstoffdefizite, toxische Überlastung und chronischen Stress. Ferner kann eine unzureichende Enzymaufnahme, über die ich bereits gesprochen habe, zu ernsthaften autophagischen Störungen führen; deshalb wird die Enzymtherapie immer häufiger herangezogen, um die Autophagie wieder in Schwung zu bringen.

Enzymtherapie und Krebs

Der 2015 verstorbene Dr. Nicholas Gonzalez trat für die proteolytische Enzymtherapie in der Krebsbehandlung ein, weil sie laut den Ergebnissen mehrerer Fallstudien eine unbestritten effektive Methode zur Optimierung der Autophagozytose ist. Die Idee stammte ursprünglich von dem Embryologen Dr. John Beard, der 1906 die These vertrat, dass proteolytische Verdauungsenzyme in der Behandlung aller Arten von Krebs wirksam seien, weil sie die *wichtigste* Abwehr des Körpers gegen Krebs darstellten.

Nach seinem Tod im Jahr 1923 gerieten Dr. Beards Vorstellungen und Methoden in Vergessenheit, bis sie Anfang der 1980er-Jahre wieder auftauchten. Dr. Gonzalez traf Dr. William Donald Kelley, einen Zahnarzt aus Texas, der Krebspatienten mit proteolytischen Enzymen behandelte. Dr. Gonzalez übernahm später diese Therapie als Teil seiner individuell erstellten Ernährungsprogramme bei Krebs, die – trotz seines bedauernswerten Ablebens – noch immer in seiner New Yorker Klinik angewandt werden.

Eine Monografie, die Dr. Gonzalez bereits 1986 im Rahmen seiner medizinischen Ausbildung erstellte, belegt, wie die Enzymtherapie vielen Krebspatienten geholfen hat, denen zuvor nur noch Monate oder gar wenige *Wochen* gegeben wurden, die aber noch *Jahre* später am Leben waren – wenn das keine eindrucksvolle Heilmethode für Krebs ist! Nachdem Dr. Gonzalez die Therapie an seiner Klinik eingeführt hatte, sah er die positiven Effekte der Enzymtherapie an seinen Patienten mit eigenen Augen. Diese Beweise legte er Dr. Linda Isaacs, stellvertretende Direktorin für Bewertung von Krebstherapien am National Cancer Institute (NCI), vor. Dr. Isaacs fand die Belege derart überzeugend, dass sie eine Pilotstudie mit Patienten in Auftrag gab, die an einer der unheilbarsten Krebsarten litten: Bauchspeicheldrüsenkrebs. Die Ergebnisse dieser Studie wurden 1999 in der Fachzeitschrift *Nutrition and Cancer* publiziert. Darin hieß es:

> »Von den elf Probanden litten acht an Krebs im Stadium IV. Von den elf Patienten lebten neun (81 Prozent) noch 1 Jahr, fünf von elf (45 Prozent) lebten noch 2 Jahre, vier von elf (36 Prozent) lebten noch 3 Jahre, und zwei überlebten länger als 4 Jahre. Im Vergleich dazu lebte in einer Studie mit dem Wirkstoff Gemcitabin von den 126 Patienten mit Bauchspeicheldrüsenkrebs nach 19 Monaten kein Einziger mehr.«[7]

Das NCI und das National Center for Alternative and Complementary Medicine finanzierten bald darauf eine groß angelegte Studie. Doch aufgrund des Missmanagements der involvierten Akademiker – laut Dr. Gonzalez gelang es diesen Wissenschaftlern nicht, sicherzustellen, dass die Patienten sich an die für die Studie nötigen Ernährungsrichtlinien hielten – kam sie zu keinem ähnlichen Ergebnis. Eine nachfolgende Untersuchung durch das Office of Human Research Protections, einen investigativen Zweig der National Institutes of Health, bestätigte die Vermutung, dass die Forscher an der Columbia University die Studie schlecht geleitet hatten – dies wurde durch die FDA erneut bekräftigt. All das hielt Dr. Gonzalez und sein Team nicht davon ab, dafür zu sorgen, dass sich die Wahrheit schließlich durchsetzte.

Eine von Experten geprüfte Studie, die 2004 im Magazin *Pancreas* veröffentlicht[8] und 2007 in einer längeren Abhandlung in der Fachzeitschrift *Alternative Therapies in Health and Medicine* aufgegriffen wurde, zeigte, dass die proteolytische Enzymtherapie tatsächlich eine effektive Heilmethode gegen Bauchspeicheldrüsenkrebs und viele andere Krebsarten ist. In Dr. Gonzalez' Klinik erzielt sie zusammen mit einer strikten Diät und Entgiftung die besten Resultate. »Die Therapie selbst ist recht komplex, beinhaltet aber im Grunde drei Komponenten: Diät, energische Nahrungsergänzung mit Nährstoffen und einem Bauchspeicheldrüsenpräparat (das natürliche Enzyme enthält) sowie Entgiftung«, konstatiert die Klinik. »Der Therapieplan wird individuell angepasst, und jeder Patient bekommt einen auf seine spezifischen Bedürfnisse ausgerichteten Ernährungsplan. Die Diät ist relativ variabel und reicht von rein vegetarischer Ernährung bis zu zwei- oder dreimal täglichem Konsum von fettem rotem Fleisch.«

Für einen Patienten, der bereits Krebs hat, ist die erforderliche Tagesdosis an Bauchspeicheldrüsenenzym-Präparaten relativ hoch: zwischen 130 und 175 Kapseln *täglich.* Diese Ergänzungsmittel, die Spurenelemente, Mineralstoffe, Vitamine, Antioxidantien und tierische Drüsenprodukte enthalten, werden ebenfalls nach dem individuellen Bedarf des Patienten verabreicht.

Der wichtigste Teil des Behandlungsplans ist das Bauchspeicheldrüsenpräparat, das von Tieren gewonnen wird, die in den unbelasteten Regionen Australiens und Neuseelands aufwachsen, wo die weltweit höchsten Standards für die Viehwirtschaft gelten. Gleichzeitig findet eine gründliche Entgiftung statt, die dem Körper hilft, alle metabolischen Abfallprodukte und eingelagerten Giftstoffe loszuwerden, die während der höchst effektiven Reparatur-und-Wiederaufbau-Phase der Behandlung ausgeschieden werden.[10]

Die Geschichte, wie Dr. Gonzalez dazu kam, diese Art der funktionellen Medizin zu praktizieren, ist schier unglaublich – insbesondere wenn man bedenkt, dass er an der Cornell University konventionell ausgebildet worden war. Dass Dr. Gonzalez zur Legende in der Welt der Krebstherapien wurde, hatte etwas damit zu tun, dass er zur rechten Zeit am rechten Ort war und sich genügend Offenheit bewahrte, um einen etwas anderen Weg einzuschlagen als seine Kollegen. Aufgrund seiner ernährungstechnischen Ausbildung unter Dr. Kelley und seiner Mentorschaft unter dem früheren Präsidenten des Memorial Kettering Cancer Center, Robert Good, machte Dr. Gonzalez sehr schnell Karriere und wurde im Bereich richtig angewandter Enzym- und Ernährungstherapien bei Krebs zu einer führenden Kapazität. Sein individualisierter Ansatz in der Behandlung entstand während seines Studiums bei Dr. Kelley, der zehn grundlegende Diäten sowie 94 Varianten dieser Diäten entwickelte, die er seinen Patienten verschrieb. Er erkannte, dass kein Ernährungsplan bei allen Patienten funktionieren kann, weil jeder Einzelne einen einzigartigen biologischen und physiologischen Aufbau hat.

Aber es sind die Enzyme, die die eigentliche Arbeit verrichten. Wie mir Dr. Gonzalez erklärte, scheinen sie die Proteine auf den Membranen von Krebszellen selektiv anzupeilen und »zu zerkauen«, wie er es ausdrückte. Wie das genau vor sich geht, muss jedoch erst noch erarbeitet werden, da es dahingehend bislang nicht genügend gründliche Tests gibt. »Zellmembranen sind ein wenig fetthaltig, enthalten aber auch Eiweißmoleküle, die als Rezeptoren fungieren, und Poren, durch die Nährstoffe hinein- und Abfallprodukte hinausgelangen können. […] Auf diese Art überleben Zellen: mit den Eiweißporen und Membranen. Diese Proteine – ich glaube, die Enzyme zerkauen sie. Normales Gewebe greifen sie nicht an«, erklärte er mir, allerdings mit Vorbehalt, denn »wir hatten die Billionen Dollar nicht, die es gekostet hätte, das zu untermauern«.

Was wir jedoch haben, sind zahlreiche von Experten geprüfte klinische Studien und Tiermodelle, die belegen, dass die Therapie wirkt, und zwar nicht nur an Dr. Gonzalez' Klinik, sondern auch an der von Dr. Kelley, der damit viele Jahre lang erfolgreich Patienten behandelt hat. Und Dr. Gonzalez wertete die Therapie nicht als eigenes Verdienst, sondern schrieb sie seinen Vorläufern zu, die diese umfassende Heilmethode entwickelten, die es nicht nur mit Krebszellen und Tumoren aufnimmt, sondern auch mit *Tumorabfall,* der so häufig Patienten krank werden lässt – daher sein Fokus auf Entgiftung.

»Sie wirken bei allen Arten von Krebs«, erklärte mir Dr. Gonzalez zu seinen Enzymen. »Deshalb wählte ich bewusst 26 unterschiedliche Arten von Krebs (für meine Forschung) – 50 Patienten mit 26 Krebsarten –, um zu beweisen, dass die Therapie bei allen Arten von Krebs wirkt: bei Leukämie, Lymphom, Blutkrebs, soliden Tumoren, Brust-, Darm-, Rektal-, metastasierendem Prostatakrebs und einer ganzen Reihe anderer.«

Am eindrucksvollsten wirkt sie jedoch gegen Bauchspeicheldrüsenkrebs, der ansonsten weithin als unheilbar gilt. Eine von Dr. Kelleys Patientinnen, Arlene Van Straten aus Appleton in Wisconsin, wurde vor über 30 Jahren durch dieselbe Enzymtherapie von Bauchspeicheldrüsenkrebs geheilt, die an Dr. Gonzalez' Klinik in New York City noch immer angewandt wird. Ihre Geschichte ist ein Beleg für das erstaunliche Potenzial der Therapie als universellem Krebskiller.

★ ★ ★

Eine Patientin von Dr. Gonzalez, Brenda Michaels, hat seit 30 Jahren Brustkrebs und ein Zervikalkarzinom überlebt. Sie erzählte mir ihre Geschichte:

»Mir wurde gesagt, ich sei extrem toxisch und bräuchte eine Entgiftung. [...] Ich erfuhr von Kaffee-Einläufen – etwas, auf das die meisten Menschen so reagieren: ›O Gott, erzähl's mir nicht, ich will das nicht hören.‹ Aber als ich hörte, was die Kaffeebohne beinhaltet und wie sie diese Poren in der Leber öffnet, um die Giftstoffe aus der Leber zu ziehen, ergab das für mich durchaus Sinn. Ich machte es also, statt all das von mir zu weisen, denn für viele ist die Diät zu streng, und die Tabletten muss man so oft einnehmen, und mitten in der Nacht muss man aufstehen und einen Kaffee-Einlauf machen. Enzyme, Vitamine, Mineralien. Ich nahm 143 verschiedene Vitamine, Mineralien und Enzyme am Tag – 5 Tage Einnahme, 2 Tage Pause.

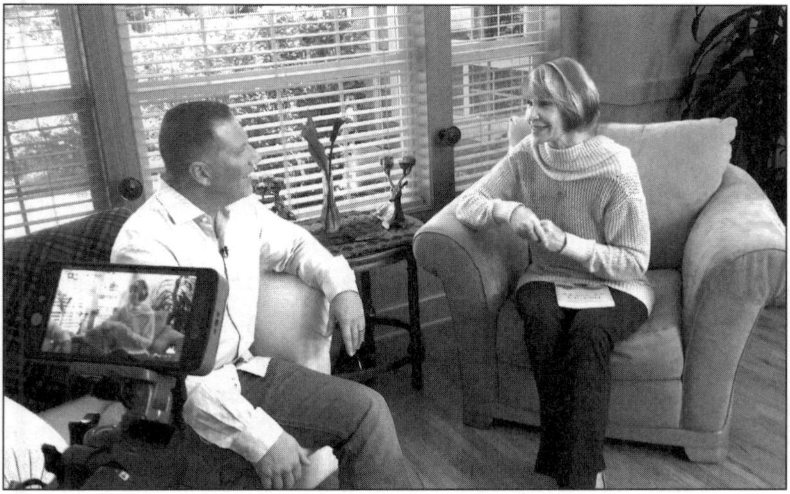

Mit Brenda Michaels in Seattle

Und dazwischen machte ich diese sehr heftigen Entgiftungsprozeduren, die er seinen Patienten verordnet. [...] Inzwischen bin ich über 60, und ich bin gesünder, als ich es jemals war.«

★ ★ ★

Stoffwechseltherapie: Krebs verursachenden Müll loswerden

Wie Sie sehen, ist Dr. Gonzalez' Therapieansatz mehrgleisig und umfasst Ernährung, Enzyme und Entgiftung. Jeder einzelne Faktor ist darauf ausgerichtet, die Giftstoffe im Körper zu beseitigen, die das Immunsystem schwächen und dem Krebs Tür und Tor öffnen. Dieser allumfassende Therapieansatz fällt unter den Oberbegriff *Stoffwechseltherapie.*

Neben den Stoffwechseltherapien von Dr. Gonzalez und seinem Vorgänger Dr. Kelley gibt es noch viele andere, die ebenfalls große Erfolge verzeichnen, darunter die berühmte Gerson-Therapie, die Issels-Immuntherapie, die Makrobiotik und die Contreras-Stoffwechselkur. Manche von ihnen überlappen sich in bestimmten Bereichen – einige beinhalten Kaffee-Einläufe zur Darmreinigung sowie die

Entfernung von Zahnfüllungen aus Quecksilber, um Schwermetalle aus dem Körper zu eliminieren. So wird die Fähigkeit des Körpers, Krankheiten abzuwehren, gestärkt.

Eines aber haben fast alle Formen der Stoffwechseltherapie gemeinsam: die Fokussierung auf eine *reine, vollwertige Ernährung,* ergänzt durch Vitamine und Mineralstoffe. Hinter der Gerson-Therapie etwa steht der Grundgedanke, den Körper mit den Nährstoffen geradezu zu überfluten. Dazu werden *täglich* 15 bis 20 Pfund biologisch angebaute Früchte und Gemüse verzehrt. Vieles davon wird in Form frisch gepresster Säfte zu sich genommen, bis zu 13 Gläser am Tag, davon stündlich eines. Das Ergebnis sind eine verbesserte Sauerstoffsättigung des Blutes und eine gründliche Beseitigung von Giftstoffen. Das Gerson Institute erklärt:

> »Die Oxidation wird für gewöhnlich mehr als verdoppelt, denn ein Sauerstoffmangel im Blut trägt zu vielen degenerativen Erkrankungen bei. Auch der Stoffwechsel wird durch die Zufuhr von Schilddrüsenpräparaten, Kalium und anderen Nahrungsergänzungsmitteln sowie durch die Vermeidung von tierischen Fetten, zu viel Eiweiß, Natrium und anderen Toxinen stimuliert.
>
> Durch degenerative Erkrankungen wird der Körper zusehends unfähig, Abfallstoffe adäquat auszuscheiden, was normalerweise zu Leber- und Nierenversagen führt. Die Gerson-Therapie setzt intensive Entgiftungsmethoden ein, um Abfall zu beseitigen, die Leber zu regenerieren, das Immunsystem zu reaktivieren und die wichtigsten Abwehrkräfte des Körpers instand zu setzen: Enzym-, Mineral- und Hormonhaushalt. Mit großzügigen Portionen hochwertiger Nahrung, verstärkter Sauerstoffzufuhr, Entgiftung und verbessertem Stoffwechsel können die Zellen – und somit der Körper – sich regenerieren, gesund werden und sich vor künftigen Krankheiten schützen.«[11]

Bei der Gerson-Therapie dreht sich alles um Gemüse und andere pflanzliche Nahrungsmittel sowie um strikte Supplementierung. Dr. Max Gerson war auch ein großer Verfechter von Kaffee-Einläufen, die seiner Meinung nach die Therapie abrunden und die Beseitigung jedweder krebsverstärkenden Toxine maximiert.

Die Issels-Immuntherapie hat einen etwas anderen Ansatz: Sie attackiert und eliminiert Krebszellen mit spezifischen wie auch unspezifischen Methoden, während sie ein »Mikroumfeld« schafft, das Tumorwachstum und -ausbreitung verhindert. Zum Programm gehören atoxische Impfstoffe, Zelltherapien und individuell zugeschnittene immunbiologische Kerntherapien, die ständig verbessert werden, um jeweils besser und schneller zu wirken als vorangegangene Durchgänge.

Das Issels Medical Center arbeitet mit einer Kombination aus ernährungsbezogener Immuntherapie, Eigenblutbehandlung (derselben Methode wie jene, die in der Ozontherapie eingesetzt wird), Enzymtherapie, Oxidationstherapie, Photolumineszenz (UV-Licht), Lätriltherapie, polarisierenden Lösungen, Drüsenpräparaten, Phytotherapie, Homöopathie, Infusionsnährlösungen, Nutrazeutika, psychologischer Beratung und Physiotherapie.

Die drei wichtigsten Komponenten der Issels-Immuntherapie sind:[12]

Krebsbekämpfende Impfstoffe

Diese Impfstoffe provozieren dentritische Zellen (die leistungsfähigsten antigenproduzierenden Zellen im Körper), sowohl die angeborene als auch die adaptive Immunität zu stützen, während sie gleichzeitig die Produktion krankheitsbekämpfender Faktoren ankurbelt, darunter Interferonen, Interleukinen, koloniestimulierende Faktoren und der Tumor-Nekrose-Faktor.

Immunstärkende Maßnahmen

Aktivierte natürliche Killerzellen (NK) und Lymphokin-aktivierte Killerzellen (LAK) werden zugeführt, um Krebszellen zu zerstören; und autologe Zytokine werden zugeführt, um das Immunsystem zu stärken. Stammzellen können dazu beitragen, geschädigte Gewebe und Organe zu reparieren, während die extrakorporale Photopherese immunmodulatorisch wirkt. Und auch durch systemische Hyperthermie, die Erwärmung des ganzen Körpers, wird die Immunfunktion gestärkt.

Umfassende immunbiologische Kerntherapie

Diese individuell zugeschnittene Kombination nichttoxischer Therapien trägt dazu bei, Krebstumoren zu zerstören, indem sie die zugrunde liegenden Immunstörungen, die zu ihrer Bildung führten, angeht. Zweck dieser Komponente ist es, die natürlichen Abwehrmechanismen des Körpers wiederherzustellen und zu aktivieren.

Die makrobiotische Ernährung wurde in den 1920er-Jahren vom japanischen Philosophen George Ohsawa entwickelt. Es ist eine Methode zur Verbesserung der Koexistenz des Menschen mit der Natur. Ohsawa glaubte, der beste Weg, chronische Krankheiten zu vermeiden und zu heilen, sei der Konsum lebender, giftstofffreier Nahrungsmittel. Das kommt Ihnen bekannt vor? Natürlich, denn die Makrobiotik passt zur Enzymtherapie und vielen anderen alternativen Krebstherapien, die ich Ihnen bereits vorgestellt habe. Obwohl sie normalerweise für jeden Menschen individuell zugeschnitten wird, besteht eine echte makrobiotische Diät aus Folgendem:

- Biologisch angebaute Zerealien – brauner Reis, Gerste, Hafer und Buchweizen – machen *die Hälfte* aller konsumierten Lebensmittel aus.
- Obst und Gemüse aus lokalem biologischem Anbau machen *ein Viertel* aus.
- Suppen aus Gemüse, Algen, Kichererbsen, Bohnen, Linsen und Miso (fermentierten Sojabohnen) machen ebenfalls bis zu *einem Viertel* aus.

Um es klarzustellen: Ich rate nicht unbedingt zu diesem strengen Diätplan – viele sind der Meinung, dass der Verzehr so großer Mengen Getreide eher Krebs *fördert* als *verhindert* –, aber ich möchte diese Form der Ernährung auf jeden Fall erwähnen, weil einige Menschen damit tatsächlich Krebs bekämpfen konnten.[13]

Der 2003 verstorbene Dr. Ernesto Contreras vom Oasis of Hope Hospital im mexikanischen Tijuana entwickelte seine eigene Stoffwechseltherapie, die er Contreras Alternative Cancer Treatment (C-ACT) nannte. Wie Dr. Gonzalez' Enzymtherapie ist die C-ACT ein mehrgleisiger Therapieansatz, der auf jeden Patienten angepasst wird.

Je nach Gesundheitszustand wird der Patient einem von zwei C-ACT-Programmen zugeordnet: C-ACT-Q beinhaltet neben den grundlegenden C-ACT-Maßnahmen (siehe unten) auch eine zytotoxische Chemotherapie, und C-ACT-C beinhaltet statt Chemotherapie Infusionen von hochdosiertem Vitamin C.

Die therapeutischen Elemente der C-ACT im Einzelnen:[14]

Zell-Redox-Regulationstherapie

Hochdosiertes Vitamin C wird zusammen mit Vitamin K intravenös verabreicht, um letale Mengen von Wasserstoffperoxid in Tumoren einzubringen und sie dadurch effektiv abzutöten.

Vorkonditionierung auf oxidativen Stress

Mit Ozon-Eigenblutaufbereitung und UV-Blutbestrahlung werden gesunde Zellen darauf konditioniert, sich selbst gegen den mit der Behandlung einhergehenden oxidativen Stress zu schützen.

Immunstimulationstherapie

Mit immunstimulierenden Wirkstoffen wie Probiotika, Kaffee und dem Hormon Melatonin werden die krebsbekämpfenden Eigenschaften des Immunsystems angekurbelt.

Signalübermittlungstherapie

Mit Nährstoffen, Phytochemikalien und Arzneistoffen wird Einfluss auf die Signalwege von Krebszellen genommen, um sie besser kontrollieren und zerstören zu können.

Zytotoxische Therapie

Wenn all diese Schritte unternommen wurden, wird mit niedrig dosierter Chemotherapie oder anderen zytotoxischen Wirkstoffen den Krebszellen und Tumoren der letzte Schlag verpasst.

Emotionale und psychische Beratung

Da jede Form von Krebsbehandlung anstrengend ist, bietet man bei Oasis of Hope den Patienten emotionale Beratung und psychische Unterstützung an.

Bei Krebs spielen so viele Faktoren eine Rolle, dass eine individuell zugeschnittene Therapie die einzig logische Lösung ist. Ich mag den mehrgleisigen Ansatz, den Oasis of Hope, Dr. Gonzalez und andere verfolgen, weil er im Kampf gegen Krebs keinen Stein auf dem anderen lässt. Oft benutzen wir dafür den Begriff *integrativ,* denn genau das tut diese Art der Behandlung: Sie integriert die Heilkraft von Nährstoffen, Immunfaktoren, Sauerstoff, Zytotoxinen, Licht, Klang, Wärme, Enzymen etc., um den Krebs aus allen Richtungen anzugreifen.

Es reicht nicht, die Krebszellen anzupeilen und zu zerstören, denn in vielen Fällen wissen sie genau, wie sie diesem Versuch entschlüpfen können, indem sie ihre Zelte an einem anderen Ort im Körper aufschlagen. Und währenddessen mutieren sie und werden beim zweiten Mal sogar stärker. Und eine Flächenbombardierung des ganzen Körpers mit Gift und Bestrahlung zerstört einfach *alles,* einschließlich der Immunfaktoren, die sich selbst um den Krebs kümmern würden, wenn sie schlicht stark genug und dafür ausgerüstet wären. Deshalb ist eine umfassende Behandlung, die darauf ausgerichtet ist, das Immunsystem zu stärken und gesunde Zellen für den Krieg auszurüsten, ein wichtiger Bestandteil der Krebsbehandlung, insbesondere bei Krebs in einem fortgeschrittenen Stadium, der bereits Metastasen gebildet hat.

Proteolytische Enzyme für die Krebsvorsorge im Alltag

Aus der Erkenntnis, dass die adäquate Funktion der Mitochondrien die Grundlage ist, auf der unsere Zellen ATP, die Zellenergie, produzieren, folgen die nächsten erforderlichen Schritte, für eine optimale mitochondriale Funktion zu sorgen, um sich gegen Krebs zu wappnen. Und meines Erachtens ist eine der besten Methoden hierzu, sowohl aus der Ernährungs- als auch aus der Entgiftungsperspektive, die Nahrungsergänzung durch proteolytische Enzyme.

Eine in der Fachzeitschrift *Nature Reviews Molecular Cell Biology* veröffentlichte Abhandlung verdeutlicht, warum proteolytische Enzyme so wichtig sind: Ohne sie sind zelluläre Mitochondrien nicht in der Lage, Proteine zu synthetisieren, die Zellapoptose auszulösen, Abfallprodukte zu beseitigen und andere lebenswichtige Aufgaben zu erfüllen. Wenn diese Aufgaben verhindert werden, können die Folgen verheerend sein: neurodegenerative Erkrankungen, metabolisches Syndrom und Krebs.[15]

Deshalb kann ich nicht genug betonen, wie wichtig die Nahrungsergänzung durch systemische, proteolytische Enzyme ist, die nicht nur das Blut reinigen und die Funktion der Lymphe stärken, sondern auch

- systemische Entzündungen im gesamten Körper kontrollieren,
- das Herz-Kreislauf-System reparieren und wiederherstellen,
- den Blutfluss verbessern,
- das Immunsystem sanieren und optimieren,
- Blutgerinnseln und Arterienablagerungen vorbeugen und diese auflösen,
- Belastungsfähigkeit und Erholungszeiten erhöhen,
- bösartige Eiweiße im Weichteilgewebe und im Blut abbauen.

Jon Barron schreibt in seiner Abhandlung *Enzymes Defined* über die mehr als 70 000 unterschiedlichen Enzyme im menschlichen Körper, die jede einzelne Funktion regeln – und wir sprechen hier nicht nur von Verdauungsenzymen, sondern eher von systemischen bzw. Stoffwechselenzymen, die die Art und Weise kontrollieren, wie der Körper funktioniert. »Proteolytisch ist ein Sammelbegriff für hydrolytische Enzyme, die speziell die chemische Aufspaltung von Proteinen erleichtern, indem sie die Verbindung zwischen Aminosäuren, die diese Proteine bilden, lösen«, schreibt Barron. »Von anderen Enzymen im Körper unterscheiden sie sich durch ihre Fähigkeit, sich an geänderte Bedürfnisse anzupassen.«[16]

Wenn man weiß, dass alle Pathogene, Allergene und bösartigen Zellen (Krebszellen) Protein-Abwehrschilde haben, versteht man auch, warum proteolytische Enzyme, die auf einzigartige Weise Proteine abbauen können, so wichtig für die Instandhaltung und die Abfallbeseitigung sind. Proteolytische Enzyme sind auf systemischer Ebene der wohl wichtigste Faktor in der Krebsprävention.

Ein hochwertiges proteolytisches Enzympräparat enthält die folgenden Enzyme in ihren unterschiedlichen Aktivitätsgraden:

- Protease: 300 000 HUT (*hemoglobin units tyrosine* – Hämoglobineinheiten auf Tyrosin-Basis).
- Pilz-Pankreatin: 1200 USP (United States Pharmacopeia).

- Nattokinase: 540 FU (*fibrinolytic units* – fibrinolytische Einheiten; bezieht sich auf die Fähigkeit, das Blutgerinnungsenzym Fibrin aufzuspalten).
- Seaprose S: 15 000 U (Enzymeinheiten).
- Papain: 72 MCU (*milk clotting units* – Milchgerinnungseinheiten; die Maßeinheit gibt an, wie schnell ein Enzym Milcheiweiß aufspaltet; manchmal auch als PU – *papain units* – angegeben, 1 PU ist 0,1 MCU).
- Bromelain: 336 GDU (*gelatin-digesting units* – Gelatineaufspaltungseinheiten; die Maßeinheit gibt an, wie schnell dieses Enzym Gelatine aufspaltet (1 MCU entspricht rund 0,67 GDU).
- Amylase: 3000 SKB (nach den Testentwicklern Sandstedt, Kneen und Blish benannte Maßeinheit; manchmal als DU – *dextrinizing unit* oder Dextrinierungseinheit – angegeben, SKB = DU.
- Lipase: 192 FIP (Testverfahren der Fédération Internationale Pharmaceutique).

Der Nutzen proteolytischer Enzympräparate ist die Investition auf jeden Fall wert, und die regelmäßige Einnahme kann für die Krebsprävention entscheidend sein. Der Körper nutzt sie, um

- gefährliche Bakterien, Viren, Schimmel und Pilze zu zerstören,
- schädliche Entzündungen einzudämmen,
- das Blut zu reinigen,
- die Lungen zu reinigen,
- die Immunität zu maximieren,
- Narbengewebe aufzulösen,
- die systemische Entgiftung zu unterstützen,
- Autoimmunerkrankungen zu verhindern.

Das Wichtigste ist, proteolytische Enzyme mit einer Ernährung aus *hauptsächlich* rohen, lebenden Nahrungsmitteln und *weniger* gekochten und verarbeiteten Lebensmitteln zu kombinieren. Und denken Sie daran, Ihr Essen gründlich zu kauen und über den Tag verteilt reichlich Wasser zu trinken, denn wenn Sie dehydriert sind, hört die Entgiftung abrupt auf.

Die eingeschränkte ketogene Diät

Bei der eingeschränkten ketogenen Diät geht es darum, Krebszellen auszuhungern, indem man ihnen Stoffe, von denen sie sich ernähren, entzieht, und gleichzeitig gesunde Zellen zu stärken. Das bedeutet hauptsächlich, Kohlenhydrate (und in geringerem Maß auch Proteine, je nach Krebsart) zu streichen und stattdessen Fette zu sich zu nehmen – viele Fette!

Wenn für die zelluläre Brennstoffproduktion keine Kohlenhydrate mehr zur Verfügung stehen, beginnt der Körper, Fett als alternativen Brennstoff zu verarbeiten und es zu einer einzigartigen Klasse von Verbindungen zu verwandeln, Ketone genannt. Krebszellen haben keine Verwendung für Ketone, aber gesunde Zellen können sich schnell daran anpassen und verwerten sie als Nahrung – eine Win-win-Situation im Kampf gegen Krebs.

Professor Seyfried führte extensive Studien über Ketone durch und fand heraus, dass sie sowohl antiangiogenetisch (das heißt, sie schalten die Energiezufuhr der Tumoren ab und entziehen ihnen dadurch Nährstoffe) als auch proapoptotisch (sie lösen den programmierten Tod von Krebszellen aus) wirken. Ziel ist es, Krebszellen so viel metabolischem Stress wie nur möglich auszusetzen und ihr Versorgungssystem so sehr zu schwächen, dass ihre Beseitigung mittels zusätzlicher Therapien nahezu mühelos wird.

Die eingeschränkte ketogene Diät wird normalerweise nicht als alleinige Form der Krebsbehandlung verordnet, sondern dient vielmehr als Ergänzung, die andere Therapien wie die hyperbare Sauerstofftherapie effektiver macht. Die Kombination dieser nichttoxischen Methoden nutzt die metabolischen Defizite bei Krebs, trägt deutlich zum Senken des Blutzuckers und der Wachstumsrate von Tumoren bei und erhöht die Überlebensrate.[17]

Intermittierendes Fasten

Viele Menschen tun es aus kulturellen oder religiösen Gründen, aber auch in der Krebstherapie hat Fasten seinen Platz – und ich spreche hier nicht von tagelangem Hungern, um Erfolge zu sehen. Die einfache

Neuordnung der *Tageszeiten,* zu denen Sie etwas essen, eine Methode, die *intermittierendes Fasten* genannt wird, kann Ihren Stoffwechsel wieder auf Trab bringen.

In der Hope4Cancer Clinic in Tijuana wird diese Ernährungsform mit den anderen Behandlungsmethoden kombiniert. Die Essenszeiten der Patienten werden von den normalen Zeiten morgens, mittags und abends, auf ein viel kleineres, 6- bis 8-stündiges Zeitfenster während des Tages reduziert. Dadurch konnten schon viele ihren Krebs schneller und einfacher überwinden.

Intermittierendes Fasten kurbelt nachweislich die Insulinsensitivität an und reduziert die Insulinresistenz, während es gleichzeitig eine normale Autophagie unterstützt. Oscar Puig, Ernährungsexperte am Hope4Cancer Institute, bevorzugt die »Leangains«-Methode des intermittierenden Fastens, die das Zeitfenster, in dem gegessen werden darf, auf 12 bis 20 Uhr beschränkt. Diese Methode ist sowohl effektiv als auch leicht einzuhalten, weil der Tagesplan dabei immer gleich bleibt, statt ständig zu wechseln.[18]

Vielleicht glauben Sie nicht, dass es den Krebsstatus eines Menschen beeinflusst, wenn der Körper für festgesetzte Zeiten keine Nahrung bekommt – aber es hat durchaus einen Effekt. Eine 2009 an der University of Southern California durchgeführte Studie ergab, dass Zellen auf diese »Hungermodus«-Periode unterschiedlich reagieren – je nachdem, ob es sich dabei um gesunde oder maligne handelt.

Gesunde Zellen warten diese »Dürreperiode« normalerweise einfach ab, indem sie sich in eine Art Ruhezustand begeben, der sie vor Schäden bewahrt. Krebszellen hingegen wachsen weiter, weil ihr genetischer Mechanismus im »On«-Modus bleibt, wodurch sie weniger stressresistent und störanfälliger sind.

»Die Zelle begeht tatsächlich zellulären Suizid«, sagte Valter Longo, außerordentlicher Professor für Gerontologie und Biologie an der University of Southern California, der seit Jahren die Auswirkungen des intermittierenden Fastens auf Krebs und die Art, wie Krebszellen auf diese nichttoxische Therapie reagieren, untersucht. »Wir sehen, dass die Krebszelle den Mangel an all diesen Dingen, die nach dem Fasten im Blut fehlen, zu kompensieren versucht. Vielleicht versucht sie sogar, diese zu ersetzen, was sie aber nicht kann.«[19]

Tatsache ist, dass jede Form von Krebs mit einer Stoffwechseltherapie behandelt werden kann, ob diese nun in intermittierendem Fasten, der eingeschränkten ketogenen Diät, der Enzymtherapie oder einer Kombination aus diesen besteht. Professor Seyfried drückt es so aus: Bei allen Krebsformen ist »dieselbe schöne metabolische Zielscheibe« auf ihren Rücken gezeichnet – das heißt, um den Sieg über diese schreckliche Krankheit davonzutragen, muss man einfach dieses Ziel treffen, und zwar so kräftig wie möglich.[20]

Das sollten Sie wissen

- Der menschliche Körper ist darauf ausgerichtet, tote Zellen und Abfall effektiv zu beseitigen und ständig neue gesunde Zellen zu bilden (Autophagie), aber zu viele Giftstoffe und Nährstoffmangel können diesen wichtigen Vorgang behindern.
- Immer mehr Studien zeigen, dass die Enzymtherapie die Autophagie wiederherstellen und gesundheitliche Probleme, die deren Versagen verursacht hat, wieder aufheben kann.
- Stoffwechseltherapien mit Enzymen, Entgiftung und Diät sind in der Erneuerung der Autophagie nachweislich noch effektiver.
- Umfassende Immuntherapien wie jene, die das Issels Medical Center anbietet, sorgen durch eine Kombination aus Enzymen, Sauerstoff, Energie, Entgiftung, Homöopathie, Ernährung usw. für eine optimale Gesundheit.
- Die tägliche Einnahme von proteolytischen Enzymen ist eine hervorragende Maßnahme, um Autophagiestörungen und chronischen Krankheiten vorzubeugen.
- Dem Körper beizubringen, Fette statt Kohlenhydrate zur Energiegewinnung zu nutzen (im Rahmen der eingeschränkten ketogenen Diät), kann Krebszellen aushungern.
- Intermittierendes Fasten kann ebenso dazu beitragen, die Autophagie auf einen normalen Status zu bringen.

Schlussbemerkung

Ich danke Ihnen dafür, dass Sie dieses Buch gelesen haben! Ich hoffe sehr, dass es Ihnen sowohl Munition für den Kampf gegen den Krebs als auch Hoffnung geben konnte. So Gott will, wird der Tag kommen, an dem die Allgemeinheit freien Zugang zu allen natürlichen Krebstherapien haben wird und alle Ärzte diese fortschrittliche Medizin anwenden werden.

Es ist mein aufrichtiger Wunsch, dass dieses Buch Sie erkennen ließ, dass Krebs kein Todesurteil bedeuten muss. Es besteht immer Hoffnung. Und ich vertraue darauf, dass dieses Buch Ihnen bewusst macht, dass Sie durchaus natürliche Alternativen zu den »Big Three« – Chemotherapie, Bestrahlung und chirurgische Eingriffe – haben, auch wenn diese Alternativen vielleicht nicht den Zulassungsstempel der Krebsindustrie tragen. Ich hoffe sehr, Sie erkennen nun, dass Sie Ihren Körper nicht vergiften, aufschneiden oder verbrennen lassen müssen.

Ein Wort der Warnung: *Hüten Sie sich vor den Wölfen im Schafspelz!* Krankenhäuser und andere Anbieter sogenannter »ernährungsbasierter«, »holistischer« oder »integrativer« Heilmethoden legen bei der Frage nach natürlichen Methoden der Krebsbehandlung ein Lippenbekenntnis ab, nur um Patienten anzulocken. Doch sind diese erst einmal drin, wird nicht selten versucht, sie davon zu überzeugen, dass die schulmedizinischen Therapien ihre einzige Hoffnung seien. Sie wissen es nun besser. Und wie Ihr Krebs behandelt wird, ist Ihre Entscheidung.

Ich möchte mit einem Zitat von Dr. Martin Luther King junior schließen:

> »Die wahre Größe eines Menschen lässt sich nicht daran messen, wo er in Zeiten von Komfort und Bequemlichkeit steht, sondern wo er in Zeiten der Herausforderung und Kontroverse steht.«

Anmerkungen

Die Weblinks im folgenden Quellenverzeichnis waren bei Redaktionsschluss alle aufrufbar. Sollte dies nach dem Druck nicht mehr der Fall sein, kann der Link in der Regel durch das Internetarchiv (*https://archive.org/web/*) aufgefunden werden.

Einleitung

1 *Cancer Facts and Figures 2015*, American Cancer Society, Atlanta 2015.

Kapitel 1: Hippokrates, Jenner und Pasteur: Die Anfänge der Medizin

1 Christos Yapijakis: »Hippocrates of Kos, the father of clinical medicine, and Asclepiades of Bithynia, the father of molecular medicine«, *In Vivo*, Juli/August 2009; 23(4), S. 507–514, *https://www.ncbi.nlm.nih.gov/pubmed/19567383*.

2 *The Genuine Works of Hippocrates*, übersetzt von Francis Adams, The Sydenham Society, London 1849, S. 360.

3 Michael North (Übersetzer): »Greek Medicine«, History of Medicine Division, National Library of Medicine, National Institutes of Health, *https://www.nlm.nih.gov/hmd/greek/greek_oath.html*.

4 Christos Yapijakis: »Hippocrates of Kos …«, a. a. O.

5 Ebd.

6 Peter Tyson: »The Hippocratic Oath Today«, *Nova*, 27. März 2001, *http://www.pbs.org/wgbh/nova/body/hippocratic-oath-today.html*.

7 *Contagion: Historical Views of Diseases and Epidemics*, Harvard University Library, Open Collections Program, *http://ocp.hul.harvard.edu/contagion/germtheory.html*.

8 »Dr. Jenner's House, Museum and Garden«, *http://www.jennermuseum.com/dr-jenner.html*.

9 Steven Greenberg: »A Concise History of Immunology«, *http://www.columbia.edu/itc/hs/medical/pathophys/immunology/readings/ConciseHistoryImmunology.pdf*.

10 J. F. Hammarsten et al.: »Who discovered smallpox vaccination? Edward Jenner or Benjamin Jesty?«, Transactions of the American Clinical and Climatological Association, 1979, 90, S. 44–55, *http://www.ncbi.nlm.nih.gov/pmc/articles/PMC2279376/pdf/taccaoo099-0087.pdf*.

11 Lecia Bushak: »A Brief History of Vaccines: From Medieval Chinese 'Variolation' to Modern Vaccination«, *MedicalDaily.com*, 21. März 2016, *http://www.medicaldaily.com/history-vaccines-variolation-378738.*

12 Brendon Barnett: »Louis Pasteur Biography and Timeline«, Pasteur Brewing, 21. Dezember 2010, *http://www.pasteurbrewing.com/louis-pasteur-biography-and-timeline/.*

13 *Biography.com*: »Louis Pasteur«, *http://www.biography.com/people/louis-pasteur-9434402.*

14 V. H. Holsinger et al.: »Milk pasteurization and safety: a brief history and update«, *Revue scientifique et technique*, International Office of Epizootics, 1997, 16(2), S. 441–451, *http://www.oie.int/doc/ged/d9152.pdf.*

15 R. B. Pearson: *Pasteur: Plagiarist, Impostor – The Germ Theory Exploded*, in Ethel Douglas Hume: *Béchamp or Pasteur? A Lost Chapter in the History in Biology*, 1942, *http://www.mnwelldir.org/docs/history/biographies/Bechamp-or-Pasteur.pdf.*

16 M. G. Garko: »The Terrain Within: A Naturalistic Way to Think About and Practice Good Health«, ursprünglich veröffentlicht in *Health and Wellness Monthly*, August 2012, zu finden unter *http://letstalknutrition.com/the-terrain-within-a-naturalistic-way-to-think/.*

17 Ebd.

18 Myron Schultz: »Rudolph Virchow«, *Emerging Infectious Diseases*, 2008, 14(9), S. 1480–1481, *http://www.ncbi.nlm.nih.gov/pmc/articles/PMC2603088/.*

19 Anthony Raphael Leon: *Digestion Takes Precedence over Disease*, Dog Ear Publishing, Indianapolis 2008, S. 79.

20 Michael Lam: »Healthy Gut Bacteria: Maintaining a Healthy Biological Terrain«, *https://www.drlam.com/blog/healthy-gut-bacteria/411/.*

Kapitel 2: Der *Flexner-Report*: Die Übernahme der Medizin durch die großen Ölkonzerne

1 Andrew H. Beck: »The Flexner Report and the Standardization of American Medical Education«, *Journal of the American Medical Association*, Mai 2004, 291(17), *http://hsc.unm.edu/community/toolkit/docs/postflexner.pdf.*

2 Thomas P. Duffy: »The Flexner Report – 100 Years Later«, *Yale Journal of Biology and Medicine*, September 2011; 84(3), S. 269–276, *http://www.ncbi.nlm.nih.gov/pmc/articles/PMC3178858/.*

3 Ebd.

4 Ebd.
5 Shabih Zaidi et al.: *Teaching and Learning Methods in Medicine*, Springer, New York 2015, S. 41.
6 Abraham Flexner: *Medical Education in the United States and Canada: A Report to the Carnegie Foundation for the Advancement of Teaching*, 1910, Einleitung von Henry S. Pritchett, S. xiv, *http://archive.carnegiefoundation.org/pdfs/elibrary/Carnegie_Flexner_Report.pdf.*
7 Duffy, »The Flexner Report«, a. a. O.
8 Ebd.
9 »History of Royal R. Rife, Jr. (and the Rife Ray Machine)«, *DFE Research*, 2005, *http://www.dfe.net/RifeHist.html.*
10 »Who was this man? Why is the drug industry so afraid of him? Royal Raymond Rife«, Hidden Mysteries: The Health Archive, *http://www.hiddenmysteries.org/health/unbelievable/rife.html.*
11 Richard Walters: »Hoxsey's Herbs Heal Cancers, Red Clover, Burdock Root, others offer track record of success: AMA, NCI, FDA Suppressed Treatment«, *The Herb Quarterly*, 1994, *http://web.archive.org/web/20130907052340/http://www.rubysemporium.org/hoxseysherbs.html.*
12 Benedict Fitzgerald: »A Report to the Senate Interstate Commerce Committee on the Need for Investigation of Cancer Research Organizations«, *Congressional Record*, 1953:A5350, *http://www.newmediaexplorer.org/chris/Fitzgerald%20Report%201953.pdf.*
13 Steve Agocs: »Chiropractic's Fight for Survival«, *AMA Journal of Ethics*, 2011; 13(6), S. 384–388, *http://journalofethics.ama-assn.org/2011/06/mhst1-1106.html.*
14 Joseph Keating, Jr.: »One Hundred Years Ago in Chiropractic: The Long Trail of Persecution and Prosecution«, Dynamic Chiropractic: The Chiropractic News Source, 2005, *http://www.dynamicchiropractic.com/mpacms/dc/article.php?id=50430.*
15 Susan Getzendanner: »Permanent injunction order against AMA«, *Journal of the American Medical Association*, 1988; 259(1), S. 81, *http://jama.jamanetwork.com/article.aspx?articleid=370078.*

Kapitel 3: Schall und Rauch

1 Edward L. Bernays: *Propaganda*, Ig Publishing, New York 1928, S. 39.
2 Richard Gunderman: »The manipulation of the American mind – Edward Bernays and the birth of public relations«, *Phys.org*, 2015, *http://phys.org/news/2015-07-american-mindedward-bernays-birth.html.*

3 Michelle Meadowns: »Promoting Safe and Effective Drugs for 100 Years«, *FDA Consumer*, Januar/Februar 2006.
4 F. López-Muñoz et al.: »The pharmaceutical industry and the German National Socialist Regime: I. G. Farben and pharmacological research«, *Journal of Clinical Pharmacology and Therapeutics*, Februar 2009; 34(1), S. 67–77, *http://www.ncbi.nlm.nih.gov/pubmed/19125905*.
5 Jonathan Frunzi: »From Weapon to Wonder Drug«, *The Hospitalist*, 2007, *http://www.the-hospitalist.org/article/from-weapon-to-wonder-drug/?singlepage=1*.

Kapitel 4: Impfzwang? Chemozwang? Medizin mit vorgehaltener Waffe

1 Alexander Gaffney: »FDA Publishes All User Fee Rates for Fiscal Year 2014«, Regulatory Affairs Professionals Society, 1. August 2013, *http://www.raps.org/focus-online/news/news-article-view/article/3876/*.
2 Matthew Herper: »The Cost of Creating a New Drug Now $5 Billion, Pushing Big Pharma To Change«, *Forbes*, 11. August 2013, *http://www.forbes.com/sites/matthewherper/2013/08/11/how-the-staggering-cost-of-inventing-new-drugs-is-shaping-the-future-of-medicine/*.
3 Ji, Sayer, »Why the Law Forbids the Medicinal Use of Natural Substances«, GreenMed*info*, 2012. *http://www.greenmedinfo.com/blog/why-law-forbids-medicinal-use-natural-substances*.
4 »Laws, Regulations, Policies and Procedures for Drug Applications«, U. S. Food and Drug Administration, *http://www.fda.gov/Drugs/DevelopmentApprovalProcess/ucm090410.htm*.
5 Joseph Mercola: »The FDA Exposed«, *http://www.mercola.com/downloads/bonus/the-FDA-exposed/default.aspx*.
6 Anthony Wile: »Dr. Andrew Wakefield on the Autism/Vaccine Controversy and His Ongoing Professional Persecution«, *The Daily Bell*, 2010, *http://www.thedailybell.com/asset-protection-strategies/anthony-wile-dr-andrew-wakefield-on-the-autismvaccine-controversy-and-his-ongoing-professional-persecution/*.
7 Dawn Richardson: »The Fallout from California SB277: What Happens Next?«, National Vaccine Information Center, 5. August 2015, *http://www.nvic.org/nvic-vaccine-news/august-2015/sb277-fallout-what-happens-next.aspx*.
8 Diana Lynne: »Newborn Vaccinated over Parents' Objections«, *World-NetDaily*, 18. Juni 2003, *http://www.wnd.com/2003/06/19338/*.

9 Michelle Andrews: »Some Doctors Refuse to Treat Kids Who Have Not Been Immunized«, *Kaiser Health News*, 26. September 2011, *http://khn.org/news/michelle-andrews-on-kids-vaccines-and-refusal/*.

10 Curt Linderman Sr.: »Doctor Calls Police, Child Services on Mother Who Refuses to Vaccinate Son«, *Infowars*, 17. Januar 2012, *https://www.infowars.com/doctor-calls-police-child-services-on-mother-who-refuses-to-vaccinate-son/*.

11 L. Matturri et al.: »Sudden Infant Death Following Hexavalent Vaccination: A Neuropathologic Study«, *Current Medicinal Chemistry*, März 2014; 21(7), S. 941–946, *http://www.eurekaselect.com/115921/article*.

12 Harold E. Buttram: »Shaken Baby Syndrome or Vaccine-Induced Encephalitis?«, *Journal of American Physicians and Surgeons*, 2001; 6(3), S. 83–89, *http://www.jpands.org/hacienda/buttram.html*.

13 Mohammed Ali Al-Bayati: »Analysis of Causes That Led to Baby Robert Benjamin Quirello's Respiratory Arrest and Death in August of 2000«, 2004, *http://truthinjustice.org/Baby-Robert-Report-final-2004.doc*.

14 Avery Johnson: »Vaccine Makers Enjoy Immunity«, *The Wall Street Journal*, 23. Februar 2009, *http://www.wsj.com/articles/SB123535050056344903*.

15 »State Law & Vaccine Requirements«, National Vaccine Information Center, *http://www.nvic.org/vaccine-laws/state-vaccine-requirements.aspx*.

16 *Vaxxed: From Cover-Up to Catastrophe*, 2016, *http://www.vaxxedthemovie.com*.

17 Jon Rappoport: »The vaccine film Robert De Niro won't let his audience see«, Jon Rappoport's Blog, 2016, *https://jonrappoport.wordpress.com/2016/03/27/the-vaccine-film-robert-deniro-wont-let-his-audience-see/*.

18 Doug Miller: »Vaxxed pulled from Houston's International Film Fest«, KHOU, 2016, *http://www.khou.com/entertainment/vaxxed-pulled-from-houstons-international-film-fest/125142297*.

19 Guodong Yang et al.: »Chemotherapy not only enriches but also induces cancer stem cells«, *Biosciences Hypotheses*, 2009; 2(6), S. 393–395, *http://www.sciencedirect.com/science/article/pii/S1756239209001323*.

20 Vyjeyanthi S. Periyakoil et al.: »Do Unto Others: Doctors' Personal End-of-Life Resuscitation Preferences and Their Attitudes toward Advance Directives«, PLOS ONE, Mai 2014; 9(5):e98246, *http://journals.plos.org/plosone/article?id=10.1371/journal.pone.0098246*.

21 Emma Innes: »Most doctors who were terminally ill would AVOID aggressive treatment«, *The Daily Mail*, 2014, *http://www.dailymail.co.uk/health/article-2643751/Most-doctors-terminally-ill-AVOID-aggressive-treatments-chemotherapy-despite-recommending-patients.html*.

22 Smith, J. Thomas et al.: »Would Oncologists Want Chemotherapy if They Had Non-Small-Cell Lung Cancer?«, *Oncology*, 1. März 1998, *http://www.cancernetwork.com/articles/would-oncologists-want-chemotherapy-if-they-had-non-small-cell-lung-cancer.*
23 S. E. Lind et al.: »Oncologists vary in their willingness to undertake anti-cancer therapies«, *British Journal of Cancer*, 1991; 64, S. 391–395, *http://www.ncbi.nlm.nih.gov/pmc/articles/PMC1977523/pdf/brjcancer00072-0193.pdf.*
24 Rehema Ellis: »Cancer docs profit from chemotherapy drugs«, *NBC News*, 2006, *http://www.nbcnews.com/id/14944098/ns/nbc_nightly_news_with_brian_williams/t/cancer-docs-profit-chemotherapy-drugs/.*
25 G. Morgan et al.: »The contribution of cytotoxic chemotherapy to 5-year survival in adult malignancies«, *Journal of Clinical Oncology*, Dezember 2004; 16(8), S. 549–560, *http://www.ncbi.nlm.nih.gov/pubmed/15630849.*
26 Ty Bollinger: »The Medical Kidnapping of Cassandra C: Exclusive TTAC Interview (Video)«, *The Truth About Cancer, https://thetruthaboutcancer.com/the-medical-kidnapping-of-cassandra-c/.*
27 Joseph Mercola: »Two Words You Should Never Utter to Your Doctor«, *Mercola.com*, 2011, *http://articles.mercola.com/sites/articles/archive/2011/09/24/jim-navarro-featured-in-cut-poison-burn.aspx.*
28 Kid Against Chemo, *http://kidagainstchemo.wix.com/kidagainstchemo.*

Kapitel 5: Grundkenntnisse und Statistiken über Krebs

1 Eva Bianconi et al.: »An estimation of the number of cells in the human body«, *Annals of Human Biology*, 2013, 6(40), S. 463–471, *http://www.tandfonline.com/doi/abs/10.3109/03014460.2013.807878?journalCode=iahb20.*
2 Ty Bollinger: »What is Cancer?«, Cancer Truth, 2011, *http://www.cancer-truth.net/test-2/#sthash.yZ5LxFTa.LBFrejSD.dpbs.*
3 Serge Jurasunas: »The Clinical Evidence of Cellular Respiration to Target Cancer«, *http://www.sergejurasunas.com/index.php?option=com_content&view=article&id=70:the-clinical-evidence-of-cellular-respiration-to-target-cancer&catid=21:clinical-strategy.*
4 Otto Warburg: »Über die letzte Ursache und die entfernten Ursachen des Krebses«, Vortrag auf der Tagung der Nobelpreisträger am 30. Juni 1966 in Lindau am Bodensee, Deutschland.
5 Jurasunas, »The Clinical Evidence of Cellular Respiration to Target Cancer«, a. a. O.

6 Fiona Macrae: »Cancer 'is purely man-made' say scientists after finding almost no trace of disease in Egyptian mummies», *The Daily Mail*, 15. Oktober 2010, *http://www.dailymail.co.uk/sciencetech/article-1320507/Cancer-purely-man-say-scientists-finding-trace-disease-Egyptian-mummies.html.*

7 »Cancer Statistics«, National Cancer Institute, *http://www.cancer.gov/about-cancer/what-is-cancer/statistics.*

8 G. E. Dinse et al.: »Unexplained increases in cancer incidence in the United States from 1975 to 1994«, *Annual Review of Public Health*, 1999, 20, S. 173–209, *http://www.ncbi.nlm.nih.gov/pubmed/10352856.*

9 Robert T. Greenlee et al.: »Cancer statistics, 2000«, *CA: A Cancer Journal for Clinicians*, 2008, 50(1), S. 7–33, *http://onlinelibrary.wiley.com/doi/10.3322/canjclin.50.1.7/full.*

10 »Statistics and General Facts«, Breast Cancer Action, *http://archive.bcaction.org/index.php?page=statistics-and-general-facts.*

11 O. W. Brawley: »Trends in prostate cancer in the United States«, *Journal of the National Cancer Institute Monographs*, Dezember 2012; 2012(45), S. 152–156, *http://www.ncbi.nlm.nih.gov/pubmed/23271766.*

12 Chris Elkins: »How Much Cancer Costs«, *DrugWatch*, 7. Oktober 2015, *https://www.drugwatch.com/2015/10/07/cost-of-cancer/.*

13 A. B. Mariotto et al.: »Projections of the Cost of Cancer Care in the United States: 2010–2020«, *Journal of the National Cancer Institute*, 2011; 103(2).

14 David H. Howard: »Pricing in the Market for Anticancer Drugs«, *Journal of Economic Perspectives*, 2015, 29(1), S. 139–162.

15 P. Hanly, I. Soerjomataram und L. Sharp: »Measuring the societal burden of cancer: The cost of lost productivity due to premature cancer-related mortality in Europe«, *International Journal of Cancer*, 2014, 136(4), S. 136–145.

16 Thomas Bollyky: »Why Chemotherapy That Costs $70,000 in the U.S. Costs $2,500 in India«, *The Atlantic*, 10. April 2013, *http://www.theatlantic.com/health/archive/2013/04/why-chemotherapy-that-costs-70-000-in-the-us-costs-2-500-in-india/274847/.*

17 Susan Jaffe: »USA grapples with high drug costs«, *The Lancet*, 28. November 2015, 386(10009), S. 2127–2128, *http://thelancet.com/journals/lancet/article/PIIS0140-6736(15)01098-3/fulltext.*

18 Logan Albright: »Blame Government for High Drug Prices«, *Freedom-Works*, 23. September 2015.

Kapitel 6: Krebsursachen … Ist Krebs genetisch bedingt?

1 Courtney Humphries: »Which types of cancer are hereditary?«, *Boston.com*, 3. Januar 2011, *http://archive.boston.com/lifestyle/health/articles/2011/01/03/cancer_isnt_hereditary_but_susceptibility_to_it_is/.*

2 Suzanne H. Reuben: *Reducing Environmental Cancer Risk: What We Can Do Now,* U.S. Department of Health and Human Services, 2010, *https://deainfo.nci.nih.gov/advisory/pcp/annualreports/pcp08-09rpt/pcp_report_08-09_508.pdf.*

3 John Unsworth: »History of Pesticide Use«, International Union of Pure and Applied Chemistry, 2010, *http://agrochemicals.iupac.org/index.php?option=com_sobi2&sobi2Task=sobi2Details&catid=3&sobi-2Id=31.*

4 Ebd.

5 »Cancer«, Pesticide Action Network North America, *http://www.panna.org/human-health-harms/cancer.*

6 M.S. Majewski et al.: »Pesticides in Mississippi air and rain: a comparison between 1995 and 2007«, *Environmental Toxicology Chemistry,* Juni 2014, 33(6),S. 1283–1293, *https://www.ncbi.nlm.nih.gov/pubmed/24549493.*

7 Reuben: *Reducing Environmental Cancer Risk*, a.a.O., S. 45.

8 Amy Dean: »Genetically Modified Foods«, American Academy of Environmental Medicine, *http://www.aaemonline.org/gmo.php.*

9 »Cancer-Causing Substances in the Environment«, National Cancer Institute, *https://www.cancer.gov/about-cancer/causes-prevention/risk/substances.*

10 J.W. Bennett und M. Klich: »Mycotoxins«, *Clinical Microbiology Reviews*, Juli 2003; 16(3), S. 497–516, *https://www.ncbi.nlm.nih.gov/pmc/articles/PMC164220/.*

11 »Vaccine Excipient & Media Summary: Excipients Included in U.S. Vaccines, by Vaccine«, Epidemiology and Prevention of Vaccine-Preventable Diseases, U.S. Centers for Disease Control and Prevention, 2015, Anhang B, *https://www.cdc.gov/vaccines/pubs/pinkbook/downloads/appendices/B/excipient-table-2.pdf.*

12 »Formaldehyde in Vaccines: A DNA Adduct?«, *VacTruth.com*, 7. Februar 2012, *http://vactruth.com/2012/02/07/formaldehyde-vaccines-dna-adduct/.*

13 P. Boffetta et al.: »Carcinogenicity of mercury and mercury compounds«, *Scandinavian Journal of Work, Environment & Health,* Februar 1993, 19(1), S. 1–7, *https://www.ncbi.nlm.nih.gov/pubmed/8465166.*

14 »Electromagnetic fields and public health: mobile phones«, WHO, 2014, *http://www.who.int/mediacentre/factsheets/fs193/en/.*

15 Martin Blank: »Caution: Cell Phone Use Can Double Your Risk of Getting a Brain Tumor«, *Mercola.com*, 28. Juni 2016, *http://articles.mercola.com/sites/articles/archive/2011/01/19/the-hard-core-science-of-how-cell-phones-and-other-emf-damages-you.aspx.*

16 Alexiou, George A. und Chrissa Sokia: »Mobile phone use and risk for intracranial tumors«, *Journal of Negative Results in BioMedicine*, Dezember 2015; 14:23, *http://jnrbm.biomedcentral.com/articles/10.1186/s12952-015-0043-7.*

17 Paul Connett, Chris Neurath und Michael Connett: »Revisiting the Fluoride-Osteosarcoma connection in the context of Elise Bassin's findings: Part II«, am 8. April 2005 dem NRC-Untersuchungsausschuss über die Toxikologie von Fluorid im Wasser vorgelegt, *https://www.researchgate.net/publication/252104099_Revisiting_the_Fluoride-Osteosarcoma_connection_in_the_context_of_Elise_Bassin's_findings_Part_II.*

18 E. B. Bassin et al.: »Age-specific fluoride exposure in drinking water and osteosarcoma (United States)«, Cancer, Causes & Control, Mai 2006; 17(4), S. 421–428, *https://www.ncbi.nlm.nih.gov/pubmed/16596294.*

19 »Cancer«, Fluoride Action Network, *http://fluoridealert.org/issues/health/cancer/.*

20 Eugen Dhimolea et al.: »Prenatal Exposure to BPA Alters the Epigenome of the Rat Mammary Gland and Increases the Propensity to Neoplastic Development«, PLOS ONE, Juli 2014; 9(7):e99800, *http://www.environmentalhealthnews.org/ehs/news/pdf-links-2014/pone%2000099800%20final.pdf.*

21 »Adverse Health Effects of Plastics«, Ecology Center, *http://ecologycenter.org/factsheets/adverse-health-effects-of-plastics/.*

22 Dr. Margaret MacKenzie: »Chemtrails Linked to Cancer, Scientists Say«, Wyoming Institute of Technology, 2014, *http://web.archive.org/web/20170316015704/http://witscience.org/chemtrails-linked-cancer-scientists-say/.*

23 Cari Nierenberg: »New Health Warning Explained: How Processed Meat is Linked to Cancer«, *LiveScience*, 30. Oktober 2015, *http://www.livescience.com/52651-red-meat-cancer-warning-explained.html.*

Kapitel 7: Was Sie über die Krebserkennung wissen sollten

1 »Do Mammograms Cause Cancer?«, *Dr.Axe.com*, *http://draxe.com/mammograms-cause-cancer/.*

2 Sylvia Booth Hubbard: »Can Mammograms Spread Cancer?«, *Newsmax*, 1. Oktober 2015, *http://www.newsmax.com/Health/Headline/mammograms-spread-cancer-Russell-Blaylock/2015/10/01/id/694339/.*
3 Joseph Mercola: »Your Greatest Weapon Against Breast Cancer (Not Mammograms)«, *Mercola.com*, 3. März 2012, *http://articles.mercola.com/sites/articles/archive/2012/03/03/experts-say-avoid-mammograms.aspx.*
4 »Why most men don't need a PSA test for prostate cancer: Much of what you've heard about how to prevent, detect, and treat this common cancer is wrong«, *Consumer Reports*, Februar 2015, *http://www.consumerreports.org/cro/news/2015/02/most-men-dont-need-a-psa-test-for-prostate-cancer/index.htm.*
5 Sayer Ji: »The Dark Side of Breast Cancer (Un)Awareness Month«, GreenMed*info*, 1. Oktober 2012, *http://www.greenmedinfo.com/blog/dark-sidebreast-cancer-unawareness-month.*
6 Christiane Northrup: »Best Breast Test: The Promise of Thermography«, *Dr.Northrup.com, http://www.drnorthrup.com/press/the-best-breast-test-the-promise-of-thermography/.*
7 Tim Smith: »The AMAS Test: An Alternative to Nagalase Testing«, *The GcMAF Book (2.0)*, 2010, *http://gcmaf.timsmithmd.com/book/chapter/20/.*
8 Oncolab AMAS Testing, *http://www.oncolabinc.com/patients.html.*
9 Dr. Efren Navarro: »HCG Urine Immunoassay: A safe, cost-effective, non-invasive, accurate screening test for Cancer«, Navarro Medical Clinic, *http://www.navarromedicalclinic.com/index.php.*
10 Michele Cagan: »The one cancer test that could save your life … if only you knew about it«, *Health Sciences Institute*, April 2013, 17(8), S. 2, 6. *http://www.cancercenterforhealing.com/wp-content/uploads/2013/12/Oncoblot-report.pdf?171766.*
11 »Blood Test for Cancer«, ONCOblot Labs, *http://oncoblotlabs.com/how-it-works/.*
12 Melissa M. Alegre et al.: »Thymidine Kinase 1: A Universal Marker for Cancer«, *Cancer and Clinical Oncology*, 1. Mai 2013, 2(1), *http://www.ccsenet.org/journal/index.php/cco/article/download/26281/16499&usg=AFQjCNHzbbRvsvszXFQ20DiiVc5KQt-4J3Q&cad=rja.*
13 Kim L. O'Neill et al.: »Thymidine kinase: diagnostic and prognostic potential«, *Expert Review of Molecular Diagnostics*, 2001; 1(4), *https://www.ncbi.nlm.nih.gov/pubmed/11901857.*
14 Melissa M. Alegre et al.: »Serum Detection of Thymidine Kinase 1 as a Means of Early Detection of Lung Cancer«, *Anticancer Research*, 2014, 34, S. 2145–2152, *https://www.ncbi.nlm.nih.gov/pubmed/24778016.*

15 Tim Smith, »The AMAS Test«, a. a. O.
16 Nicol Giandomenico: »What is Nagalase?«, Dr. Klinghardt, 4. März 2015, *http://drklinghardt.com/what-is-nagalase-by-dr-nicol-giandomenico/.*
17 The Hilu Institute, Foundation for Alternative and Integrative Medicine, *http://www.faim.org/the-hilu-institute.*

Kapitel 8: Wie kann ich Krebs vorbeugen?

1 »Health Creation: A life energy management approach to vitality, health and wellbeing«, *http://www.healthcreation.co.uk.*
2 Rosy Daniel und Rachel Ellis: *The Cancer Prevention Book*, Simon & Schuster, New York 2002, S. 22.
3 L. G. Seidl: »The value of spiritual health«, *Health Progress*, September 1993, 74(7), S. 48–50, *http://www.ncbi.nlm.nih.gov/pubmed/10127982.*
4 Breast Cancer Conqueror™: »The 7 Essentials System«, *http://breastcancerconqueror.com/about/7-essentials/.*
5 Margaret E. Sears et al.: »Arsenic, Cadmium, Lead, and Mercury in Sweat: A Systematic Review«, *Journal of Environmental and Public Health*, Februar 2012, 184745, *http://www.ncbi.nlm.nih.gov/pmc/articles/PMC3312275/.*
6 Mayo Clinic Staff: »Exercise intensity: How to measure it«, Mayo Clinic, *http://www.mayoclinic.org/healthy-lifestyle/fitness/in-depth/exercise-intensity/art-20046887.*
7 »Aerobic Exercise Intensity and Target Heart Rate«, HPM Corporation, *https://web.archive.org/web/20161209112057/http://www.hanford.gov/health/?page=112.*
8 Neil P. Walsh und Samuel J. Oliver: »Exercise, immune function and respiratory infection: An update on the influence of training and environmental stress«, *Immunology & Cell Biology*, Februar 2016, 94(2), S. 132–139, *http://www.nature.com/icb/journal/v94/n2/full/icb201599a.html.*
9 Becky Soglin: »Trans Fatty Acids«, University of Iowa Hospitals and Clinics, 8. September 2003, *http://www.news-releases.uiowa.edu/2003/september/090803trans-fatty-acids.html.*
10 Juliana Bunim: »Societal control of sugar essential to ease public health burden«, UCSF News Center, 1. Februar 2012; und »The top 10 causes of death«, World Health Organization, 2014, *http://www.who.int/mediacentre/factsheets/fs310/en/.*
11 Mark Sircus: »Cancer & Sugar – Strategy for Selective Starvation of

Cancer«, GreenMed*info*, 2013, *http://www.greenmedinfo.com/blog/cancer-sugar-strategy-selective-starvation-cancer.*

12 University of Utah Health Science: »Does Sugar Feed Cancer?«, *ScienceDaily*, 18. August 2009, *https://www.sciencedaily.com/releases/2009/08/090817184539.htm.*

13 »Names of ingredients that contain processed free glutamic acid (MSG)« Truth in Labeling, März 2014, *http://www.truthinlabeling.org/hidden-sources.html.*

14 Robbie Gennet: »Donald Rumsfeld and the Strange History of Aspartame«, *The Huffington Post*, 26. Januar 2011, *http://www.huffingtonpost.com/robbie-gennet/donald-rumsfeld-and-the-s_b_805581.html.*

15 Joseph Mercola: »Aspartame: By Far the Most Dangerous Substance Added to Most Foods Today«, *Mercola.com*, 6. November 2011, *http://articles.mercola.com/sites/articles/archive/2011/11/06/aspartame-most-dangerous-substance-added-to-food.aspx.*

16 Jeffrey Smith: »10 Reasons to Avoid GMOs«, Institute for Responsible Technology, 25. August 2011, *http://responsibletechnology.org/10-reasons-to-avoid-gmos/.*

17 GMOEvidence, *http://www.gmoevidence.com.*

18 Jeffrey Smith: »Health Risks«, Institute for Responsible Technology, 2015, *http://responsibletechnology.org/gmo-education/health-risks/.*

19 Ebd.

20 »Healthy Home Tips: Tip 6 – Skip the Non-Stick to Avoid the Dangers of Teflon«, The Environmental Working Group, *http://www.ewg.org/research/healthy-home-tips/tip-6-skip-non-stick-avoid-dangers-teflon.*

21 Edward Group: »Why You Should Never Microwave Your Food«, Global Healing Center, 24. Februar 2015, *http://www.globalhealingcenter.com/natural-health/why-you-should-never-microwave-your-food/.*

22 Joseph Mercola: »The Little-Known Secrets about Bleached Flour«, *Mercola.com*, 26. März 2009, *http://articles.mercola.com/sites/articles/archive/2009/03/26/The-Little-Known-Secrets-about-Bleached-Flour.aspx.*

23 »All 48 Fruits and Vegetables with Pesticide Residue Data«, The Environmental Working Group, *https://www.ewg.org/foodnews/list.php.*

24 »EWG's Skin Deep Cosmetics Database«, The Environmental Working Group, *http://www.ewg.org/skindeep/.*

25 William Wong: »Soy: The Poison Seed«, Totality of Being, *http://www.totalityofbeing.com/FramelessPages/Articles/SoyPoison.htm.*

26 »Cancer«, Fluoride Action Network, *http://fluoridealert.org/issues/health/cancer/.*

27 Matthew Wong et al.: »Organochlorine Pesticide Toxicity«, Medscape, 29. Dez. 2015, *http://emedicine.medscape.com/article/815051-overview.*
28 Chris Woollams: »The Rainbow Diet«, *http://www.the-rainbow-diet.com/pages/the-research/2.*
29 Yair David et al.: »Water Intake and Cancer Prevention«, *Journal of Clinical Oncology*, Januar 2004; 22(2), S. 383–385, *http://jco.ascopubs.org/content/22/2/383.1.full.*
30 N. T. Ayas et al.: »A prospective study of self-reported sleep duration and incident diabetes in women«, *Diabetes Care*, Februar 2003; 26(2), S. 380–384, *http://www.ncbi.nlm.nih.gov/pubmed/12547866?dopt=Abstract.*
31 Tim O'Shea: »Enzymes: The Key to Longevity«, *Spirit of Health, http://www.spiritofhealthkc.com/portfolio/enzymes-the-key-to-longevity/.*

Kapitel 9: Kräutermedizin, Entgiftung und Ernährung

1 John Robbins: *Reclaiming Our Health: Exploding the Medical Myth and Embracing the Source of True Healing*, H. J. Kramer, Tiburon (CA) 1998, S. 272.
2 Resperin's Original Caisse Formula Tea, Resperin Canada Limited, *http://www.resperin.ca.*
3 The Rene Caisse Room, Rene Caisse Tea, *http://renecaissetea.com/therene-caisse-room/.*
4 Steven D. Ehrlich: »Burdock«, University of Maryland Medical Center, *http://umm.edu/health/medical/altmed/herb/burdock.*
5 Peter Havasi: *Education of Cancer Healing Vol. IV: Crusaders, Lulu.com*, 2012, S. 90.
6 Jon Barron: »Sheep Sorrel: A Rich Source of Vitamin C, E, Beta-Carotene, and Other Carotenoids«, Baseline of Health Foundation, *http://jonbarron.org/herbal-library/herbs/sheep-sorrel.*
7 Bruce J. Grattan Jr.: »Plant Sterols as Anticancer Nutrients: Evidence for Their Role in Breast Cancer«, *Nutrients*, 2013; 5(2), S. 359–387.
8 J. Cai et al.: »Feasibility evaluation of emodin (rhubarb extract) as an inhibitor of pancreatic cancer cell proliferation in vitro«, *Journal of Parenteral and Enteral Nutrition*, März/April 2008, 32(2), S. 190–196, *http://www.ncbi.nlm.nih.gov/pubmed/18407913.*
9 Kenny Ausubel: »Tempest in a Tonic Bottle: A Bunch of Weeds?«, HerbalGram, 2000, 49, S. 32–43, American Botanical Council, *http://cms.herbalgram.org/herbalgram/issue49/article2270.html?ts=1461448105&signature=ae7086ca20e4b604d513e0fc25ed1454.*

10 Eva Urbaniak: »Hoxsey: A Winning Formula Against Cancer«, *Dr. Eva Online, http://www.docevaonline.com/articles/hoxsey.html.*
11 E. De Lago et al.: »Acyl-based anandamide uptake inhibitors cause rapid toxicity to C6 glioma cells at pharmacologically relevant concentrations«, *Journal of Neurochemistry*, Oktober 2006, 99(2), S. 677–688, *http://www.ncbi.nlm.nih.gov/pubmed/16899063.*
12 A. Preet et al.: »Delta9-Tetrahydrocannabinol inhibits epithelial growth factor-induced lung cancer cell migration in vitro as well as its growth and metastasis in vivo«, *Oncogene*, Januar 2008, 27(3), S. 339–346, *http://www.nature.com/onc/journal/v27/n3/abs/1210641a.html.*
13 S. Leelawat et al.: »The dual effects of delta(9)-tetrahydrocannabinol on cholangiocarcinoma cells: anti-invasion activity at low concentration and apoptosis induction at high concentration«, Cancer Investigation, Mai 2010, 28(4), S. 357–363, *https://www.ncbi.nlm.nih.gov/pubmed/19916793.*
14 N. Glodde et al.: »Differential role of cannabinoids in the pathogenesis of skin cancer«, *Life Science*, 1. Oktober 2015, 138, S. 35–40, *https://www.ncbi.nlm.nih.gov/pubmed/25921771.*
15 C. Lombard et al.: »Targeting cannabinoid receptors to treat leukemia: role of cross-talk between extrinsic and intrinsic pathways in Delta9-tetrahydrocannabinol (THC)-induced apoptosis of Jurkat cells«, *Leukemia Research*, August 2005, 29(8), S. 915–922, *https://www.ncbi.nlm.nih.gov/pubmed/15978942.*
16 Steven Nelson: »Study: Cannabis Compounds Can Kill Cancer Cells«, *U. S. News & World Report*, 24. Oktober 2013, *https://www.usnews.com/news/articles/2013/10/24/study-cannabis-compounds-can-kill-cancer-cells.*
17 United Patients Group: »THC, THCA, CBD, CBC, CBN: Some of the Chemicals in Cannabis«, 1. April 2014, *http://www.unitedpatientsgroup.com/blog/2014/04/11/thc-thca-cbd-cbn-the-chemicals-in-cannabis/.*
18 Ebd.
19 Francis L. Young: »Opinion and Recommended Ruling, Findings of Fact, Conclusions of Law and Decision of Administrative Law Judge«, 1988, *http://www.ccguide.org/young88.php.*
20 »5 Reasons to Juice Your Cannabis«, *Leaf Science*, 2014, *http://www.leafscience.com/2014/07/18/5-reasons-juice-cannabis/.*
21 United Patients Group: »Juicing Cannabis: The Freshest Medicine?«, 28. März 2014, *http://www.unitedpatientsgroup.com/blog/2014/03/28/juicing-cannabis-the-freshest-medicine/.*
22 Ebd.

23 Rick Simpson: »Phoenix Tears«, *http://phoenixtears.ca.*
24 »24 Legal Medical Marijuana States and D. C.«, *ProCon.org, 2016, http://medicalmarijuana.procon.org/view.resource.php?resourceID=000881.*
25 Carol Smith: »Trevor Smith's Story: How He Beat Bladder Cancer Naturally with Cannabis Oil«, *Cure Your Own Cancer*, 15. August 2014, *http://www.cureyourowncancer.org/trevor-smiths-story-how-he-beat-bladder-cancer-naturally-with-cannabis-oil.html.*
26 Jon Barron: »Blood Cleansing Herbs & Supplements«, Baseline of Health Foundation, 2014, *https://jonbarron.org/blood-cleansing/cleansing-your-blood.*
27 The Gerson Institute, *https://gerson.org/gerpress/gerson-clinic-mexico/.*
28 The Gerson Institute, *http://gerson.org/gerpress/gerson-health-centre/.*
29 The Gerson Institute, *http://gerson.org/gerpress/the-gerson-therapy/.*
30 Sayer Ji: »600 Reasons Turmeric May Be the World's Most Important Herb«, GreenMed*info*, 2013, *http://www.greenmedinfo.com/blog/600-reasons-turmeric-may-be-worlds-most-important-herb.*
31 Joseph Mercola: »What the Research Really Says About Apple Cider Vinegar«, *Mercola.com*, 2. Juni 2009, *http://articles.mercola.com/sites/articles/archive/2009/06/02/apple-cider-vinegar-hype.aspx.*
32 Vitälzȳm, World Nutrition Inc., *http://worldnutrition.net/products/vitalzȳm-soft-liquid-gel/.*
33 VeganZyme, Global Healing Center, *http://www.globalhealingcenter.com/veganzyme.html.*
34 Wobenzym N, Garden of Life, *http://www.gardenoflife.com/content/product/wobenzym-n/.*
35 »Laetrile therapy at Oasis of Hope«, Oasis of Hope Hospital, *http://www.oasisofhope.com/cancer-treatments-therapies/laetrile/.*

Kapitel 10: Klang, Licht, Elektrizität, Schwingung und Wärme

1 Nathaniel M. Mead: »Benefits of Sunlight: A Bright Spot for Human Health«, *Environmental Health Perspectives*, April 2008, 116(4), S. A160-167, *http://www.ncbi.nlm.nih.gov/pmc/articles/PMC2290997/.*
2 »The Therapy«, Sono-Photo Dynamic Therapy, Hope4Cancer Institute, *http://web.archive.org/web/20160316141003/http://www.sonophotodynamictherapy.com/sonophotodynamictherapy_therapy.html.*
3 Subrata Chakravarty: »Trina Hammack, 5-Year Stage 4 Ovarian

Cancer Survivor: ‘I Beat the Odds’«, Hope4Cancer Institute, 2013, *http://www.hope4cancer.com/information/trina-stage-4-ovarian-cancer.html.*

4 Subrata Chakravarty: »Meet Our Hero, Charles Daniel: 7 Years Free of Stage 4 Bladder Cancer«, Hope4Cancer Institute, 29. Juni 2015, *http://www.hope4cancer.com/information/charles-daniel-stage-4-bladder-cancer.html.*

5 William Pawluk: »Introduction to Magnetic Field Therapy«, *DrPawluk.com, https://www.drpawluk.com/education/introduction-to-magnetic-field-therapy/.*

6 Thomas Valone: *The Future of Energy: An Emerging Science,* Integrity Research Institute, Beltsville (MD) 2009, S. 28.

7 American Institute of Physics: »Electric Fields Have Potential as a Cancer Treatment«, *ScienceDaily*, 6. August 2007, *https://www.sciencedaily.com/releases/2007/08/070802100748.htm.*

8 Webster Kehr: »Frequency Generator Protocols for Cancer Stage IV Protocol«, Independent Cancer Research Foundation, Inc., 2015, *https://www.cancertutor.com/freqgenerators/.*

9 Webster Kehr: »Cellect-Budwig Protocol A Stage IV Cancer Treatment«, Independent Cancer Research Foundation, Inc., 2015, *https://www.cancertutor.com/cellect_budwig/.*

10 Webster Kehr: »The Plasma-Beck Protocol for Cancer Stage IV Protocol«, Independent Cancer Research Foundation, Inc., 24. Januar 2015, *https://www.cancertutor.com/plasmabeck/.*

11 Healing Water Technology, MRET, *http://www.healingwatertechnology.com/index.php.*

12 K. Takata et al.: »Aquaporins: water channel proteins of the cell membrane«, *Progress in Histochemistry and Cytochemistry*, 2004, 39(1), S. 1–83. *http://www.ncbi.nlm.nih.gov/pubmed/15242101.*

13 MRET Water Activator, Healing Water Technology, *http://www.healingwatertechnology.com/order.php.*

14 Julia Karbach et al.: »Phase I clinical trial of Mixed Bacterial Vaccine (Coley’s Toxins) in patients with NY-ESO-1 expressing cancers: Immunological effects and clinical activity«, Clinical Cancer Research, 2012, *http://clincancerres.aacrjournals.org/content/early/2012/07/28/1078-0432.CCR-12-1116.full.pdf.*

15 Alan Fenn et al.: »Improved Localization of Energy Deposition in Adaptive Phased-Array Hyperthermia Treatment of Cancer«, *The Lincoln Laboratory Journal*, 1996, 9(2).

16 Paul Fassa: »How Fever Can Cure Cancer«, *Natural News*, 19. März 2011, *http://www.naturalnews.com/031751_fever_cancer.html#.*
17 »Overheating Therapy«, Rudolf Steiner Health Center, *http://www.steinerhealth.org/health/fever-therapy/.*

Kapitel 11: Bio-oxidative Therapien

1 Richard Brand: »Biographical Sketch: Otto Heinrich Warburg, Ph. D., M. D.«, *Clinical Orthopaedics and Related Research*, Nov. 2010, 468(11), S. 2831–2832, *http://www.ncbi.nlm.nih.gov/pmc/articles/PMC2947689/.*
2 A. M. Elvis und J. S. Ekta: »Ozone therapy: A clinical review«, *Journal of Natural Science*, Biology and Medicine, Januar–Juni 2011, 2(1), S. 66–70. *http://www.ncbi.nlm.nih.gov/pmc/articles/PMC3312702/.*
3 »The Benefits of Steam Sauna and Ozone«, *Health News & Views from Netherspring*, 27. Januar 2008, *https://nethersprings.wordpress.com/2008/01/27/the-benefits-of-steam-sauna-and-ozone/.*
4 »Dr. John Harvey Kellogg – Inventor of Kellogg's Corn Flakes«, University of Texas Health Science Center, *http://library.uthscsa.edu/2014/05/dr-john-harvey-kellogg-inventor-of-kelloggs-corn-flakes/.*
5 J. H. Kellogg: *Diphtheria: Its Causes, Prevention, and Proper Treatment*, Good Health Publishing Co., Battle Creek (MI) 1879.
6 Saul Pressmann: »Ozone History & Nikola Tesla«, *Ozone Science*, 27. Dezember 2007, *http://ozonescience.blogspot.de/2007/12/ozone-history-nikola-tesla.html.*
7 F. Sweet et al.: »Ozone selectively inhibits growth of human cancer cells«, *Science*, 1980, 209, S. 931–933.
8 Charles Farr: »The Therapeutic Use of Intravenous Hydrogen Peroxide: A Review: Experimental Evidence of Physiological Effect and Clinical Experience«, 1986–1987, *http://www.foodgrade-hydrogenperoxide.com/sitebuildercontent/sitebuilderfiles/TherapeuticUseOfHPFarr.pdf.*
9 Nathaniel Altman: »Ozone – Oxygen Therapies«, Oxygen Healing Therapies, *http://www.oxygenhealingtherapies.com/ozone_oxygen_therapies.html.*
10 James Paul Roguski: »The Truth about Food Grade Hydrogen Peroxide«, *http://www.foodgrade-hydrogenperoxide.com/sitebuildercontent/sitebuilderfiles/thetruthaboutfghp.pdf.*
11 »Oxidative & Alternative Oxygen Therapies«, Health and Wellness Foundation, *http://www.johnpridgeon.com/yahoo_site_admin/assets/docs/Oxidative_and_Alternative_Oxygen_Therapies.23390533.docx.*

12 Webster Kehr: »High Dose Intravenous Vitamin C (IVC)«, Independent Cancer Research Foundation, Inc., 2015, *https://www.cancertutor.com/vitaminc_ivc/.*
13 »Vitamin C: Fact Sheet for Health Professionals«, National Institutes of Health: Office of Dietary Supplements, *https://ods.od.nih.gov/factsheets/VitaminC-HealthProfessional/.*
14 N. Mikirova et al.: »Effect of high-dose intravenous vitamin C on inflammation in cancer patients«, *Journal of Translational Medicine*, September 2012, 10, S. 189, *http://www.ncbi.nlm.nih.gov/pubmed/22963460.*
15 Thomas E. Levy: »Pulsed intravenous vitamin C (PIVC) therapy«, *Health E-Bytes,* Juli 2003, *https://www.peakenergy.com/health_ebytes/issue_6.php.*

Kapitel 12: Krebsbehandlung mit Viren und ätherischen Ölen

1 »10 Healthiest Fermented Foods & Vegetables«, *DrAxe.com, http://draxe.com/fermented-foods/.*
2 Beth Skwarecki: »Friendly Viruses Protect Us Against Bacteria«, *Science*, 20. Mai 2013, *http://www.sciencemag.org/news/2013/05/friendly-viruses-protect-us-against-bacteria.*
3 Heidi Ledford: »Cancer-fighting viruses win approval«, *Nature*, Oktober 2015, 526(7575), *http://www.nature.com/news/cancer-fighting-viruses-win-approval-1.18651.*
4 Aina Muceniece: »New Era in Cancer Treatment«, *Cancer Virotherapy, http://www.virotherapy.eu.*
5 »Exploring Aromatherapy: Aromatherapy is an incredibly vast and rich field«, National Association for Holistic Aromatherapy, *https://www.naha.org/explore-aromatherapy/about-aromatherapy/what-are-essential-oils/.*
6 Robert Tisserand: »Frankincense Oil and Cancer in Perspective«, Tisserand Institute, *http://tisserandinstitute.org/frankincense-oil-and-cancer-in-perspective/.*
7 Yingli Chen et al.: »Composition and potential anticancer activities of essential oils obtained from myrrh and frankincense«, *Oncology Letters*, Oktober 2013, 6(4), S. 1140–1146, *http://www.ncbi.nlm.nih.gov/pmc/articles/PMC3796379/.*
8 Bagora Bayala: »Anticancer activity of essential oils and their chemical components – a review«, *American Journal of Cancer Research*, 2014, 4(6), S. 591–607, *http://www.ncbi.nlm.nih.gov/pmc/articles/PMC4266698/.*

Kapitel 13: Enzym- und Stoffwechsel-/Mitochondrien-Therapie

1 Jin-A. Lee: »Neuronal Autophagy: A Housekeeper or a Fighter in Neuronal Cell Survival?«, *Experimental Neurobiology*, März 2012, 21(1), S. 1–8, *http://www.ncbi.nlm.nih.gov/pmc/articles/PMC3294068/.*

2 James Watson und Vance Giuliano: »Autophagy – the housekeeper in every cell that fights aging«, AgingSciences: Anti-Aging Firewalls, 2013, *http://www.anti-agingfirewalls.com/2013/04/19/autophagy-the-housekeeper-in-every-cell-that-fights-aging-2/.*

3 Joseph Mercola: »The Metabolic Theory of Cancer and the Key to Cancer Prevention and Recovery«, *Mercola.com*, 7. Februar 2016.

4 Thomas Seyfried et al.: »Cancer as a metabolic disease: implications for novel therapeutics«, Carcinogenesis, März 2014, 35(3), S. 515–527, *http://www.ncbi.nlm.nih.gov/pmc/articles/PMC3941741/.*

5 Ira Goodman: »Refocusing Our Efforts Against Cancer«, Townsend Letter: The Examiner of Alternative Medicine, 2015, *http://www.townsendletter.com/Nov2015/bk_trip1115.html.*

6 Travis Christofferson: *Tripping Over the Truth: The Return of the Metabolic Theory of Cancer Illuminates a New and Hopeful Path to a Cure*, CreateSpace Independent Publishing Platform, 2014, S. 147 f.

7 Nicholas James Gonzalez und Linda Lee Isaacs: »Evaluation of Pancreatic Proteolytic Enzyme Treatment of Adenocarcinoma of the Pancreas, With Nutrition and Detoxification Support«, *Nutrition and Cancer*, 1999, 33(2), S. 117–124, *http://www.dr-gonzalez.com/pilot_study_abstract.htm.*

8 M. Saruc et al.: »Pancreatic Enzyme Extract Improves Survival in Murine Pancreatic Cancer«, *Pancreas*, Mai 2004, 28(4), S. 401–412, *http://www.dr-gonzalez.com/mice04.htm.*

9 Nicholas Gonzalez und Linda Isaacs: »The Gonzalez Therapy and Cancer: A Collection of Case Reports«, *Alternative Therapies in Health and Medicine*, Januar/Februar 2007, 13(1), S. 46–55, *http://www.alternative-therapies.com/at/web_pdfs/gonzalez1.pdf.*

10 Nicholas Gonzalez: »Enzyme Therapy and Cancer«, *Dr-Gonzalez.com*, *http://www.dr-gonzalez.com/history_of_treatment.htm.*

11 »The Gerson Therapy«, The Gerson Institute, 2011, *http://gerson.org/gerpress/the-gerson-therapy/.*

12 »Issels Immunotherapy – Advanced Immuno-Oncology Treatment of Cancers«, Issels Immuno-Oncology, *http://www.issels.com/newissels/treatment-summary/.*

13 »Macrobiotic diet, Cancer Research U.K., *http://www.cancerresear-*

chuk.org/about-cancer/cancers-in-general/treatment/complementary-alternative/therapies/macrobiotic-diet.

14 »Contreras Alternative Cancer Treatment (C-ACT)«, Oasis of Hope Hospital, *http://www.oasisofhope.com/cancer-treatments/contreras-alternative-cancer-treatment-c-act/.*

15 Pedro Quirós et al., »New roles for mitochondrial proteases in health, ageing and disease«, *Nature Reviews Molecular Cell Biology*, 13. Mai 2015, 16, S. 345–359, *http://www.nature.com/nrm/journal/v16/n6/abs/nrm3984.html.*

16 Jon Barron: »Systemic, Proteolytic Enzymes«, The Best Proteolytic Enzymes Formula, Baseline of Health Foundation, 21. Juli 2014, *http://jonbarron.org/article/proteolytic-enzyme-formula.*

17 Angela Poff et al.: »The Ketogenic Diet and Hyperbaric Oxygen Therapy Prolong Survival in Mice with Systemic Metastatic Cancer«, PLOS ONE, 5. Juni 2013, 8(6):e65522, *http://journals.plos.org/plosone/article?id=10.1371/journal.pone.0065522.*

18 Martin Berkhan, *Leangains.com*, *http://www.leangains.com.*

19 Carl Marziali: »Fasting weakens cancer in mice«, *USC News*, 8. Februar 2012, *https://news.usc.edu/29428/fasting-weakens-cancer-in-mice/.*

20 Travis Christofferson: *Tripping Over the Truth: The Return of the Metabolic Theory of Cancer Illuminates a New and Hopeful Path to a Cure*, CreateSpace Independent Publishing Platform, 2014, S. 204.

Stichwortverzeichnis

A

C

D

I

J

K

L

M

N

O

P

Q

R

S

T

U

V

W

Über den Autor

Ty Bollinger ist ein glücklich verheirateter Familienvater, Christ, ausgebildeter Wirtschaftsprüfer, Verfechter der Wahlfreiheit in Gesundheitsfragen, Krebsforscher, ehemaliger Bodybuilder, Dokumentarfilmproduzent, Rundfunkmoderator und Bestsellerautor. Nachdem er mehrere Angehörige durch Krebs verloren hatte (darunter seine Eltern), wollte er nicht mehr akzeptieren, dass Chemotherapie, Bestrahlung und chirurgische Eingriffe die effektivsten Behandlungsmöglichkeiten für Krebspatienten seien. Er begann, alles über alternative Methoden und die medizinische Industrie in Erfahrung zu bringen. Das Bild, das sich ihm darbot, war schockierend.

2006, nach fast 10-jähriger Recherche, publizierte er das Buch *Cancer – Step Outside the Box* (inzwischen in der sechsten Auflage erhältlich), das zum Bestseller avancierte und als das »aufschlussreichste Buch seit *1984*« bezeichnet wird; deutsch: *Krebs verstehen und natürlich heilen*). Danach schrieb er als Autor bzw. Koautor weitere Bücher über alternative Heilmethoden und die Medizinindustrie.

Im Frühjahr 2014 taten sich Ty und seine Frau Charlene mit Jonathan Hunsaker zum Projekt »The Truth About Cancer« zusammen. Sie reisten kreuz und quer durch die USA und interviewten die bekanntesten Ärzte und Wissenschaftler zu natürlichen Methoden der Krebsbehandlung. Schließlich produzierten sie die Dokumentarfilme *The Quest for the Cures* und *The Quest for the Cures … Continues,* die weltweit über 2 Millionen Zuschauer fanden. 2015 reiste Ty dann über den gesamten Globus, um weitere Ärzte, Wissenschaftler und Krebsüberlebende zu befragen. Daraus entstand der Film *The Truth About Cancer: A Global Quest,* der im Oktober 2015 und im April 2016 ausgestrahlt und weltweit von über 8 Millionen Menschen gesehen wurde (deutsch: *Die Wahrheit über Krebs – Die Suche nach Wegen der Heilung*).

Ty und Charlene sind Miteigentümer von Gesundheitsfirmen und arbeiten zusammen daran, die Welt zu verändern. Ty hält regelmäßig Vorträge in Seminaren, auf Messen, Konferenzen und in Kirchen.

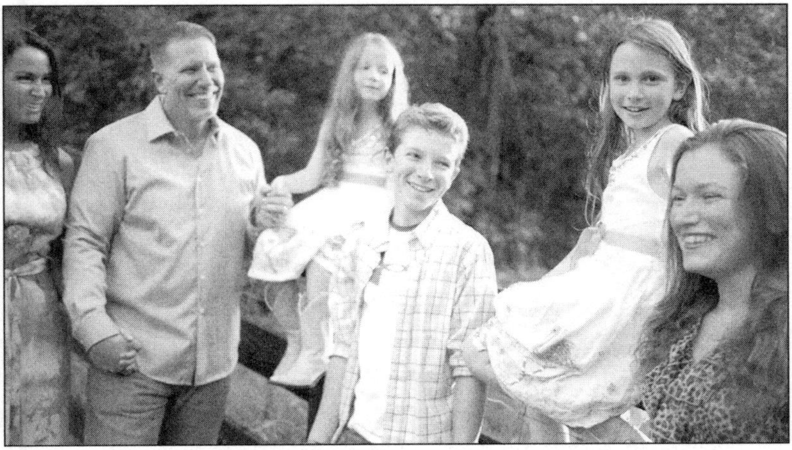

Von links nach rechts: Charlene, Ty, Charity, Bryce, Tabitha und Brianna Bollinger

Er ist häufiger Gast in Rundfunksendungen und schreibt für mehrere Zeitschriften und Websites. Mehrmals wurde über ihn in den *FOX News* berichtet, und er moderiert (zusammen mit Robert Scott Bell) eine wöchentliche Radiosendung mit dem Titel *Outside the Box Wednesdays.*

KOPP VERLAG

Bücher, die Ihnen die Augen öffnen

In unserem kostenlosen Katalog finden Sie Klassiker, Standardwerke, preisgünstige Taschenbücher, Sonderausgaben und aktuelle Neuerscheinungen rund um die Themengebiete, auf die sich der Kopp Verlag spezialisiert hat.

Viele gute Gründe, warum der Kopp Verlag Ihr Buch- und Medienpartner sein sollte:

- ✔ **Versandkostenfreie Lieferung** innerhalb Europas
- ✔ **Kein Mindestbestellwert**
- ✔ **Kein Risiko** – Geld-zurück-Garantie
- ✔ **Keine Verpflichtungen** – kein Club, keine Mitgliedschaft
- ✔ **Regelmäßige Informationen**
  über brisante Neuerscheinungen und seltene Restbestände
- ✔ **Bequem, einfach und risikolos bestellen:**
  Wir sind rund um die Uhr für Sie da – 365 Tage im Jahr!

Ein kostenloser Katalog liegt für Sie bereit.
Jetzt anfordern bei:

KOPP VERLAG

Bertha-Benz-Straße 10 • 72108 Rottenburg a. N.
Telefon (0 74 72) 98 06 10 • Telefax (0 74 72) 98 06 11
info@kopp-verlag.de • www.kopp-verlag.de